Dr. Uma Naidoo

ANGSTFREI DURCH ERNÄHRUNG

Wie Sie Ihre Ängste bewältigen und innere Stärke finden

AF645942

riva

Bibliografische Information der Deutschen Nationalbibliothek
Die Deutsche Nationalbibliothek verzeichnet diese Publikation in der Deutschen Nationalbibliografie. Detaillierte bibliografische Daten sind im Internet über http://dnb.d-nb.de abrufbar.

Für Fragen und Anregungen
info@m-vg.de

Wichtiger Hinweis
Dieses Buch ist für Lernzwecke gedacht. Es stellt keinen Ersatz für eine individuelle medizinische Beratung dar und sollte auch nicht als solcher benutzt werden. Wenn Sie medizinischen Rat einholen wollen, konsultieren Sie bitte einen qualifizierten Arzt. Der Verlag und die Autorin haften für keine nachteiligen Auswirkungen, die in einem direkten oder indirekten Zusammenhang mit den Informationen stehen, die in diesem Buch enthalten sind.

Ausschließlich zum Zweck der besseren Lesbarkeit wurde auf eine genderspezifische Schreibweise sowie eine Mehrfachbezeichnung verzichtet. Alle personenbezogenen Bezeichnungen sind somit geschlechtsneutral zu verstehen.

1. Auflage 2024
© 2024 by riva Verlag, ein Imprint der Münchner Verlagsgruppe GmbH
Türkenstraße 89
80799 München
Tel.: 089 651285-0

Die englische Originalausgabe erschien 2023 bei Little, Brown and Company unter dem Titel *Calm Your Mind with Food*. © 2023 by Little, Brown and Company, New York, USA. All rights reserved.

Alle Rechte, insbesondere das Recht der Vervielfältigung und Verbreitung sowie der Übersetzung, vorbehalten. Kein Teil des Werkes darf in irgendeiner Form (durch Fotokopie, Mikrofilm oder ein anderes Verfahren) ohne schriftliche Genehmigung des Verlages reproduziert oder unter Verwendung elektronischer Systeme gespeichert, verarbeitet, vervielfältigt oder verbreitet werden. Wir behalten uns die Nutzung unserer Inhalte für Text und Data Mining im Sinne von § 44b UrhG ausdrücklich vor.

Übersetzung: Max Limper
Redaktion: Ulrike Reinen
Umschlaggestaltung: Manuela Amode
Umschlagabbildung: Shutterstock.com/tandaV, Daiquiri
Satz: Satzwerk Huber, Germering
Druck: GGP Media GmbH, Pößneck
Printed in Germany

ISBN Print 978-3-7423-2611-9
ISBN E-Book (PDF) 978-3-7453-2396-2
ISBN E-Book (EPUB, Mobi) 978-3-7453-2397-9

Wir produzieren nachhaltig
www.m-vg.de

Weitere Informationen zum Verlag finden Sie unter
www.rivaverlag.de
Beachten Sie auch unsere weiteren Verlage unter www.m-vg.de

Dieses Buch ist meinen Eltern gewidmet, dank deren Einfluss ich Bildung als eine Möglichkeit sah, mich über die Apartheid zu erheben und Freiheit zu erlangen – etwas, das sie nie hatten. Ich widme es auch meinem Ehepartner, der mein größter und stärkster Unterstützer ist.

Inhalt

Einführung

Mein erstes Buch kam in einer schwierigen Zeit heraus. Die Veröffentlichung im August 2020 hatte zur Folge, dass die ganze sorgfältig geplante Markteinführung wegen der gerade gipfelnden COVID-19-Pandemie völlig über den Haufen geworfen wurde. Die Weltlage entwickelte sich so schnell, dass sich virtuelle Lesereisen und Keynotes per Videoschalte erst nach und nach ergaben. Ich musste befürchten, dass mein mühevoller Versuch, die Bedeutung der Ernährungspsychiatrie bekannt zu machen, unbemerkt bleiben würde. Aber diese Sorge war gering angesichts der schweren Aufgabe, als Ärztin in einer so furchtbar unsicheren Zeit an vorderster Front zu arbeiten.

Dank des heldenhaften Einsatzes meines großartigen Publikationsteams verlief der Verkaufsstart meines Buches nicht im Sande, wie ich befürchtet hatte. Die Pandemie lenkte die Aufmerksamkeit sowohl auf die psychische Gesundheit als auch auf die Ernährung – schließlich blieb vielen von uns nichts anderes übrig, als Essen und Sorgen, Sorgen und Essen. Der Erfolg des Buches hätte ich mich eigentlich freuen sollen, schließlich half es Menschen auf der ganzen Welt, den Zusammenhang zwischen ihrer Nahrungsaufnahme und der inneren Funktionsweise ihres Gehirns besser zu verstehen. Zwar war ich dankbar, dass so viele das Buch lasen und daraus lernten, aber die Last dieser ersten Pandemietage wurde nicht leichter. Im Gegenteil, sie wurde noch schwerer. So seltsam es auch klingen mag, aber mit jeder Auszeichnung, jedem Nachrichtenbeitrag, jedem Fernsehauftritt und jeder positiven Rezension bekam ich mehr Angst vor dem, was als Nächstes kommen würde. Das Nachdenken darüber, wie ich den gewonnenen Schwung weiter nutzen könnte, war nicht freudig und erfüllend, sondern beängstigend. Ich hatte das Gefühl, es nicht schaffen zu können.

Als Psychiaterin, die jahrelang Angstzustände bei anderen diagnostiziert hat, kenne und erkenne ich die Anzeichen dafür. Ich hatte sie bei mir selbst schon einmal verspürt, nämlich als mir nach meiner Krebsdiagnose Chemotherapie und andere Behandlungen bevorstanden. Während dieser ersten bewussten Auseinandersetzung mit meiner eigenen psychischen Gesundheit erlebte ich die wahre Kraft der Ernährungspsychiatrie. Durch richtige Ernährung gelang es mir, meine Ängste zu lindern und meine medizinische Behandlung zu unterstützen, was den Grundstein für meine heutige Arbeit legte.

Aber meine neue Lage fühlte sich anders an. Ich hatte nicht mit einer tödlichen Krankheit zu kämpfen, sondern war zu Gast in Fernsehsendungen und Podcasts und wurde zur Kollegin und Freundin einiger meiner medizinischen und medialen Idole, etwa von Deepak Chopra. Wenn ich mich zwang, einen Schritt zurückzutreten und das Gesamtbild wahrzunehmen, war mir klar, dass ich mich glücklich, hocherfreut und dankbar fühlen müsste. Aber aus irgendeinem Grund überwogen Gefühle der Überforderung und der Angst. Erschwerend kam hinzu, dass ich, obwohl ich auf meine Ernährung achtete und Fitness trieb, zuzunehmen begann, was zum Teil auf Stress und Ängste zurückzuführen war, aber auch auf die verheerenden Auswirkungen der Chemotherapie auf meinen Stoffwechsel. Sosehr ich auch gegen die Selbstzweifel ankämpfte, ich wurde das Gefühl nicht los, dass die Gewichtszunahme mein Eintreten für gesunde Ernährung irgendwie untergrub, was meine Angst vor Auftritten und Interviews noch verstärkte.

Mit der Zeit schien es, als würde nichts mehr funktionieren. Meine übliche Selbstfürsorge – bewusste Ernährung, Meditation, Yoga und andere Fitnessübungen – fühlte sich an wie Tropfen auf dem heißen Stein der Angst. Ich blieb in meiner Ernährung nach Kräften konsequent, fühlte mich aber trotzdem wie auf einer Diät aus Pommes und Donuts. Wenn die von diesen Dauerproblemen ausgelösten Ängste hochkochten, verlor ich die Hoffnung, trainierte tagelang nicht und verlor meine Ernährung aus dem Blick. Sorgen um die Pandemie und vieles andere störten meinen Schlaf, mich befiel die sogenannte Coronasomnie. Alles vermengte sich zu einem sich selbst erhaltenden Kreislauf aus Ängsten, Stress und Sorge.

Als die Zeit reif war, ein neues Buch zu planen, wusste ich sofort, über welches Thema ich schreiben wollte: Angststörungen. Die weltweit am häufigsten diagnostizierte psychische Erkrankung berührte inzwischen auch mein Leben, und ich hoffte, anhand der neuesten Forschungsergebnisse zum Zusammenhang zwischen Ernährung und Angstzuständen zum einen mir selbst bei der Bewältigung meiner eigenen Ängste helfen zu können, aber auch andere über dieses dringende und schwierige Thema aufzuklären. Aus meiner ärztlichen Praxis und den Recherchen für das erste Buch wusste ich bereits, wie sehr Angststörungen mit dem Darmmikrobiom zusammenhängen. Aber als ich daranging, Studien zusammenzusuchen und die ersten Buchtexte zu entwerfen, war ich erstaunt zu erkennen, wie sehr Angstzustände mit so vielen verschiedenen Aspekten der körperlichen Gesundheit zusammenhängen, etwa mit Immunreaktionen und Entzündungen, mit Leptinhaushalt und Stoffwechsel.

Diese Recherche brachte mich zu der tiefergehenden Frage, was Ängste mit dem Körper und dem Gehirn machen. Die Erkenntnis, wie eng Ängste mit Stoffwechselstörungen verbunden sind, gab mir Aufschluss darüber, wie meine Angst zur Störung meines Stoffwechsels beigetragen und damit meine hartnäckige Gewichtszunahme mitverursacht hatte. Und als ich erkannte, wie Ängste mit dem Appetithormon Leptin zusammenhängen, verstand ich, warum mich meine Angst mein Essen hinunterschlingen und nicht satt werden ließ, obwohl ich mehr aß. So wurde ich schmerzhaft daran erinnert, dass selbst gesunde Lebensmittel schädlich sein können, wenn man sie nicht in Maßen isst.

Die Arbeit an dem Buch gab mir die Kraft und Entschlossenheit, meine Ängste Schritt für Schritt zu überwinden, im Vertrauen darauf, dass kleine, einfache Maßnahmen zusammengenommen eine große Wirkung auf mein Befinden haben würden. Sobald die Coronaregeln es erlaubten, buchte ich regelmäßig Massagen und andere Wellnessbehandlungen, um Stress abzubauen. Ich entdeckte eine duftende Knetmasse, die ich in meiner Handtasche mit mir führte und unterwegs bei Anspannung als Stressball benutzte. Ich wählte einen entspannenden Lavendelduft und einen beruhigenden Meeresduft, da das Meer auf mich schon immer eine aufhellende Wirkung hatte. (Mein Rezept für Lavendelknete finden Sie auf Seite 264.) Ich lernte erneut die Wechselatmung, eine yogische Atemübung, die beruhigt und entspannt, und praktizierte sie nun täglich. Ich nahm Unterricht in Transzendentaler Meditation, um meine Kenntnisse darin zu vertiefen, die mir verblichen vorgekommen waren. Da ich keinen Zugang zu Yoga mehr fand, lernte ich Qigong, eine uralte chinesische Heilgymnastik, die den ganzen Körper in sanfte Bewegungen einbezieht und Entzündungen im Gehirn und im Körper entgegenwirkt. Irgendwann begann ich wieder, morgens den Yoga-Sonnengruß zu üben und wie eh und je den Tag mit positiver Energie zu begrüßen.

Um die scheinbar endlos hereinströmenden Verpflichtungen und Termine einzudämmen, schaffte ich mir ein Zeitmanagementsystem für mein iPad an, das mir meine stets vollen Tage organisieren half. Ich ließ mir keine knappen Abgabefristen für Kommentare und Artikel mehr aufzwingen und sagte nur noch Podcastauftritte zu, die gut in meinen dichten Krankenhausdienstplan passten.

Im Bereich Ernährung reduzierte ich den Kaffeekonsum von drei Tassen pro Tag auf eine und erhöhte die Wasseraufnahme etwas, um der Dehydrierung entgegenzuwirken, die Angstzustände verschlimmern kann. Ich verbesserte das Golden-Chai-Rezept meiner lieben Großmutter, indem ich angstlösende Gewürze hinzufügte, und ich nahm mir vor, jeden Tag davon zu trinken. So konnte ich mich mit einer positiven Kindheitserinnerung erden und gleichzeitig mein Gehirn mit heilsamen Bioaktivstoffen versorgen. Ich erinnerte mich daran, achtsam zu essen und mein Essen langsam zu kauen, machte mir aber auch klar, dass ich möglicherweise eine Form von Leptinresistenz habe, der ich mit Stressbewältigung und Ernährungsumstellung begegnete. Zwar schränkte ich meine Kalorienzufuhr nicht ein, aber als wir wieder im Freundes- und Familienkreis essen konnten, ließ ich die Finger von Pommes und anderen ungesunden Gerichten, die die anderen bestellten. Ich griff bei Kohl- und Wurzelgemüse zu, das sättigend wirkt und den vom deregulierten Appetithormon verursachten Heißhunger lindert. Ich aß so viel Blattgemüse wie möglich – als Salat oder im nahrhaften Smoothie an Trainingstagen. Ich hatte jetzt immer eine gesunde Nussmischung dabei, für den Fall, dass ich Hunger bekam und einen verführerischen Donut sah! Ich zwang mich, meine Liebe zum Kochen wiederzuentdecken, und entwickelte einige der Rezepte, die in diesem Buch zu finden sind. So entdeckte ich auch neue Lieblingsspeisen wie einen lila Brokkoli.

Dank dieser Mischung aus angstlösenden Techniken fühlte ich mich geerdeter und konnte wieder im Augenblick leben und mich auf anstehende Aufgaben konzentrieren. Aber ganz heil fühlte ich mich erst nach zwei verschiedenen persönlichen Erlebnissen.

Obwohl ich in meiner eigenen Therapie viel Mühe darauf verwendet hatte, die mit meiner Krebserkrankung zusammenhängenden Ängste loszuwerden, war mir nicht ganz klar, wie tief sie im Unterbewusstsein verwurzelt waren. Mehrmals im Jahr ging ich zu Nachsorgeuntersuchungen. Als ich gerade dieses Buch schrieb, hatte ich wie üblich einen solchen Termin. Meine Ärztin ging die Unterlagen durch, sah mich an und sagte: »Ich habe tolle Neuigkeiten: Ihre Ergebnisse sind normal, und wir überführen Sie aus dem Nachsorgeprogramm ins Überlebendenprogramm.« Ich schaute sie überrascht und erfreut an, aber gleichzeitig musste ich weinen. Als ich mich unter Tränen bei ihr bedankte, hatte ich das Gefühl, mir wäre eine große Last von den Schultern genommen worden. Mein Herzschlag verlangsamte sich auf ein normales Tempo, meine Atmung wurde ruhiger, und als ich aufstand, fühlte ich mich leicht und frei.

Wenn man eine Krankheit wie Krebs durchlebt, wacht man nach der ersten Diagnose jeden Morgen auf und fragt sich, ob man überleben wird. Anfangs ist es eine bewusste und spürbare Sorge. Mit dem Durchlaufen der verschiedenen Behandlungsphasen nimmt die Sorge ab, aber sie bleibt mit jedem Atemzug bestehen. Man geht damit durchs Alltagsleben und lernt mit der Zeit vielleicht, die Sorge zu ignorieren, aber unter der Oberfläche bleibt sie. Als ich die gute Nachricht von meiner Ärztin hörte, lösten sich die seelischen Fesseln, an die ich mich so sehr gewöhnt hatte, dass ich sie kaum noch wahrnahm. Die in meiner Brust festsitzende Schraube lockerte sich, und das Tageslicht schien irgendwie heller zu strahlen. An diesem Tag änderte sich etwas, als ich zu Abend aß. Ich hatte weniger Hunger, aber das Essen schmeckte besser. Ich konnte langsam und achtsam essen und merkte ohne Schwierigkeiten, wann ich satt war.

In den nächsten Tagen, in denen ich mich deutlich ruhiger fühlte, hatte ich eine zufällige Begegnung, die mir eine weitere wichtige Erkenntnis vermittelte und mir half, meine Ängste loszuwerden. Eine Freundin, mit der ich zum Abendessen verabredet war, fragte, ob sie einen Heiler mitbringen dürfe, der ihr wirklich geholfen hatte. Ich war ein bisschen skeptisch, aber nach der guten Nachricht war ich weniger ängstlich und fühlte mich offener für Neues und anderes. Es stellte sich heraus, dass er und ich uns fast augenblicklich verstanden. Im Gespräch während des Essens erfuhr er etwas Wesentliches über mein Leben, meine Herkunft und mein Trauma – etwas, das ich immer gut versteckt hatte.

Ich bin in Südafrika unter der Apartheid aufgewachsen. Die Apartheidsregeln, die Weiße und Schwarze trennten, sind bekannt, aber auch indischstämmige Familien wurden ausgegrenzt und lebten unter schlechteren Bedingungen. Als Kind durfte ich nicht auf dieselben Spielplätze oder in dieselben Vergnügungsparks gehen wie meine weißen Altersgenossen und musste besondere Schulen besuchen, die nicht so gut waren wie die Bildungseinrichtungen für Weiße. Ich glaube nicht, dass ich damals wirklich verstanden habe, was das bedeutete. Ich bin mir nicht sicher, ob ein Kind solch nackten Hass, solche Vorurteile wirklich begreift. Aber dem Heiler gelang es, mir tief in die Seele zu sehen und Emotionen zu mobilisieren, die ich vorher nie richtig hatte ausdrücken können. Wer in einer Gesellschaft aufwächst, die alles, was man tut, nach der Hautfarbe beurteilt, entwickelt ein tiefes Gefühl der Scham. Man versucht, sich zu verstecken. Ich hatte das Gefühl, Erfolge könnten dazu führen, dass man mich ins Visier nimmt und dass es sicherer wäre, sich zu verstecken. Obwohl ich Klassenbeste, Kapitänin meines Sportteams, Balletttänzerin und Pianistin war, kam es mir vor, als bedeuteten meine Leistungen wenig, als würden sie von meiner Hautfarbe überdeckt. Meine stolzen Eltern hoben meine vielen Urkunden, Pokale und Medaillen sorgfältig auf, aber für die weiße Gesellschaft Südafrikas spielte ich keine Rolle.

Langsam begann ich zu verstehen, dass dieses Gefühl auch die Wurzel meiner derzeitigen Angstzustände war. Es war ein beeindruckendes Beispiel für die Komplexität der menschlichen Seele. Während mein ganzes Umfeld mein Buch und meine Arbeit bejubelte, blieb die schmerzhafte Leere in mir bestehen. Aber zum ersten Mal schien es mir, als könnte ich dieses hohle Gefühl an die Oberfläche bringen und es überwinden. Manchmal muss jemand Mutiges kommen, sich einmischen und das Problem benennen, um es ins Bewusstsein zu bringen.

Indem ich die Bürde meiner Krebserkrankung und das Trauma meiner Kindheit verstand und abstreifte, erhielt ich endlich die nötigen Mittel, um meine Ängste und Stoffwechselprobleme zu überwinden. Mit meiner neuen Einstellung hatte ich das Gefühl, den Druck, der mit einem Bucherfolg einhergeht, und die mit einer weltweiten Pandemie verbundenen Ängste besser zu durchschauen und leichter zu bewältigen. Und schließlich gelang es mir, meinen Stoffwechsel wieder auf Spur zu bringen und mir einen Ausweg aus den Ängsten zu bahnen. Ich erreichte wieder mein Normalgewicht und hatte wieder das Gefühl, das Leben ohne dräuende Sorgen genießen zu können.

Mit all dem will ich sagen, dass ich dieses Buch aus Fürsorge und Mitgefühl für meine Patienten und aus beruflicher Neugier einem faszinierenden Feld der Wissenschaft gegenüber geschrieben habe, aber auch aus eigener schmerzlicher Erfahrung heraus. In meiner ärztlichen Arbeit hatte ich es mit mehr und mehr Angststörungen zu tun, ich las in den Nachrichten davon und hörte von mehr Suiziden als je zuvor in meiner Karriere. Aber ich hatte auch selbst damit zu kämpfen. Psychisches Wohlbefinden ist für niemanden selbstverständlich. Angststörungen kennen keine Grenzen und können jeden und jede von uns treffen. Die Mittel dagegen sollten nicht nur denjenigen vorbehalten sein, die Zugang zu guten Heilbehandlungen haben. Wir brauchen auch leichter zugängliche Lösungen, die nicht verschreibungs- und versicherungspflichtig sind. Eine gesunde Ernährung ist ein wertvolles Hilfsmittel, das uns neben anderen Behandlungen und Veränderungen der Eindämmung unserer Ängste näherbringen kann. Essen ist etwas, das wir Menschen jeden Tag tun müssen. Wir können es uns nicht leisten, eine so naheliegende Möglichkeit zur Verbesserung der seelischen Gesundheit zu verschmähen.

Wenn Sie Ängste haben, sind Sie nicht allein. In diesem Buch erfahren Sie, wie tief Ängste im Gehirn und im Körper verankert sind und wie Sie sich die guten Energien auf Ihrem Teller zunutze machen können, um Ihre Ängste zu bewältigen und innere Stärke zu finden.

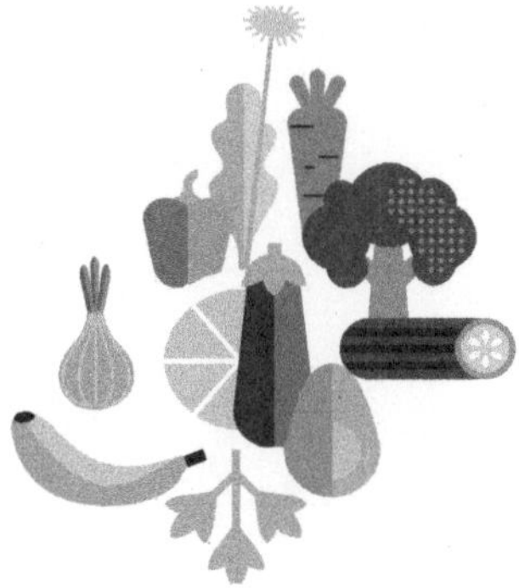

TEIL I:

Das Problem

1. Kapitel: Der Kampf gegen die weltweite Angst-Epidemie

Während ich dieses Buch schrieb, bekam ich die Einladung, auf der ersten Konferenz für integrative und personalisierte Medizin in London ein Grundsatzreferat zu halten. Es war mir eine große Ehre, auf einer internationalen Konferenz sprechen zu dürfen, und ich freute mich, dass die Veranstaltungsleitung an meiner Arbeit interessiert war. Ich nahm dankend an und war zuversichtlich, vor einer Gruppe gleichgesinnter Mediziner sprechen zu können. Es kann natürlich nervenaufreibend sein, vor lauter Ärzten zu sprechen – noch dazu auf der Bühne, nach monatelanger Gewöhnung an den Videochat. Aber ich hatte genug Erfahrung mit solchen Situationen und vertraute darauf, dass ich selbstsicher und professionell bleiben würde.

Was dann eintrat, brachte mich fast um den Verstand. Ich erhielt per E-Mail die Mitteilung, dass die Königsfamilie auf meine Arbeit aufmerksam geworden war. Zusammen mit drei anderen amerikanischen Ärzten wurde ich zu einem Treffen mit Seiner Königlichen Hoheit, dem Prince of Wales – der inzwischen König von England ist –, eingeladen, um von unserer Arbeit zu berichten. Das musste ein Irrtum sein. Ich sollte Prinz Charles treffen? Wie um alles in der Welt konnte das überhaupt passieren?

Die Angst, die ich bei der ersten Einladung beiseitegeschoben hatte, überflutete mich wie ein sprudelnder Hydrant. Meine Handflächen schwitzten, meine Gedanken rasten und das Herz pochte mir in der Brust. Das Hochstapler-Syndrom, auch Imposter-Syndrom genannt, also große

Selbstzweifel hinsichtlich der eigenen Leistungen und Fähigkeiten, gegen das ich jahrelang angekämpft hatte, meldete sich wieder. Ganz gewiss würde der Prince of Wales mich durchschauen. Das wäre dann das Ende meiner Karriere! Mein angsterfülltes Hirn verdrehte dieses eigentlich erfreuliche Ereignis in etwas völlig anderes.

Zum Glück bekam ich meine Gefühle wieder in den Griff. Ich durfte nicht zulassen, dass meine Angst zum Versagen führte. Ich konzentrierte mich auf den Augenblick und machte einige Pranayama-Übungen, yogische Atemarbeit. Es dauerte eine Weile, bis ich mich beruhigt hatte und in der Lage war, die Situation voll und ganz zu akzeptieren, aber als ich dann ein angemessenes und höfliches »Ja« als Antwort auf die Einladung tippte, fühlte ich mich ruhig und konnte der Vorfreude Raum geben.

Als ich dann in London dem Treffen mit dem Prinzen entgegensah, musste ich aktiv daran arbeiten, meine Vorfreude von Angst und Furcht zu trennen. Am Morgen des Ereignisses wachte ich früh auf, meditierte und trank bewusst kühles Wasser, um die nächtliche Dehydrierung auszugleichen, denn Kühle wirkt beruhigend auf mein Gehirn und meinen Körper. Ich aß ein Frühstück voller beruhigender Lebensmittel wie Tofu-Omelette mit Kurkuma und schwarzem Pfeffer, dazu Pilze und Spinat. Ich blieb sogar ruhig und gefasst, als meine Föhnbürste einen Kurzschluss hatte, obwohl mir die Aussicht auf einen »Bad Hair Day« gewöhnlich die Laune verdirbt. Während ich mein Kleid aussuchte und meinen Knicks übte, machte ich weiterhin Atem- und Achtsamkeitsübungen, um nicht in Grübelei zu verfallen. Ich ging mit Schmetterlingen im Bauch zu dem Termin, aber die schlimmsten Ängste hatten sich gelegt, und ich konnte voller Selbstvertrauen eintreten.

Sie können sich wahrscheinlich vorstellen, wie das Treffen verlief. Prinz Charles war liebenswürdig, ebenso wie die anwesenden Kollegen, und wir hatten ein lebhaftes Gespräch über das ganzheitliche, körperzentrierte Verständnis von psychischer Gesundheit, das Sie in diesem Buch kennenlernen werden. Es war nicht das Ende meiner Karriere, sondern der wunderbare Beginn meiner aufregenden Rolle als US-Botschafterin des britischen College of Medicine und als Leiterin der Kampagne »Food for Mood«.

Auf dem Rückflug aus dem Vereinigten Königreich dachte ich darüber nach, dass meine Ängste einen so bedeutenden Moment in meinem Leben fast zum Entgleisen gebracht hätten. Angstgefühle redet man sich leicht klein, indem man beschließt, sich zusammenzureißen oder einfach darüber hinwegzukommen. Doch Ängste sind real und schädlich. Ich war dankbar, dass ich meine Ängste hatte zügeln können – durch gezielte Übungen, durch Wissen um die Funktionsweise des Gehirns und durch eine Ernährung, die der seelischen Gesundheit eine solide Grundlage schafft. Ich musste an meine Patienten denken, die mit ähnlichen Problemen zu kämpfen hatten, sei es mit bestimmten Schwierigkeiten im Leben und in der Karriere oder mit einer allgegenwärtigen Angst, die sich an kleinsten Details festhält und die ganze Welt ins Chaos stürzt.

Das ganze Erlebnis hat mir erneut bewusst gemacht, wie dankbar ich bin, dass ich Menschen dabei helfen darf, durch die mächtige Heilkraft des Essens ihre seelische Gesundheit zu verbessern und ihre Ängste zu verstehen und zu überwinden.

Die Angst-Epidemie

Die American Psychiatric Association (APA) führt eine Reihe von Meinungsumfragen durch, darunter auch die aktuelle monatliche Umfrage »Healthy Minds Monthly«, die einen faszinierenden Einblick in die seelische Gesundheit des amerikanischen Durchschnittsmenschen gibt.[1] Ein Blick auf die Umfrageergebnisse der letzten Jahre offenbart eine wachsende Besorgnis über allerlei zeittypische und zeitlose Stressfaktoren: Auswirkungen der sozialen Medien, Gesundheit und Sicherheit unserer Kinder, Stress am Arbeitsplatz und Existenzsorgen. Im März 2020 wurden die Ängste durch das plötzliche Auftreten von COVID-19 noch verschlimmert: 48 Prozent aller Amerikaner gaben an, sich vor der Ansteckung mit der neuen Krankheit zu fürchten. Noch mehr hatten Angst, ihren Angehörigen oder ihren Finanzen würde etwas passieren oder die Wirtschaft insgesamt könne Schaden nehmen.[2] Doch als die auf COVID bezogenen Ängste nachließen, wurden sie schnell durch Sorgen über die Rückkehr an den Arbeitsplatz, den Krieg in der Ukraine, den Klimawandel, die Inflation und den Schrecken der Massenschießereien ersetzt.[3] Im Oktober 2022 gaben 79 Prozent der Erwachsenen an, die allgemeine psychische Gesundheit in den Vereinigten Staaten sei eine nationale Gesundheitskrise.[4]

Die Ergebnisse der APA sind nur einer von unzähligen Belegen dafür, dass wir eine beispiellose Angstkrise durchleben. Angststörungen sind die am häufigsten diagnostizierte psychische Erkrankung der Welt. Die verlässlichsten epidemiologischen Erhebungen besagen, dass bis zu 33,7 Prozent der Menschen mindestens einmal im Leben an einer Angststörung leiden.[5] Andere Schätzungen gehen davon aus, dass rund 40 Millionen Amerikaner, also 18,1 Prozent der Bevölkerung, jedes Jahr unter Angstzuständen leiden.[6] Wir wissen, dass Frauen häufiger von Angststörungen betroffen sind als Männer[7] und dass der ungleiche Zugang zur Gesundheitsversorgung eine besondere Schwierigkeit bei der Behandlung von Angstzuständen in nicht weißen Bevölkerungsgruppen darstellt.[8] Besonders besorgniserregend ist der sprunghafte Anstieg von Angststörungen bei jungen Menschen. Zwischen 2016 und 2020 sind bei Kindern zwischen drei und siebzehn Jahren die Angstdiagnosen um 29 Prozent gestiegen.[9] Angst ist in allen Bevölkerungsgruppen so weitverbreitet, dass die US Preventive Services Task Force im September 2022 empfahl, alle Erwachsenen unter 65 Jahren auf Angststörungen untersuchen zu lassen.[10]

Wenn Sie dieses Buch lesen, wissen Sie vermutlich aus erster Hand, wie zerstörerisch Ängste sein können. Vielleicht haben Sie auch miterlebt, wie Angstzustände einen Ihnen nahestehenden Menschen zerfraßen. Wahrscheinlich kennen Sie die rasenden Gedanken, die schweißnassen Hände und die Übelkeit, die verhindern, dass man aus dem Bett kommt und den Tag in Angriff nimmt. Aber so schlimm sich die psychischen Symptome von Angststörungen auch auf den Alltag auswirken mögen, ist das noch längst nicht alles. Angststörungen können das Erkrankungsrisiko von Herzkrankheiten,[11] Diabetes,[12] Autoimmunerkrankungen[13] und Alzheimer[14] erhöhen. Als Überlebende einer Krebserkrankung weiß ich aus eigener Erfahrung, dass die Angst einen überrollt wie ein 7,5-Tonner auf der Einfallstraße und dass sie die Genesung von einer schweren Krankheit erschweren kann.

Am heimtückischsten ist vielleicht, dass Ängste sich gern selbst nähren. Bei meinen Patienten erlebe ich oft, wie sich ihre Sorgen gegenseitig verstärken und wie ein Stressfaktor den nächsten mit sich zieht, bis der ganze Geisteszustand in eine Abwärtsspirale gerät. Auch ich bin dafür anfällig – schon beim Recherchieren und Aufschreiben dieser Statistiken beschleunigt sich mein Herzschlag, und meine Handflächen sind schweißnass. Aber wenn ich mich vom Bildschirm abwende, tief durchatme und achtsam innehalte, erinnere ich mich daran, dass man trotz der globalen Angstkrise, die eine kolossale Herausforderung darstellt, nicht verzweifeln sollte. Zwar kann es einem schwindlig werden, wenn man sich die Zahl der Menschen vor Augen führt, die weltweit unter Angst leiden, aber mir als Psychiaterin macht es Mut, dass unser Wissen über die komplizierte Funktionsweise des menschlichen Gehirns wächst und dass wir eine gute psychische Gesundheit inzwischen als Teamleistung begreifen, welche die Unterstützung des gesamten Körpers erfordert. Als Ernährungspsychiaterin bin ich begeistert von den wissenschaftlichen Belegen dafür, dass Essen ein unverzichtbares Mittel zur Verbesserung der seelischen Gesundheit sein kann. Und als Köchin stelle ich mir nur zu gern vor, mit wie viel Kreativität und Gespür Menschen wie Sie gesunde Zutaten zu leckeren, nahrhaften und angstlösenden Mahlzeiten kombinieren können.

Selbst während dieser historisch beispiellosen Angstkrise wächst unser Wissen über diese Erkrankung rasant. Besonders große Fortschritte gibt es bei Forschungsansätzen, die Ängste nicht nur als psychische Störung, sondern als komplexe systemische Erkrankung verstehen, die mit einem ganzheitlichen Ansatz behandelt werden muss. In diesem Buch befassen wir uns mit den neuesten Forschungsergebnissen darüber, wie Ängste im Gehirn, im Darm, im Immunsystem und im Stoffwechsel wurzeln. Alle diese Körpersysteme müssen richtig funktionieren, damit der Geist ruhig und klar bleibt.

Was ist eine Angststörung?

Die menschliche Gefühlswelt ist komplex. Auch der ausgeglichenste Mensch der Welt ist den Stürmen der Emotionen ausgesetzt und erlebt freudige Hochs und düstere Tiefs – manchmal in schneller Folge. Die Aussicht auf ein Treffen mit dem Prince of Wales hätte mir Stolz und Selbstbestätigung verschaffen müssen, aber stattdessen tauchte mein Bewusstsein in einen Strudel der Angst ab. Wieso nur?

Die Emotionsforschung ist eines der spannendsten und am schnellsten fortschreitenden psychiatrischen Forschungsgebiete. Lange gültige Hypothesen darüber, was im Gehirn bei verschiedenen Emotionen vor sich geht, werden durch neue Theorien infrage gestellt. Trotz unseres wachsenden Wissens über die Psyche wissen wir immer noch nicht genau, was Angststörungen verursacht, aber es ist bekannt, dass viele Faktoren eine Rolle spielen. Im biopsychosozialen Modell der Angststörung klassifizieren wir die Faktoren wie folgt:

- biologisch: Genetik, Neurochemie (zum Beispiel unausgewogene Neurotransmitter), Gesundheitszustand, chronische Krankheiten und Ernährungsfaktoren,
- psychologisch: Persönlichkeitsmerkmale, Angstsensibilität, vergangene Traumata,
- sozial: Einsamkeit, Schlafqualität, Bewegung, Drogenkonsum.[15]

Im Einzelfall können manche Faktoren schwerer wiegen als andere, und verschiedene Menschen reagieren unterschiedlich auf die gleichen Stressfaktoren. Szenarien, die bei einer Person extreme Ängste auslösen, können sich für andere völlig normal anfühlen. Und Methoden zur Angstbekämpfung, die bei den einen gut funktionieren, erzielen bei anderen vielleicht nicht die gleichen Ergebnisse. Das alles gehört zu den verblüffenden, geheimnisvollen Rätseln des menschlichen Gehirns.

Unabhängig davon, welche Faktoren im Einzelfall zu einer Angststörung führen, wird dadurch eine Reihe von unbewussten physiologischen Prozessen im Körper ausgelöst. Um zu verstehen, wie der Körper auf Ängste reagiert, ist es hilfreich, zunächst ihre Cousine, die Furcht, zu verstehen. Furcht ist ein intuitives Urgefühl, das durch eine reale, gegenwärtige Gefahr ausgelöst wird. Nimmt man mit einem der fünf Sinne eine Gefahr wahr, wird ein kleines Gehirnareal, die Amygdala, aktiv und leitet den Alarm an den nahe gelegenen Hypothalamus weiter. Der Hypothalamus ist eng mit der Hypophyse und den Nebennieren verknüpft, und zwar über die sogenannte Hypothalamus-Hypophysen-Nebennieren-Achse (HHN-Achse), die Hormone wie Adrenalin und Cortisol ausschüttet und in Koordination mit dem autonomen Nervensystem (ANS) eine Kampf-oder-Flucht-Reaktion auslöst.

Die Gesamtwirkung dieser Kettenreaktion ist, dass die Sinne geschärft werden, damit man besser auf die Bedrohung reagieren kann. Wenn Sie zum Beispiel Auto fahren und ein 7,5-Tonnen-Laster vor Ihnen einschert, treten Ihre HNN-Achse und Ihr ANS in Aktion. Ihr Herzschlag wird schneller, Ihre Pupillen und Blutgefäße weiten sich, Sie atmen schwerer und Ihr Körper stellt den Zellen zusätzliche Energie zur Verfügung. Mit diesen verstärkten Kräften können Sie geistig und körperlich so schnell reagieren, dass Sie zur Seite ausweichen und einen potenziell tödlichen Unfall vermeiden.

Es ist klar, warum die Furchtreaktion für das Überleben in einer gefährlichen Welt nützlich ist – ja sogar unerlässlich. Es leuchtet auch ein, dass sie in den Schaltkreisen des Gehirns fest verlötet ist – hätten unsere Vorfahren weniger Furcht verspürt, hätten ihre Gene dank der natürlichen Selektion vielleicht nicht überlebt. Schließlich sind es nicht nur Menschen, die mit Furcht reagieren – ähnliche Gefühle sehen wir bei Tieren, etwa wenn ein Eichhörnchen vor einem Hund mit zu viel Jagdeifer flieht.

Furcht gehört zu einer Kategorie von physiologischen Reaktionen, die zusammengefasst Stressreaktion genannt werden. Im Alltag denken wir bei Stress in der Regel an die geistige oder emotionale Belastung durch familiäre, berufliche, schulische, finanzielle oder sonstige alltägliche Schwierigkeiten. Als medizinischer Fachbegriff wird Stress jedoch umfassender definiert: Eine Studie beschreibt ihn als »jeden intrinsischen oder extrinsischen Reiz, der eine biologische Reaktion hervorruft«[16]. Nach dieser Definition ist ein Stressor der in die Fahrbahn einscherende Laster, aber ebenso das Lampenfieber vor einer Präsentation im Betrieb. Obwohl die beiden Szenarien nicht gleich bedrohlich sind, lösen sie die gleiche Standardreaktion im Körper aus, indem sie die Amygdala zünden und über die HHN-Achse und das ANS eine Kaskade von Stressreaktionen auslösen. Deshalb kann es sein, dass man Panik, Schreckhaftigkeit, vermehrtes Schwitzen und erhöhte Herzfrequenz verspürt, egal, ob man sich in unmittelbarer Gefahr befindet oder einfach nur nervös wegen einer anstehenden Aufgabe ist. Die Intensität der Stressreaktion mag unterschiedlich sein, aber die Abläufe im Körper sind dieselben.

Auch wenn Stress und Angst miteinander verbunden sind, gibt es zwischen beiden einen entscheidenden Unterschied. Die Stressreaktion wird durch aktive Reize verursacht, auf die der Körper reagiert. Im Idealfall löst sich die Stressreaktion auf, sobald der Stressor beseitigt ist, und der Körper kann zur normalen Funktionsweise zurückkehren. Bei Angst hingegen geht es um die Zukunft, um die Erwartung potenzieller Bedrohungen, die noch nicht eingetreten sind. Unser Gehirn ist so eingerichtet, dass es ständig auf der Hut vor möglichen Problemen ist und stets wachsam auf unser

Wohlergehen achtet. Das ist gut so, zumindest in Maßen, und es ist auch eine wichtige Komponente unseres natürlichen Abwehrsystems, das es uns ermöglicht, Bedrohungen vorherzusehen und uns vor Gefahren zu schützen. Aber es kann leicht passieren, dass das Gehirn drohende Gefahren unrealistisch betrachtet, dass es Bedrohungen erfindet, die es gar nicht gibt, oder bei denen, die es gibt, die Schwere überschätzt. So haben wir vielleicht begründete Angst vor einem Autounfall oder einer lebensbedrohlichen Krankheit wie COVID-19, aber die Angst kann genauso lähmend sein, wenn sie sich um Arbeit, Familie oder Zwischenmenschliches dreht. Mein Treffen mit Prinz Charles brachte mich zwar nicht in eine greifbare Gefahr, aber das hinderte meine Angst nicht an dem irrationalen Gedanken, diese große Chance könnte irgendwie zu meinem beruflichen Niedergang führen.

Unabhängig von der Ursache der Angst legen solche Gefühle das Gehirn auf unnötige Stressreaktionsmuster fest, die im Geist und im Körper wertvolle Ressourcen in Anspruch nehmen und allerlei kognitive und physiologische Symptome verursachen: Konzentrationsschwäche, rasende Gedanken, Verwirrung, erhöhte Herzfrequenz, Schwindel und Magenverstimmung. Denkmuster und Körperreaktionen, die uns im Ernstfall in Sekundenbruchteilen das Leben retten, werden zu einer unnötigen Belastung für Hirn und Körper und rauben uns die gesunde Geisteskraft. Und da Ängste so schwer zu behandeln sind, leiden viele Menschen über lange Zeiträume hinweg darunter – Monate, Jahre oder sogar ihr ganzes Leben lang. Die Belastung durch die ständige angstgetriebene Stressreaktion kann eine Reihe von ernsthaften Erkrankungen verursachen oder verschlimmern. Sie schwächt das Immunsystem, fördert chronische Entzündungen und erhöht das Risiko von Stoffwechselstörungen wie Typ-2-Diabetes.

Die Theorie der konstruierten Emotion

Die moderne Emotionsforschung erschließt neue Vorstellungen vom Wesen von Emotionen wie Furcht und Angst. Die Neurowissenschaftlerin Lisa Feldman Barrett, die ich sehr schätze und bewundere, hat zum Beispiel die Idee infrage gestellt, Emotionen seien über Jahrtausende durch Evolution in unserem Gehirn festgeschrieben. Auf der Grundlage umfangreicher Forschungen zu den mimischen, physiologischen und neuronalen Reaktionen auf Emotionen hat sie eine neue Denkschule entwickelt, die »Theorie der konstruierten Emotion«, wonach Emotionen im Gehirn »gebaut« werden.[17] Anstatt hinter der Reaktion auf Bedrohungen einen tief sitzenden Schaltkreis zu sehen, vermutet Barrett, dass das Gehirn ständig Vorhersagen über unsere Umgebung trifft, die auf früheren Erfahrungen basieren. Furcht, argumentiert sie, sei keine fest verdrahtete und universelle Reaktion auf eine Bedrohung, sondern im Wesentlichen ein erlerntes Verhalten, ein Ergebnis des andauernden Versuchs des Gehirns, die Welt zu verstehen und Zusammenhänge herzustellen.

Die Theorie der konstruierten Emotion stellt einen Paradigmenwechsel in der Emotionsforschung dar und verändert unsere Vorstellung vom Wesen des Menschen auf tiefgreifende Weise und in vielerlei Hinsicht. Für unsere Zwecke ist jedoch am wichtigsten, dass diese Theorie Klarheit schafft über die Quelle von Ängsten. Für Barrett ist Angst nicht die Erwartung einer unmittelbaren Bedrohung in unserem ursprünglich tierischen Gehirn, sondern eine vorsorgliche Reaktion, die das Gehirn aus vergangenen Erfahrungen ableitet. Wenn uns eine angstauslösende Situation in Panik versetzt, liegt das daran, dass wir unser Gehirn auf Panik eingestellt haben.

Als ich Prinz Charles treffen sollte, um über meine Arbeit zu sprechen, konstruierte mein Gehirn in Windeseile Emotionen rund um die mögliche Begegnung mit einem mächtigen Mann und geriet von dort in die Angst vor allem, was schiefgehen könnte, obwohl es gar keine reale Bedrohung gab. Was wäre gewesen, wenn ich, statt mich auf die Angst vorzubereiten, stattdessen Vorfreude oder Glück eingeleitet hätte? Barretts Theorie bietet die Möglichkeit, genau das zu tun, indem man das Gehirn darauf trainiert, positive statt negative Emotionen zu erzeugen. Das mag Ihnen wie Wunschdenken vorkommen, wenn Sie Ihr ganzes Leben lang mit Ängsten zu kämpfen hatten. Aber wissen Sie, was? Angst ist nur eine von vielen Konfigurationen, in denen das Gehirn arbeiten kann. Man kann diese Einstellung ändern, indem man umdenkt. Reframing, Ablenkung, Akzeptanz und Achtsamkeit können nachweislich Ängste unterdrücken oder im besten Fall die vorausschauende Reaktion des Gehirns von »ängstlich« zu »freudig« oder »präsent« ändern.[18] Wie Barrett in ihrem beliebten TED-Vortrag (der alljährlichen Innovationskonferenz in den USA) erklärt, ist man den eigenen Emotionen nicht hilflos ausgeliefert.[19] Während Barretts Arbeit darauf abzielt, Ängste durch Denkstrategien zu bekämpfen, befasst sich meine Arbeit damit, die Seele durch Essen zu beruhigen. Aber einig sind wir uns darüber, dass man mehr Kontrolle hat, als man denkt.

Barretts Theorie eröffnet verlockende Möglichkeiten für Strategien zur Behandlung von Ängsten, aber noch fangen wir erst an, all ihre Implikationen zu verstehen, während Emotionsforscher gemeinsam die Details ausarbeiten.[20] Wenden wir uns vorerst einigen bewährten Methoden zu, mit denen Psychotherapeuten Angststörungen diagnostizieren und behandeln.

Diagnose

Obwohl Angststörungen die am häufigsten diagnostizierte psychische Erkrankung sind, vermute ich, dass sie immer noch *zu selten* diagnostiziert werden. Das liegt zum Teil daran, dass sich viele immer noch davor scheuen, über ihre psychische Erkrankung zu sprechen, geschweige denn sich behandeln zu lassen. Für jede Person, die wegen Ängsten zu mir kommt, gibt es sicherlich einige, die mit ähnlichen Problemen zu kämpfen haben und keine Hilfe in Anspruch nehmen. Aber angesichts der schwierigen Ereignisse der letzten Jahre bin ich froh, dass über Ängste und andere psychische Probleme inzwischen wenigstens offener gesprochen wird. Prominente aus dem Entertainment, dem Sport und anderen Bereichen des öffentlichen Lebens haben sich über die eigenen psychischen Probleme geäußert, und das hartnäckige Stigma, das Angstzustände umgibt, beginnt zu bröckeln.

Wann muss ich in Behandlung?

Ihre Ängste sind dann etwas Ernstes, wenn sie Ihre Funktionsfähigkeit im Umgang mit Menschen und bei der Arbeit beeinträchtigen. In diesem Buch lernen Sie einige meiner ehemaligen Patientinnen und Patienten kennen, die an einem Punkt angelangt waren, an dem ihre Ängste ihre Freundschaften, ihre familiären Beziehungen und ihren Erfolg im Beruf beeinträchtigten, ja sie sogar daran hinderten, das Haus zu verlassen und in die Welt hinauszugehen.

Fragen Sie sich: Wäre mein Sozial- und Berufsleben besser, wenn die Ängste nicht wären? Falls die Antwort »Ja« lautet, sollten Sie dringend herausfinden, wie Sie Ihre Ängste in den Griff bekommen.

Es kann gut sein, dass Sie Ihre Angstgefühle herunterspielen und versuchen, sich zusammenzureißen oder darüber hinwegzukommen. Darin spiegeln sich oft die Ratschläge von anderen, die Ihre Probleme vielleicht nicht verstehen oder die ihre eigene seelische Gesundheit vernachlässigen. Aber ich versichere Ihnen, dass es Ihnen auf lange Sicht helfen wird, wenn Sie sich offenbaren und sich professionelle Hilfe holen. Vielleicht rettet es Ihnen sogar das Leben, denn eine schwere Angststörung kann dazu führen, dass man sich nicht mehr um sich selbst kümmert und Selbstmord- oder sogar Mordgedanken hegt. Auch wenn die meisten Angststörungen diese Extreme nie erreichen, beginnt man am besten mit der Behandlung, bevor das Problem dringlich wird.

Wenn Sie noch nicht bereit sind, sich psychotherapeutisch beraten zu lassen, dann sprechen Sie mit Ihrem Hausarzt über Ihre Angstzustände. Sie werden über Behandlungsmöglichkeiten aufgeklärt, und auch andere Krankheiten, die möglicherweise zu Ihren Ängsten beitragen, können festgestellt oder ausgeschlossen werden.

Aber auch wenn sich Menschen in Behandlung begeben, gibt es Probleme bei der Diagnose von Angstzuständen. In der aktuellen Ausgabe des *Diagnostic and Statistical Manual of Mental Disorders* (*DSM-5-TR*) der American Psychiatric Association werden Angstzustände in verschiedene Störungen unterteilt: generalisierte Angststörung (GAS), Trennungsangststörung, Panikstörung und einzelne Phobien, die jeweils verschiedene Symptome aufweisen, anhand derer Psychiater eine eindeutige Diagnose stellen können. Viele behandelnde Ärzte, darunter auch ich, halten den Ansatz des *DSM* jedoch für mangelhaft, da er zu unflexibel ist, um der vielschichtigen Bandbreite der menschlichen Psyche gerecht zu werden. All diese besonderen Störungen haben ihre Berechtigung in der klinischen Arbeit und in der Forschung, beispielsweise in den vielen Studien, deren Teilnehmende anhand der *DSM*-Kriterien diagnostiziert werden. Aber ich glaube nicht, dass sie geeignet sind, die vielfältigen Erscheinungsformen der Angst in der heutigen Welt zu erfassen.

Mit anderen Worten: Sie müssen nicht unbedingt eine Störung wie aus dem Lehrbuch haben, um unter Ängsten zu leiden. Auch wenn Ihre Symptome in keine der *DSM*-Schubladen passen, können Ängste eine echte Bedrohung für Ihre Produktivität und Ihr Wohlbefinden sein. Die COVID-19-Pandemie und die Lockdowns haben gezeigt, wie wichtig seelische Gesundheit ist und dass viele Menschen leiden, auch wenn sie die formalen Diagnosekriterien für eine Angststörung nicht erfüllen. Die Auswirkungen zeigten sich in Form von Schlafstörungen (der »Coronasomnie«, unter der ich in den ersten Tagen der Pandemie litt), Übelkeit, Kopfschmerzen, plagenden Sorgen oder einfach nur einem »blöden Gefühl«. Manche verarzteten sich selbst mit einem oder zwei Gläsern Wein oder einer Kugel Eis am Abend. Aber viele andere suchten nach gesünderen Gegenmitteln, und wenn diese schwierige Zeit auch etwas Gutes gebracht hat, dann, dass diese Mittel zur Angstbewältigung hoffentlich in Zukunft beibehalten werden.

Mein Rat an Patienten und Freunde ist, sich nicht zu sehr auf die offiziellen Klassifizierungen und Diagnosekriterien von Angststörungen zu versteifen. Als Psychiaterin habe ich größten Respekt vor den psychotherapeutischen Fachleuten, die Forschung betreiben und Patienten behandeln. Aber als Realistin verstehe ich, dass nicht jeder Mensch, der mit Angstzuständen kämpft, perfekt in die strengen Vorgaben des *DSM* passt, sei es aufgrund eines einzigartigen Symptomprofils oder weil er aus Kosten-, Zeit- oder Standortgründen keine professionelle Hilfe in Anspruch nehmen kann. Dies sollte Sie bitte nicht davon abhalten, Ihre Ängste mithilfe der gesunden und risikofreien Ernährungsumstellung zu lindern, die ich in diesem Buch vorstelle.

Und Depression?

Depressionen und Ängste werden oft in einem Atemzug erwähnt, und das aus gutem Grund. Depressionen sind die am zweithäufigsten diagnostizierten psychischen Erkrankungen, und viele Betroffene leiden unter beidem, entweder wechselweise oder gleichzeitig. Erwiesenermaßen leiden bis zu 85 Prozent der depressiven Patienten auch unter erheblichen Angstzuständen, und 90 Prozent der Angstpatienten haben eine Depression.[21] Aus

Erfahrung kann ich in der Regel diagnostizieren, welche der beiden Störungen einem Patienten die meisten Probleme bereitet, aber das bedeutet nicht, dass die andere nicht vorhanden ist. Aufgrund der Komplexität und Unberechenbarkeit des menschlichen Gehirns sind die Grenzen nicht immer so klar, wie wir sie gern hätten.

Oft ist es gar nicht notwendig, Depression und Angst sauber voneinander abzugrenzen, weil sich die Behandlungsmethoden für beide sehr stark überschneiden. In diesem Buch befasse ich mich vor allem mit den Ergebnissen der Angstforschung, aber weil beide Erkrankungen so eng miteinander verwoben sind, werde ich auch ein paar besonders interessante Studien einbeziehen, die den Fokus auf beide oder sogar hauptsächlich auf Depressionen richten.

Wenn Sie bisweilen unter Depressionen leiden – ob mit oder ohne Angststörung, können Ihnen viele der Tipps in diesem Buch sehr gut helfen, auch wenn sie nicht explizit auf Depressionen ausgerichtet sind. Und wenn Sie sich nicht sicher sind, womit Sie es zu tun haben, können Sie davon ausgehen, dass sich beide Erkrankungen verbessern werden, wenn Sie meinen Empfehlungen folgen. Deshalb ist die Ernährung ein so wirksames und vielseitiges Hilfsmittel, auf das Sie bei Ihren Bemühungen um mentale Fitness nicht verzichten sollten. Indem Sie gesunde, vollwertige Lebensmittel essen, stärken Sie Ihre körperliche und geistige Gesundheit auf vielfältige Weise, egal, womit Sie gerade zu kämpfen haben. Die Heilkraft befindet sich am Ende Ihrer Gabel.

Behandlung von Angststörungen

Es gibt ein breites Spektrum an Behandlungsmöglichkeiten für Angststörungen, die bei unterschiedlichen Patienten unterschiedliche Erfolge erzielen. In der modernen Medizin denkt man bei »Behandlung« schnell an Medikamente, die sicherlich ein wertvolles Instrument sind. Zur langfristigen Behandlung von Angststörungen werden häufig Medikamente verschrieben, welche die Hirnchemie wieder ins Gleichgewicht bringen und den Spiegel bestimmter wichtiger Neurotransmitter erhöhen. Das sind beispielsweise selektive Serotonin-Wiederaufnahmehemmer (oder SSRIs, *selective serotonin reuptake inhibitors*), die den Spiegel des stimmungsmodulierenden Neurotransmitters Serotonin erhöhen. Gegen akute Angstzustände können Beruhigungsmittel wie Benzodiazepine helfen. Mittel gegen Ängste werden in rekordverdächtigen Mengen verschrieben. In den frühen Stadien der COVID-19-Pandemie stiegen die Verschreibungen des SSRIs Zoloft (Sertralin) zwischen Februar und März 2020 um mehr als 20 Prozent und führten schließlich zu einer weltweiten Verknappung des Medikaments.[22] Aber auch wenn Medikamente wirksam sein können, gibt es kein Wundermittel, das bei allen Menschen wirkt, und manche Menschen sprechen überhaupt nicht auf sie an. Außerdem schaffen Medikamente wiederum eigene Probleme in Form von Nebenwirkungen und sogar Abhängigkeiten. Obwohl sie ein wichtiges Puzzleteil sein können, darf man keine Zauberpille erwarten, die alle Ängste vollständig heilt, und sie dürfen nur im Rahmen einer ärztlichen oder psychiatrischen Behandlung eingenommen werden.

Viele Angstbetroffene finden auch durch Psychotherapie Linderung. Eine beliebte Therapie gegen Ängste ist die kognitive Verhaltenstherapie (KVT), eine sehr strukturierte Methode, die darauf abzielt, die Denkmuster und Überzeugungen zu ändern, die zu Ängsten führen. Eine Methode der KVT ist die Konfrontationstherapie, bei der sich die Patienten absichtlich einer angstauslösenden Situation aussetzen, um zu erkennen, wann im Gehirn wegen vermeintlicher Bedrohungen Fehlalarm ausgelöst wird. Zwar wird die KVT seit Langem bei Angststörungen eingesetzt, aber die Nachweise über ihre Wirksamkeit sind uneins.[23]

Eine Psychotherapie hat auch nicht die Nebenwirkungen von Angstmedikamenten. Allerdings sind die Kosten einer Privatbehandlung für viele Menschen unbezahlbar, und der zeitliche Aufwand lässt sich nur schwer in einen vollen Terminkalender quetschen. Wer sich für Psychotherapie als Kassenleistung entscheidet, wird es schwer haben, ohne lange Wartezeit einen Therapieplatz zu finden, da nur wenige Therapeuten immer mehr Behandlungsbedürftigen gegenüberstehen. Selbst in großen Ballungsgebieten kann es schwierig sein, eine psychiatrische Praxis zu finden, die noch Patienten aufnimmt, und in vielen ländlichen Gebieten bestehen kaum Therapieangebote. In den USA gibt es Anzeichen dafür, dass die Zukunft besser aussehen könnte, denn die Zahl der Psychotherapeuten in Ausbildung und der jungen Menschen, die sich für therapeutische und psychiatrische Berufe interessieren, steigt.[24] Auch in Deutschland ist die Zahl der Psychotherapeuten zuletzt deutlich angestiegen, dennoch besteht weiterhin Bedarf.[25]

Im Zuge der COVID-19-Pandemie wurde die Telemedizin für mich und andere psychiatrische Fachkräfte zu einem unverzichtbaren Hilfsmittel der Gesundheitsversorgung. Und auch jetzt, wo Präsenztermine wieder möglich sind, bleibt Telemedizin ein gangbarer Weg, der mehr Zugang zur psychotherapeutischen Versorgung schafft. Auch wenn ich meine Patienten lieber persönlich vor mir habe, weisen aktuelle Studienergebnisse keine signifikanten Unterschiede zwischen Praxisbesuch und Fernbehandlung nach.[26] Ein Online-Therapieplatz könnte also für Sie die richtige Lösung sein.

Neben einer Psychotherapie im engeren Sinn gibt es noch viele andere Möglichkeiten, Ängste zu lindern. Nach meiner Krebsdiagnose fand ich Trost darin, einfach spazieren zu gehen und bewusster zu atmen. Ich lenkte meine Gedanken auf das Positive an meiner Lage und mied Nachrichten und andere Außenreize, die mich aller Erfahrung nach in einen Strudel der Angst stürzen konnten. Außerdem praktizierte ich Transzendentale Meditation, was nachweislich Ängste abbauen kann.[27] Ich kam auf das zurück, was mir meine Großeltern an Pranayama-Yoga beigebracht hatten – eben die Atemübungen, die mir vor meinem Treffen mit dem Prince of Wales geholfen hatten.[28] Einige meiner Patienten schwören auf Fitness zur Beruhigung des Geistes, was ebenfalls durch Forschungsergebnisse gestützt wird.[29] Sogar etwas so Simples wie das Wassertrinken hat erwiesenermaßen eine Wirkung.[30]

Ängste können durch die Entdeckung eines neuen Interesses oder einer neuen Leidenschaft verringert werden. Auf meiner Londonreise lernte ich eine Frau kennen, die jahrelang von Angstzuständen und vielen anderen psychischen Problemen so sehr geplagt worden war, dass sie bettlägerig wurde und Medikamente nehmen musste. Zu ihrer Genesung trugen viele Faktoren bei, aber der wichtigste war, dass sie durch einen kostenlosen Kurs, von dem sie durch ein Faltblatt in einer Arztpraxis erfuhr, die bildende Kunst für sich entdeckte. Die schöpferische Arbeit gab ihr die Möglichkeit, ihre tiefsten Gefühle auszudrücken, und dabei konnte sie sich von ihren jahrelangen Angstzuständen erholen. Heute lebt sie ein glückliches, gesundes und angstfreies Leben und hilft anderen durch ihr großartiges Eintreten für die seelische Gesundheit.

Empfohlene Bücher und Apps

Es gibt auch eine große Auswahl an Ressourcen in gedruckter wie digitaler Form, die bei der Bewältigung von Ängsten helfen. Zwei Bücher, die ich empfehle, sind *Selbstvertrauen gewinnen: Die Angst vor der Angst verlieren* von Dr. Susan Jeffers und (auf Englisch) *Life Unlocked* von Dr. Srinivasan Pillay, die beide praktische Ratschläge für den Umgang mit Ängsten enthalten. Unter den Meditations-Apps mag ich Calm (https://www.calm.com) und Headspace (https://www.headspace.com). Reulay (https://www.reulay.com, englischsprachig), wo ich im Beirat sitze, bietet wissenschaftlich fundierte Hilfe bei Angststörungen. CIRCA (https://circa.world/, englischsprachig) ist eine App, die hirnfreundliche Lösungen für Ängste anbietet.

Ganz offensichtlich unternehmen Menschen auf der ganzen Welt die unterschiedlichsten Dinge, um den Fängen der Angst zu entkommen. In einer Umfrage vom Januar 2022 gab ein Viertel der befragten Amerikaner an, für das neue Jahr Vorsätze für ihre seelische Gesundheit gefasst zu haben: zu meditieren, eine Therapie zu beginnen, sich von den sozialen Medien zu lösen, ein Tagebuch zu führen oder eine App für seelische Wellness zu nutzen.[31] Jedes Gehirn ist anders, und ich habe in meiner Arbeit immer wieder festgestellt, dass unterschiedliche Menschen auf unterschiedliche Therapien ansprechen.

All dies sind zwar wichtige Ansätze, um Ängste zu lindern und den Weg zu mehr seelischer Gesundheit einzuschlagen, aber bei der wirksamen und dauerhaften Linderung von Ängsten gibt es immer noch große Herausforderungen. Die meisten klinischen Studien zu Angststörungen ergeben Ansprechraten von 50 bis 60 Prozent und Remissionsraten zwischen 25 und 35 Prozent.[32] Das bedeutet, dass bis zu 75 Prozent aller Menschen, die wegen Angststörungen in Behandlung sind, nie wieder gesund werden. Diese erschreckende Statistik zeigt einerseits, dass Angst ein ernst zu nehmender Gegner ist, sie ist aber auch ein Indiz für etwas anderes: Bei der Behandlung von Angstzuständen wurde bis vor Kurzem nicht berücksichtigt, dass es sich um eine Erkrankung von Körper *und* Seele handelt. Infolgedessen wird in den Behandlungsplänen oft das naheliegendste und wichtigste Instrument zur Verbesserung der seelischen Gesundheit außer Acht gelassen: die Ernährung.

Was die Ernährungspsychiatrie verspricht

Auf eine gute Ernährung zu achten, ist für gesundheitsbewusste Menschen im 21. Jahrhundert sicherlich keine neue Idee. Parallel zur Epidemie der Angststörungen leidet die Welt auch unter epidemischen Gesundheitsproblemen, die auf schlechte Ernährung zurückzuführen sind. Nach Angaben der Weltgesundheitsorganisation sind 650 Millionen Erwachsene, 340 Millionen Jugendliche und 39 Millionen Kinder adipös, sprich fettleibig.[33] Das sind mehr als eine Milliarde Menschen! Nach Angaben des Robert Koch-Instituts (RKI) leiden in Deutschland derzeit allein 13 Millionen Erwachsene an Adipositas;[34] in den Vereinigten Staaten liegt der Anteil insgesamt bei über 40 Prozent, Tendenz steigend. Damit einher geht eine Mehrung der mit Adipositas zusammenhängenden Krankheiten, darunter Herzkrankheit, Schlaganfall und Stoffwechselerkrankungen wie Typ-2-Diabetes.[35] Dabei gibt es eine Schwemme von Ernährungsratgebern und Diäten, sei es zur Gewichtsabnahme, zur Regelung des Cholesterin- und Blutzuckerspiegels oder zu ethischem und nachhaltigem Essen in Zeiten von Klimawandel und Massentierhaltung.

Aber während die Zusammenhänge zwischen der Ernährungsweise und Krankheiten wie Diabetes und Herzkrankheiten schon lange bekannt sind, kommt die Wissenschaft gerade erst dem folgenschweren Umstand auf die Schliche, dass Ernährung und Stoffwechsel auch die seelische Gesundheit beeinflussen.

Vor nicht allzu langer Zeit hätten meine drei Fachrichtungen – Ernährungswissenschaft, Kulinarik und Psychiatrie – als merkwürdige Interessenmischung gegolten. Aber Forschungen der letzten zehn Jahre haben zu der Erkenntnis geführt, dass die beiden Epidemien, die psychische und die körperliche, miteinander verwandt sind. Wie Sie in späteren Kapiteln sehen werden, sind Krankheiten wie Darmdysbiosen, chronische Entzündungen und Stoffwechselkrankheiten oft an der Entstehung von Ängsten beteiligt. Aber auch umgekehrt besteht ein Zusammenhang: Bei fast allen solchen Erkrankungen hat sich gezeigt, dass Ängste die körperlichen Symptome verursachen oder verschlimmern. Das medizinische Forschungsgebiet, das erkundet, wie die Nahrung das Gefühlsleben beeinflusst, wird Ernährungspsychiatrie genannt.

In Teil 1 dieses Buches werden die neuesten Forschungsergebnisse über die Zusammenhänge zwischen Ernährung und Angststörungen gründlich untersucht und erklärt, warum diese Zusammenhänge bestehen und wie der Schaden behoben werden kann. Dieser Stoff mag Ihnen mitunter sehr reichhaltig vorkommen, aber das liegt daran, dass an Angstzuständen so viele verschiedene Körpersysteme beteiligt sind und dass diese Zusammenhänge in den letzten Jahren in unheimlich vielen Studien entschlüsselt wurden. Ich verspreche Ihnen, dass Ihre angstlösenden Mahlzeiten umso köstlicher sein werden, je besser Sie die Wissenschaft dahinter kennen! Im zweiten Kapitel machen Sie sich mit der Beziehung zwischen Darm und Gehirn vertraut und erfahren, warum die Billionen von Bakterien, die im Darm leben, so wichtig für die Beherrschung von Ängsten sind. Das dritte Kapitel befasst sich damit, wie in die Beziehung zwischen Darm und Psyche auch das Immunsystem hineinspielt, da in der Darmschleimhaut viele Immunprozesse ablaufen. Im vierten Kapitel erfahren Sie, wie schlechte Ernährung zu chronischen Entzündungen im Körper und im Gehirn beiträgt, die Angstzustände verschlimmern können. Im fünften Kapitel geht es darum, wie ein Stoff namens Leptin den Appetit reguliert und die Reaktion auf Angstzustände beeinflusst. Das sechste Kapitel untersucht den Zusammenhang zwischen Stoffwechsel und Psyche und stellt fest, dass Ängste sowohl ein Nebenprodukt als auch eine Ursache der Stoffwechselstörungen sind, die zu den größten Gesundheitsrisiken der modernen Welt zählen.

Nachdem die verschiedenen Prozesse erklärt wurden, durch die sich die Ernährung auf Angststörungen auswirkt, lernen Sie nun, Essgewohnheiten zu entwickeln, die dem Körper die richtigen Mittel zur Angstbewältigung zur Verfügung stellen. In Teil 2 werden verschiedene Makronährstoffe, Mikronährstoffe, Bioaktivstoffe und sekundäre Pflanzenstoffe vorgestellt, die Ängste lindern können. Sie entwickeln Einkaufsgewohnheiten, welche die Hirngesundheit begünstigen und es Ihnen erleichtern, gefährdende Lebensmittel zu meiden. In Teil 3 bekommen Sie die Gelegenheit, mithilfe des gewonnenen Wissens einen Ernährungsplan zu erstellen, der Ihnen hilft, angstlösende Lebensmittel zu priorisieren. Zu guter Letzt habe ich eine Reihe von Rezepten entwickelt, in die meine Kenntnisse als Profiköchin und meine Erfahrung als Ärztin eingeflossen sind, damit Sie sich köstliche, alltagstaugliche Mahlzeiten gegen Ihre Ängste zubereiten können.

Bei der Erkundung von Zusammenhängen zwischen Ernährung und Ängsten erfahren Sie den jüngsten Stand der Forschung und bewegen sich auf faszinierendem medizinischen Neuland. Aber aus all dem sollten Sie vor allem eines mitnehmen: Wenn Sie durch Essen zu innerer Gelassenheit finden, machen Sie sich die Wirkmacht eines Grundelements des menschlichen Lebens zunutze. Sie *müssen* essen, um zu überleben; um diese einfache Tatsache kommen Sie nicht herum. Deshalb kann ich Ihnen nur raten, Ihre Ernährungsweise gut zu durchdenken und auf gesunde, vollwertige Lebensmittel mit einem ausgewogenen Verhältnis von Makro- und Mikronährstoffen zu setzen, die Sie körperlich und geistig aufblühen lassen.

Lernen Sie nun als Erstes die Grundlagen des wichtigsten Zusammenspiels zwischen Kopf und Körper kennen: die Beziehung zwischen Hirn und Darm.

2. Kapitel: Bauchgefühle

Im 4. Jahrhundert v. Chr. vertrat Hippokrates, der Vater der modernen Medizin, die weitsichtige Meinung, dass »eine schlechte Verdauung die Wurzel allen Übels ist« und dass »der Tod in den Eingeweiden sitzt«.[1]

Im 17. Jahrhundert machte der niederländische Wissenschaftler Antoni van Leeuwenhoek an vom eigenen Körper entnommenen Proben, mithilfe von selbst gebauten einfachen Mikroskopen, die ersten Beobachtungen von Bakterien. Er beschrieb seine bemerkenswerte Entdeckung mit den Worten: »Ich sah dann beinahe immer mit großem Erstaunen, dass sich in der besagten Materie viele winzige lebende Tierchen befanden, die sich sehr hübsch bewegten.«[2]

Im 19. Jahrhundert glaubte der Zoologe Élie Metchnikoff, dass die Bakterien in fermentierter Milch gegen die »Autointoxikation« helfen könnten, womit eine Vielzahl von Symptomen von Erschöpfung bis Melancholie gemeint war. Seine Theorie, dass der Verzehr von Joghurt die Alterung hinauszögern und die Gesundheit verbessern könne, war seinerzeit populär, geriet aber bald für über hundert Jahre in Vergessenheit.[3]

Seit dem späten 20. Jahrhundert greift die moderne medizinische Forschung diese grundlegenden Ideen wieder auf und macht sich ein umfassendes Bild von dem unglaublichen Einfluss, den winzige Bakterien auf einen so großen und komplexen Organismus wie den Menschen ausüben. Hippokrates hatte recht damit, dass der Verdauungstrakt den Rest des Körpers stark beeinflusst – wobei ich vermute, dass sogar er überrascht gewesen wäre, wie sehr der Darm unser Denken und Fühlen prägt. Van Leeuwenhoeks Entdeckungen halfen uns, Gefahr und Nutzen der mikroskopischen Organismen zu verstehen, die unseren Körper besiedeln. Metchnikoffs Vermutungen über Joghurt führten zu der Idee, dass der Verzehr von Lebensmitteln, die das Bakterienwachstum fördern, die Darmgesundheit verbessern kann, und begründeten die moderne Verwendung von Probiotika.

Im Jahr 2001 schließlich benutzte der Nobelpreisträger Joshua Lederberg erstmals den Begriff »Mikrobiom«, um die Vielzahl der Mikroorganismen zu bezeichnen, die in unserem Körper leben.[4] In den folgenden Jahrzehnten hat die medizinische Forschung nachgewiesen, dass ein gesundes Gehirn auf einen gesunden Darm und ein gesunder Darm auf ein gesundes Mikrobiom angewiesen ist.

Um diese Ideen besser zu verstehen, erfahren Sie nun Näheres über die verschiedenen Beziehungen zwischen Darm und Gehirn und werfen dann einen genaueren Blick auf die Wirkweise des Mikrobioms.

Beziehungen zwischen Darm und Hirn

Bekanntermaßen beschrieb Platon Verstand und Gefühl als zwei Pferde, die uns in entgegengesetzte Richtungen ziehen. So entstand die Vorstellung, dass das menschliche Urteilsvermögen ein Tauziehen zwischen dem rationalen »Kopf« und dem leidenschaftlichen »Herzen« ist. Dieser Gegensatz wurde von aufklärerischen Denkern wie Thomas Jefferson weiterentwickelt, der in einem Liebesbrief von 1786 einen Dialog zwischen seinem Kopf und seinem Herzen wiedergibt.[5] Auch heute noch wird häufig die Idee eines Kampfes zwischen Kopf und Herz beschworen. Neben Kopf und Herz gibt es noch eine weitere Körperregion, die mit Gedanken und Gefühlen in Verbindung gebracht wird: den Bauch. Im allgemeinen Sprachgebrauch ist der Bauch die eigentliche Wurzel unseres Wesens, der Knotenpunkt von allem, was wir *ahnen*. Wer seiner Intuition folgt, handelt »aus dem Bauch heraus«. Offenbar haben wir ein Gespür dafür, wie wichtig der Bauch für die Entwicklung und den Ausdruck von Emotionen ist, auch wenn die medizinische Lehrmeinung den Bauch bis vor Kurzem nicht als Dreh- und Angelpunkt der psychischen Gesundheit verstanden hat.

Natürlich machen detailliertere und konkretere physiologische Erkenntnisse die Grenzen dieser Metaphern deutlich. Wir wissen, dass unser Gehirn die gesamte Bandbreite an Emotionen verarbeitet und nicht nur kalte, berechnende, rationale Gedanken. Unser Herz ist viel zu sehr mit dem Pumpen von Blut beschäftigt, um tatsächlich das anatomische Zentrum von Gefühlen und Begierden zu sein. Und unser Gedärm besitzt an sich nicht die Fähigkeit, Entschlüsse zu fassen und Probleme zu lösen. Dennoch hat die moderne Wissenschaft nachgewiesen, dass der Darm eine wichtige Rolle bei der Regulierung von Emotionen spielt und dass Störungen im Darm zu psychischen Problemen führen können – auch zu Angstzuständen.

Im Laufe meiner ärztlichen Tätigkeit habe ich festgestellt, dass es Patienten oft schwerfällt, die Bedeutung des Darms für die Psyche zu verinnerlichen. Auch mir erscheint es widersinnig, dass zwei so weit voneinander entfernte Organsysteme so eng miteinander verbunden sind. Vermutlich sträubt man sich auch zu glauben, dass der bescheidene Darm, der die Nährstoffe vom Unrat abscheidet und damit schmutzige Arbeit verrichtet, einen Einfluss haben könnte auf die erhabene Fähigkeit des Geistes, die Welt um uns herum zu verstehen. Ich möchte mit der Vorstellung aufräumen, der Darm sei nur eine schmierige Kraftstoffraffinerie. Stattdessen zeichne ich ihn als eine geschäftige Stadt, deren Bewohner – lauter hilfreiche Bakterien – wichtige Arbeit leisten, damit das Verdauungs-, Immun- und Nervensystem reibungslos funktionieren.

Wir dürfen nicht vergessen, dass Darm und Gehirn nicht von Beginn an zwei verschiedene Organsysteme sind. Ob im Mutterleib oder im Reagenzglas, man beginnt als Zygote, die aus der Vereinigung von Spermium und Eizelle entsteht. Aus dieser Zygote wachsen Billionen kleiner Zellen und bilden einzelne Körperteile aus, vom größten Organ, der Haut, bis hin zu den winzigsten Strukturen im wunderbaren Gehirn. Das zentrale Nervensystem (ZNS), das aus Gehirn und Rückenmark besteht, wird von speziellen Zellen gebildet, den sogenannten Neuralleistenzellen. Diese Zellen wandern durch den sich entwickelnden Embryo, vor allem dorthin, wo später der Darm entsteht, und bilden das sogenannte enterische Nervensystem (ENS), ein Netz aus Nerven, die den Magen-Darm-Trakt steuern. Das ENS umfasst zwischen 100 und 500 Millionen Neuronen und ist damit der größte Verbund von Nervenzellen im Körper – größer noch als das Gehirn. Deshalb nennen manche Fachleute den Darm auch »das zweite Gehirn«.

Das ENS gilt als Teil des ANS (autonomes Nervensystem), das eine wichtige Rolle bei der Stressreaktion spielt und eine Reihe von unwillkürlichen Körperfunktionen wie Herzschlag, Atmung und Pupillenweitung steuert. Das ENS ist vom ZNS getrennt und kann ohne direkten Input vom Gehirn funktionieren. Dass die beiden voneinander unabhängig sind, bedeutet jedoch nicht, dass sie nicht miteinander kommunizieren. Sie stehen sogar in engem Kontakt und schicken fast ständig Nachrichten hin und her, wie Teenager, die am Handy kleben und sich über jedes noch so kleine Tagesereignis austauschen. Der wichtigste Kanal für diese Benachrichtigungen ist der Vagusnerv, der wegen seiner großen Verzweigtheit auch »Wandernerv« genannt wird. Der Vagusnerv verbindet das Stammhirn mit der Darmwand und stellt so eine physische Verbindung zwischen Verdauungstrakt und ZNS her. Zusammen mit kleineren Nerven, den sogenannten Rückenmarksnerven, bildet der Vagusnerv einen Kanal für Nervenimpulse, die wichtige Informationen hin und her transportieren. Über den Blutkreislauf können außerdem Hormone, Neurotransmitter, Entzündungsmarker und Immunsignale zwischen Darm und Gehirn übertragen werden, was weitere Möglichkeiten der Kommunikation und Koordination eröffnet.[6]

Warum müssen der Darm und das Gehirn miteinander reden? Bei ihrer Kommunikation geht es größtenteils darum, die Verdauung zu überwachen, den Appetit zu regulieren, die aufgenommene Nahrung zu registrieren und Nährstoffe in Brennstoffe umzuwandeln. Aber Darm und Gehirn kommunizieren auch über die Stimmungslage. Sie kennen wahrscheinlich das unangenehme Magengrummeln bei Stress oder das beunruhigende Gefühl von »Schmetterlingen im Bauch« bei Aufregung. Beides sind Beispiele dafür, wie Darm und Gehirn über den Vagusnerv miteinander verbunden sind und Einigkeit zwischen ZNS und Verdauungstrakt herstellen.

Eine kleine nervöse Magenverstimmung ist kein Grund zur Sorge, aber zwischen ernsteren Verdauungsschwierigkeiten und psychischen Problemen bestehen eindeutige Zusammenhänge. So wird zum Beispiel das Reizdarmsyndrom (RDS) oft mit Angststörungen oder Depressionen in Verbindung gebracht. Man könnte meinen, dass das Reizdarmsyndrom Ängste verursacht, weil man ständig Angst hat, der Darm könne sich an Orten leeren wollen, wo eine Toilette nicht leicht zu erreichen ist. Tatsächlich haben Wissenschaftlerinnen und Wissenschaftler aber das Umgekehrte beobachtet: Ängste sind oft die Ursache für das RDS, und das RDS lässt sich mit Psychotherapie und Psychopharmaka wie SSRIs behandeln.[7] Angstzustände können auch andere ernste Verdauungsstörungen verschlimmern, beispielsweise Sodbrennen[8] oder Magengeschwüre[9].

Offensichtlich sind Darm und Gehirn physiologisch eng miteinander verwoben und unterstützen einander bei den lebenserhaltenden Aufgaben, die für das Wohlbefinden und die Gesundheit notwendig sind. Aber wie ich bereits angedeutet habe, gibt es noch einen dritten wichtigen Akteur in dieser Dynamik. Um die Beziehung zwischen Darm und Gehirn besser zu verstehen, müssen wir mehr über die Rolle des Darmmikrobioms erfahren.

Das Darmmikrobiom

Der wichtigste Part der Darm-Hirn-Beziehung ist gar kein Teil des Körpers selbst, sondern ein ganz eigener Organismus. Genauer gesagt, sind es *Billionen* anderer Lebewesen, nämlich Bakterien, die mitsamt ihrem genetischen Material das Darmmikrobiom bilden. Wir Menschen sind Superorganismen, die sowohl aus eigenen menschlichen Zellen als auch aus den Zellen unseres Mikrobioms bestehen. Beide Systeme müssen eine harmonische Symbiose bilden, um zu überleben. Um Walt Whitmans Gedicht »Gesang von mir selbst« zu paraphrasieren: Ja, Sie enthalten Massen – an Bakterien.

Übrigens beschränkt sich das Mikrobiom nicht nur auf den Verdauungstrakt und besteht auch nicht nur aus Bakterien. Zum Mikrobiom gehören auch Viren, Pilze, Protozoen und Archaeen, die im Darm, aber auch auf der Haut, im Mund, in den Nasengängen und im Urogenitaltrakt leben. Überall im Körper spielen diese Mikroorganismen eine Rolle bei wichtigen Körperfunktionen. Die Zahl der Mikroben in Ihnen ist zehnmal größer als die Ihrer menschlichen Zellen und kann mehr als tausend verschiedene Arten umfassen.[10] Darin enthalten sind zwischen zwei und 20 Millionen Gene, während das menschliche Genom nur 20 000 bis 25 000 Gene zählt. Mit anderen Worten: Das Mikrobiom macht bis zu 99,9 Prozent des genetischen Materials im menschlichen Körper aus.[11] Nimmt man die schiere Anzahl und Vielfalt der im Körper lebenden Mikroben mit in den Blick, ist es schwer zu glauben, sie könnten *keinen* großen Einfluss auf den Gesundheitszustand haben.

Zu Beginn dieses Kapitels haben wir einen Blick auf die wissenschaftshistorischen Meilensteine geworfen, dank derer wir heute die Bedeutung des Mikrobioms verstehen. Wissenschaftler haben schon lange die Rolle des Darms für die Gesundheit und die Rolle der Bakterien überall in der Natur untersucht. Doch seit Joshua Lederberg im Jahr 2001 den Begriff »Mikrobiom« prägte, hat sich die Forschung zur Rolle des Mikrobioms im menschlichen Körper explosionsartig entwickelt. Im Jahr 2007 starteten die National Institutes of Health das Human Microbiome Project.[12] Das Hauptziel der ersten Phase dieses Projekts war es, das Genom aller im menschlichen Körper lebenden Mikroben zu analysieren. Nachdem die Forschung festgestellt hatte, welche Mikroben vorhanden waren, ging das Human Microbiome Project 2014 in seine zweite Phase über, in der es darum ging, ihre Funktionsweise und ihr Agieren zu verstehen.

Dank des Humane Microbiome Project – und ähnlicher Unterfangen in Großbritannien und Europa – verstehen wir immer besser, welche verschiedenen Aufgaben das Darmmikrobiom erfüllt. Neben vielen anderen Funktionen bauen die Darmmikroben Nährstoffe in der Nahrung mit ab, produzieren Vitamine und andere Hilfsstoffe, modulieren Nervensystem und die Hormonreaktionen und unterstützen die Entgiftung im Körper. Sie können unsere Reaktion auf bestimmte Medikamente steuern und beeinflussen und trainieren das Immunsystem, indem sie bei der Bekämpfung gefährlicher Krankheitserreger mithelfen (über die Rolle des Mikrobioms im Immunsystem erfahren Sie im dritten Kapitel mehr). Störungen im Darmmikrobiom werden mit allerlei Krankheiten in Verbindung gebracht, vom bereits erwähnten Reizdarmsyndrom über Asthma, Hautkrankheiten wie Ekzeme, Arthritis, Typ-2-Diabetes, Herz-Kreislauf-Erkrankungen und Autoimmunerkrankungen bis hin zu Alzheimer.[13] Vor allem aber ist das Darmmikrobiom wichtig für die seelische Gesundheit, denn es versorgt uns mit Chemikalien, die unter anderem Angststörungen abwehren können.

Das veränderliche Mikrobiom

Angesichts der wichtigen Aufgaben des Mikrobioms könnte man meinen, dass die Zusammensetzung der Bakterien im Körper sorgfältig geplant und fein kalibriert ist und ein exaktes Rezept für perfekte Gesundheit darstellt. Leider ist das nicht so einfach. Zusammensetzung und Verhältnis der verschiedenen Mikrobenarten im Darm sind erstaunlich individuell: Während zwei Menschen 99,9 Prozent des Genoms gemeinsam haben, kann sich die Zusammensetzung ihres Darmmikrobioms um bis zu 90 Prozent unterscheiden.[14] Das bedeutet, dass das Mikrobiom, ähnlich wie unser Fingerabdruck, sehr individuell ist. Was bei einer Person gesund und ausgewogen ist, kann bei einer anderen völlig anders aussehen.

Außerdem ist die Zusammensetzung des Mikrobioms nicht statisch. Es reagiert und verändert sich ständig, was man »mikrobielle Sukzession« nennt. Einige dieser Veränderungen finden innerhalb kurzer Zeiträume statt. So verändert sich das Mikrobiom beim Wechsel vom Tag zur Nacht mit dem Schlaf-Wach-Rhythmus, der inneren Uhr. Andere Veränderungen vollziehen sich über die gesamte Lebensspanne hinweg, sodass von der Geburt über Kindheit und Erwachsenenzeit bis ins hohe Alter unterschiedliche Mikrobiom-Muster zu beobachten sind. Auch Umweltfaktoren können das Mikrobiom verändern. So können zum Beispiel Antibiotika bestimmte Bakterienstämme abtöten und andere gedeihen lassen, was zu Störungen im Darm führt. Ein solches Ungleichgewicht in der Zusammensetzung der Darmbakterien wird als Darmdysbiose bezeichnet, und wir werden noch sehen, wie viele negative gesundheitliche Folgen dies haben kann.

Der wichtigste Umweltfaktor für ein gesundes Darmmikrobiom – und der, auf den Sie den größten Einfluss haben – ist Ihre Ernährung. Alles, was Sie essen, hat eine starke Wirkung auf das Gleichgewicht Ihrer Darmmikroben, denn Ihre Nahrung ist auch die Nahrung Ihres Mikrobioms. Sie haben sicher gehört, dass schwangere Mütter »für zwei« essen, aber eigentlich isst jeder Mensch auf der Welt immer für Billionen. Und da von unterschiedlichen Nährstoffen unterschiedliche Bakterientypen groß werden, können Veränderungen in der Nahrungszufuhr zu großen Schwankungen in den Bakterienpopulationen führen. Wichtig ist daher, dass Sie Ihr Mikrobiom so ernähren, dass hilfreiche Bakterien gepäppelt und schädliche vergrämt werden.

Ein Beispiel dafür, wie die Ernährungsweise das Darmmikrobiom prägt, ist das Volk der Hadza in Tansania, das Gegenstand einer bahnbrechenden Studie einer Gruppe von Mikrobiologen aus Stanford war.[15] Die Hadza sind Jäger und Sammler, die sich in der Regenzeit ganz anders ernähren als in der Trockenzeit. Die Forscher untersuchten ein Jahr lang Stuhlproben der Hadza und fanden heraus, dass die Zusammensetzung des Mikrobioms mit der Ernährungsweise schwankte. In der Regenzeit, wenn die Nahrung der

Hadza reich an Honig und Beeren war, war das Mikrobiom robust und vielfältig. In der Trockenzeit, als sie mehr Fleisch aßen und sich weniger abwechslungsreich ernährten, wiesen ihre Darmmikroben weniger Vielfalt auf. In der Regenzeit erholten sich die Mikrobiome und nahmen wieder ihren vorherigen Zustand an.

Das Beispiel der Hadza geht auch diejenigen unter uns etwas an, die nicht die saisonale Kost eines Naturvolks essen. Wenn Sie sich um Ihr Darmmikrobiom kümmern, kümmert es sich auch um Sie. Der Verzehr von Nahrungsmitteln, die ein gesundes Bakterienwachstum fördern, ist entscheidend für Ihr Wohlbefinden. Eine schlechte Ernährung kann dagegen alles durcheinanderbringen. In Teil 2 und Teil 3 dieses Buches erfahren Sie mehr über die Ernährungsweise im Allgemeinen und einzelne Nahrungsmittel, welche die Darmgesundheit fördern. Zunächst ist nur wichtig zu wissen, dass die Erhaltung eines gesunden Darmmikrobioms Arbeit erfordert. Ich möchte Sie ermutigen, Ihre Mikroorganismen als etwas zu betrachten, um das Sie sich jeden Tag kümmern müssen, so wie Sie sich die Zähne putzen oder duschen. Das kann bedeuten, dass Sie probiotische Lebensmittel wie Naturjoghurt essen, die lebende, gesunde Bakterien enthalten und damit Ihr bestehendes Darmmikrobiom stärken; dass Sie präbiotische Lebensmittel wie Zwiebeln, Lauch und Knoblauch verspeisen, die den guten Bakterien Nahrung bieten; oder dass Sie einfach auf Dinge wie Zucker verzichten, welche die schlechten Bakterien sprießen lassen. Wenn Sie die Mikrobiompflege in Ihren Alltag einbauen, tun Sie schon einiges für Ihr seelisches Wohlbefinden. Für die Gesundung meiner Patienten ist dies ein sehr wichtiger Faktor. Ich freue mich immer, wenn sie diese Zusammenhänge erkennen und ihr Essverhalten anpassen, um ihre Darmgesundheit zu fördern.

Eine bidirektionale Beziehung

Die wechselseitige Kommunikation zwischen Darm und Gehirn bedeutet, dass sich Probleme in einem Bereich auf den anderen auswirken können. Genauso wie eine ungesunde Ernährung das Darmmikrobiom aus dem Gleichgewicht bringen und damit auch die seelische Gesundheit beeinträchtigen kann, können psychische Belastungen wie Angstzustände auch

Störungen im Mikrobiom verursachen. Viele der Erkenntnisse über den Einfluss der Stimmung auf den Darm stammen aus Studien über das Reizdarmsyndrom. So wurde eindeutig festgestellt, dass Menschen, die unter Ängsten und Depressionen leiden, eher an RDS erkranken. Aber man muss kein RDS entwickeln, um an einer Störung des Mikrobioms zu leiden. Studien haben ergeben, dass schon eine zweistündige Stresssituation zu erheblichen Veränderungen der bakteriellen Verhältnisse im Darm führen kann.[16]

Sind Darm und Hirn gesund, fördert das ausgewogene Mikrobiom die seelische Gesundheit, die dann wiederum das Mikrobiom stärkt. Bei einer ungesunden Ernährung und einem angstgeplagten Gehirn schafft das unausgewogene Mikrobiom jedoch weitere Probleme im Gehirn, was wiederum das Mikrobiom aus dem Gleichgewicht bringen kann. Diese bidirektionale Beziehung führt oft dazu, dass sich Patienten entmutigt und überfordert fühlen, weil sie nicht wissen, wo der Teufelskreis von Ernährung und psychischen Problemen beginnt und endet. Aber ehe Sie vor Verwirrung aufgeben, möchte ich Sie ermutigen, dies als befreiend zu betrachten. Wenn Sie wissen, wie Sie sich zugunsten der Psyche ernähren können, besonders bei einer Angststörung, ist das so, als hätten Sie in einem Test immer die richtige Antwort parat: Egal, wo das Problem liegt, die Lösung ist immer eine Ernährungsweise, die reich an gehirngesunden Nahrungsmitteln wie Beeren, Lachs und Olivenöl ist.

Um besser zu verstehen, wie Störungen im Darmmikrobiom Ängste verschlimmern können, stelle ich Ihnen eine ehemalige Patientin von mir vor, die merkte, dass fehlgeleitete Ernährungsumstellungen zu einer Zunahme der Angstgefühle geführt hatten.

Der ängstliche Darm

Tilo war eine Frau mittleren Alters, die lange Zeit ihres Lebens Gewichtsprobleme hatte. Etwa ein Jahr bevor sie zu mir kam, nahm sie an einer Abnehmgruppe teil und stellte fest, dass die Unterstützung von Freundinnen und Kolleginnen ihr beim Abnehmen half. Sie verlor relativ schnell fast neun Kilogramm und fühlte sich emotional und körperlich besser. Mit der Gewichtsabnahme verschwanden ihre hartnäckigen Rücken- und

Knieschmerzen, sodass sie nur noch selten die rezeptfreien Medikamente brauchte, die sie dagegen eingenommen hatte. Zumindest eine kurze Zeit lang fühlte sie sich großartig.

Leider kamen nach der anfänglichen Freude über die Gewichtsabnahme Angstgefühle auf. Als Tilo zu mir kam, um ihre Psyche wieder ins Lot zu bringen, glaubte sie, dass ihre Ängste mit der ins Stocken geratenen Gewichtsabnahme zusammenhingen. Nach den ersten neun Kilogramm gelang es ihr nicht, auch noch die letzten zweieinhalb bis zu ihrem Zielgewicht abzunehmen, und sie war frustriert über den ausbleibenden Erfolg. Jeden Morgen wachte sie erneut mit Angstgefühlen und Herzrasen auf, weil sie wusste, dass sie den Tag nicht ohne einen Blick auf die Waage und Ärger über die hartnäckigen Pfunde überstehen würde. Zuerst dachte sie, sie würde aus lauter Angst naschen und sich dadurch am Abnehmen hindern, aber tatsächlich achtete sie sehr gewissenhaft auf ihre Nahrungsaufnahme. Auf dem Weg zur Arbeit ging sie im Kopf noch einmal durch, welchen Mittagsproviant sie dabeihatte, um bloß nicht zu viel zu essen oder sich bei den Kalorien zu verrechnen. Als ich Tilo kennenlernte, wurde mir klar, dass sie schon vor ihrer Gewichtsreduktion eine leichte Angststörung gehabt hatte, die sie aber durch Zumba- und Hip-Hop-Kurse unter Kontrolle behielt. Aber jetzt fühlte sie sich rastlos, schlief schlecht und bekam ihre Ängste mit den gewohnten Strategien nicht mehr in den Griff.

Im Gespräch über ihre Ernährungsgewohnheiten merkte ich, dass sie ein besonderes Problem mit Zucker hatte. Ihr war klar, dass ihr hoher Zuckerkonsum ein Problem darstellte, und sie hatte sich bemüht, ihn im Rahmen ihres Abnehmprogramms mittels Kalorienzählung zu reduzieren. Sie nahm die empfohlene Tagesmenge an Kalorien zu sich und achtete auf ihre Mikro- und Makronährstoffe. Aber bei einem näheren Blick auf ihren Speiseplan stellte ich fest, dass sie immer noch verschiedene Leckereien mit raffiniertem Zucker genoss, die in ihrer Diät erlaubt waren, weil ihr niedriger Kaloriengehalt ins Punktesystem des Programms passte. Einige waren mit Agavendicksaft oder Rübensirup gesüßt, also mit Süßstoffen, die gesund und natürlich klingen. Aber Zucker bleibt auch unter anderem Namen Zucker! Auf Lebensmitteletiketten taucht Zucker mit mehr als 260 Bezeichnungen auf, aber der Körper macht bei solchen Marketingtricks keinen Unterschied.[17] Die im Diätplan empfohlenen Süßigkeiten waren mit kalorienarmen Süßungsmitteln wie Sucralose (erhältlich unter dem Handelsnamen Splenda) gesüßt – aber leider sind diese auch dafür bekannt, dass sie eine Darmdysbiose begünstigen können.

Ich riet ihr, eine Woche lang auf alle Zuckerarten und künstlichen Süßstoffe zu verzichten, egal, ob sie in ihrer Diät erlaubt waren oder nicht. Das fiel ihr zwar schwer, aber sie aß dafür Blaubeeren in kleinen Portionen und probiotischen Naturjoghurt mit Zimt und Nussbutter, um ihre Naschlust zu stillen und Zuckerentzugssymptome zu vermeiden. Mit der Zeit kamen nach und nach kleine Portionen Fruchtsorbet hinzu, aber raffinierten Zucker ließ sie weiterhin weg, und wir tauschten sogar ihr Ketchup und ihr Salatdressing aus. Sie trank nun stilles Wasser mit einem Spritzer Zitronensaft statt des kalorienarmen Drinks mit künstlichen Süßstoffen, den ihre Diät erlaubt hatte.

Tilos Ängste ließen schon in der ersten Woche nach der Ernährungsumstellung nach, und in den folgenden Wochen begann sich auch der Zeiger auf der Waage wieder zu bewegen. Sie meinte, es käme ihr so vor, als hätte ich ihr ein Medikament gegen Angstzustände verschrieben. Dabei hatte ich ihr nur beigebracht, sich den Einfluss ihrer Ernährungsgewohnheiten auf ihre Angstzustände bewusst zu machen, und ihr Möglichkeiten gezeigt, wie sie ihre Lust auf Süßes befriedigen konnte, ohne sich die seelische Gesundheit zu ruinieren.

Wenn Sie vermuten, dass Tilos Problem im Darm wurzelt, liegen Sie richtig. Aber was genau war da los? Wenn ihre Ernährung vor der Diät schon sehr zuckerhaltig war, warum verschlimmerten sich dann ihre Angstzustände, als sie den Zuckerkonsum einschränkte, wenn auch nicht ganz einstellte? Die Antwort ist kompliziert, aber sie hat mit Veränderungen im Darmmikrobiom zu tun.

Viele Studien belegen einen Zusammenhang zwischen Zuckerkonsum und Angstzuständen,[18] und Zucker ist auch ein Hauptverursacher für Störungen des Mikrobioms, da er eine Umgebung schafft, in der die guten Bakterien von schlechten verdrängt werden. Ich vermute, dass dies der Grund für die leichten Angstzustände war, die Tilo schon vor der Diät hatte, und die sie durch Bewegung im Zaum hielt. Aber als sie ihre Ernährung umstellte und den Zucker größtenteils durch kalorienarme Ersatzstoffe ersetzte, kippte ihr Darmmikrobiom weiter. Dass Süßstoffe wie Sucralose süß schmecken, ohne Kalorien zu liefern, liegt daran, dass der Darm den darin gebundenen Zucker nicht aufnehmen kann. Die Geschmacksknospen registrieren die Süße, aber der Rest des Körpers nicht, sodass man die Naschlust befriedigen kann, ohne Pfunde zuzulegen. Aber dass *der Körper* diese Zuckerart nicht verwerten kann, heißt nicht, dass die Darmmikroben das nicht können. Genauso wie ein Pferd Gras verdauen kann, das unser Körper nicht verstoffwechseln würde, gedeihen manche Bakterien mit Futter aus Süßstoffen, die unser Körper einfach durchwinkt. Wenn diese Zuckerarten nicht vom Dick- und Dünndarm absorbiert werden, bleibt umso mehr übrig, woran sich die Darmbakterien laben können.[19] In Tilos Fall bedeutete das eine Überbesiedelung mit schädlichen Bakterien, die sich in verstärkten Angstzuständen äußerte und durch Einschränkung von Zucker *und* Süßstoffen behoben werden musste.

Tilos Geschichte ist ein gutes Beispiel dafür, dass schlanker werden und gesund sein nicht unbedingt dasselbe sind. Gewicht zu verlieren war zwar gut für sie, aber ihre ungesunden Ernährungsgewohnheiten führten zu Störungen im Darmmikrobiom und folglich zu verstärkten Ängsten. Durch die Umstellung auf Vollwertkost mit wenig Zucker und ohne künstliche Süßstoffe konnte sie mehr Gewicht verlieren und gleichzeitig die Schäden an ihrer Psyche beheben und dafür sorgen, dass im Darm die richtigen Bedingungen für ein angstfreies Leben herrschten.

Eine Fabrik für Botenstoffe

Inzwischen wissen wir, dass das Darmmikrobiom eine Schlüsselrolle bei Angststörungen spielt. Aber *warum* ist das so? Was *machen* die Darmmikroben eigentlich, um Veränderungen im Gehirn zu bewirken?

Eine der wichtigsten Aufgaben des Darmmikrobioms ist es, bei der Produktion von Neurotransmittern zu helfen, also von chemischen Stoffen, die Botschaften zwischen den Nervenzellen übertragen. Neurotransmitter sind für allerlei Körperfunktionen unerlässlich, unter anderem für Bewegungen und Organprozesse wie den Herzschlag. Aber besonders wichtig sind sie für die Wahrnehmung und die Stimmung. Botenstoffe wie Serotonin, Dopamin und Gamma-Aminobuttersäure (GABA) sind allesamt wichtig für die Regulierung der Gehirnfunktion, und ein Ungleichgewicht zwischen ihnen ist ein wichtiger Faktor bei etlichen psychischen Störungen, auch bei Depressionen und Angstzuständen. Bei der Produktion dieser Neurotransmitter spielen die Darmbakterien eine wichtige Rolle. Beim Zersetzen oder Verstoffwechseln ihrer Nahrung bilden sie sogenannte Metaboliten, das sind Stoffe, welche die Produktion von Neurotransmittern beeinflussen. Viele dieser Stoffwechselprodukte sind Neurotransmitter-Vorläufer, also Bausteine, die der Körper zu vollständigen Neurotransmitter-Molekülen zusammensetzen kann. Andere helfen dem Körper, mehr Neurotransmitter zu produzieren und zu entscheiden, wann er sie freisetzen muss.

Ein Großteil dieser Neurotransmittersynthese findet lokal im Darm statt, wo Neurotransmitter dem ENS bei der Regulierung der Verdauungsprozesse helfen. Die wichtigsten Neurotransmitter befinden sich jedoch im Gehirn, und dort kann eine Störung des chemischen Gleichgewichts zu Angstzuständen führen. Das Hirn wird nicht einfach dadurch mit Neurotransmittern versorgt, dass sie im Darm hergestellt und dann ins Gehirn verbracht werden. Aus Sicherheitsgründen ist das Gehirn nämlich durch ein kompliziertes Schutzsystem, die Blut-Hirn-Schranke, vom Blutkreislauf abgeschottet.[20] Neurotransmitter können die Blut-Hirn-Schranke nicht überwinden, aber ihre Vorläufer schon. Die von den Darmbakterien hergestellten Vorprodukte werden also über den Blutkreislauf durch die Blut-Hirn-Schranke hindurch ins Gehirn geliefert, wo sie dann zu den Neurotransmittern montiert werden, die das Gefühlsleben steuern.[21]

Ein Beispiel ist das Serotonin. Serotonin ist ein inhibitorischer Neurotransmitter, das heißt, es beruhigt die Nervenzellen, wenn sie in Panik sind. Serotonin gilt als eine der wichtigsten Gehirnchemikalien, wenn es um Ängste geht. Die am häufigsten verschriebenen Medikamente zur Bekämpfung von Angst und Depression sind sogenannte SSRIs *(selective serotonin reuptake inhibitors)*, die den Serotoninspiegel im Gehirn erhöhen. Serotonin hat dort zwar einen starken Einfluss auf die Stimmung und die Emotionen, aber 95 Prozent des körpereigenen Serotonins werden im Darm produziert, und der größte Teil davon verbleibt im Verdauungstrakt, um dem ENS bei der Regulierung der Verdauung zu helfen.[22] Nur 1 bis 2 Prozent des körpereigenen Serotonins werden im Gehirn hergestellt. Der Vorläufer von Serotonin ist die Aminosäure Tryptophan, die mit der Nahrung aufgenommen wird und beispielsweise in Geflügel und Kichererbsen enthalten ist (weitere Quellen für Tryptophan werden im siebten Kapitel behandelt). Der Körper ist darauf angewiesen, dass die Darmbakterien das Tryptophan aus der Nahrung verstoffwechseln. Dabei entstehen vielerlei Stoffwechselprodukte, und zahlreiche komplizierte Prozesse kommen in Gang, die zur Serotoninsynthese im Darm und im Gehirn führen. Jeder Schritt des Prozesses wird von vielen verschiedenen Darmbakterienstämmen gesteuert.[23]

Nehmen Sie sich kurz Zeit, um das zu begreifen. Ein gesund funktionierendes Gehirn braucht die richtige Menge an Serotonin. Damit genügend Serotonin gebildet werden kann, müssen sowohl die richtigen Nährstoffe gegessen werden als auch die richtigen Bakterien im Darm vorhanden sein, welche die Umwandlung dieser Nährstoffe in Serotonin ermöglichen. Fällt einer dieser beiden Faktoren aus – nicht genug Tryptophan in der Nahrung oder kein ausgeglichenes Mikrobiom im Darm –, dann erhält das Gehirn möglicherweise zu wenig Serotonin. Und ein Mangel an Serotonin birgt das Risiko, dass man Angstzustände bekommt.

Die Einnahme eines SSRIs kann durchaus bewirken, dass der Serotoninspiegel ausgeglichen wird, aber SSRIs haben oft Nebenwirkungen, und es kann schwierig sein, das richtige Medikament und die richtige Dosis zu finden. Dagegen ist eine Ernährungsumstellung, welche die Darmgesundheit fördert und die Versorgung mit Tryptophan sicherstellt, ein erster Schritt ohne Risiko, der dasselbe erzielen kann wie ein Medikament. Medikamente haben sicherlich einen Nutzen und sind in vielen Fällen sogar notwendig, aber ich bin der festen Überzeugung, dass eine Ernährungsumstellung der richtige erste Schritt ist. Aber daran wird oft nicht gedacht.

Ich weise darauf hin, dass Serotonin nicht die einzige Baustelle ist, sondern nur eine von vielen Substanzen, welche die seelische Gesundheit beeinflussen. Tatsächlich hat eine viel diskutierte Studie aus dem Jahr 2022 ergeben, dass Serotonin bei Depressionen und Angstzuständen nicht so entscheidend ist, wie lange angenommen wurde.[24] Solche Ungewissheiten können für alle, die ihre psychischen Probleme verstehen wollen, frustrierend sein. Aber meiner Meinung nach sprechen sie eher *für* die Ernährungspsychiatrie, denn eine gute Darmgesundheit und eine gesunde Ernährung kurbeln nicht nur die Serotoninproduktion an, sondern sorgen auch bei anderen für das seelische Wohlbefinden wichtigen Botenstoffen für den richtigen Spiegel.

Der Neurotransmitter GABA zum Beispiel ist ein weiterer zentraler Akteur bei der Regulierung von Angstreaktionen, besonders in der Amygdala, dem Teil des Gehirns, der im ersten Kapitel als Angstzentrum vorgestellt wurde. GABA ist ebenfalls ein inhibitorischer Neurotransmitter, und wenn der GABA-Spiegel niedrig ist, wird die Amygdala reaktionsfreudiger und kann starke, ungerechtfertigte Stressreaktionen auslösen. Dem Gehirn fehlt dann ein wichtiges Instrument zur Eindämmung extremer Stimmungen, wodurch Angstzustände erheblich verschlimmert werden können. Erwiesenermaßen wird GABA von bestimmten Darmbakterien produziert, unter anderem von *Bifidobacterium adolescentis*. Ein Ungleichgewicht im Darm zuungunsten dieser Spezies kann zu einem Mangel an GABA im Darm und im Gehirn führen und dadurch das Risiko von Angstzuständen erhöhen.[25]

Das Gleiche gilt für die Botenstoffe Dopamin, Acetylcholin und Glutamat und möglicherweise auch für andere. Zudem sind Neurotransmitter und ihre Vorläufer nicht die einzigen Substanzen, die von Darmbakterien hergestellt werden und die eine wichtige Rolle im Gehirn spielen. Auch andere Verbindungen wie kurzkettige Fettsäuren (oder SCFAs, *short-chain fatty acids*) und der Wachstumsfaktor BDNF *(brain-derived neurotrophic factor)* spielen eine wichtige Rolle in der Darm-Hirn-Beziehung und werden ebenfalls von Darmbakterien hergestellt.[26] BDNF hilft bei der Stressreaktion im Hippocampus und ist nachweislich Schwankungen unterworfen, wenn sich das Darmmikrobiom verändert.[27] SCFAs werden von Bakterien gebildet, die Ballaststoffe abbauen. Jüngste Studien haben ergeben, dass ein niedriger SCFA-Spiegel zu mehr Ängsten und Depressionen führen kann, während ein höherer Spiegel beide Zustände lindern kann. Die meisten dieser Forschungsergebnisse beruhen zwar auf vorläufigen Tierversuchen, aber in der weiteren Erforschung von SCFAs steckt ein faszinierendes Potenzial.[28]

Dem Bauch vertrauen

Bedenkt man die enge Beziehung zwischen Angst und Darm, ist es nicht überraschend, dass in einer Metastudie, welche die Wirksamkeit der Behandlung von Angststörungen mittels Darmmikrobiom untersuchte, die Mehrheit der Teilnehmenden mit der Gesundung ihres Mikrobiom auch eine Verbesserung ihrer Angstsymptome feststellte. Und in den Studien mit positivem Ergebnis lag die Wirksamkeitsrate bei der Verringerung von Angstzuständen bei 86 Prozent. Das ist für eine Erkrankung, die notorisch schwer zu behandeln ist, eine äußerst ermutigende Zahl.

Bemerkenswert ist auch, dass in den Studien, in denen ein probiotisches Präparat verwendet wurde, also eine Pille, die das Bakterienwachstum im Darm fördert, weniger Angstlinderung erzielt wurde als in den Studien, die eine Ernährungsumstellung vorsahen.[29] Das ist ein weiterer deutlicher Hinweis darauf, dass die wirksamste Medizin gegen Ängste eine Ernährung mit darmgesunden Lebensmitteln ist, also mit probiotisch fermentierten Lebensmitteln wie sauren Gurken oder Kimchi; mit Präbiotika wie Knoblauch, Zwiebeln und Bananen sowie mit ballaststoffreichem Gemüse und Vollkornprodukten.

Wenn Sie jetzt meinen, dass Sie die Zusammenhänge zwischen Darm und Gehirn nicht ganz durchblicken, können Sie davon ausgehen, dass selbst weltweit führende Experten nicht alle Einzelheiten kennen. Gesichertes Wissen ist jedoch, dass die Darmbakterien die Geheimnisse der inneren Ruhe kennen. Wenn Sie ihnen die Nahrung geben, die sie brauchen, können Sie sich darauf verlassen, dass sie für Sie arbeiten und die Voraussetzungen für eine gute geistige Gesundheit und ein angstfreies Leben schaffen.

Eine Darmdysbiose ist eine äußerst massive Bedrohung für die seelische Gesundheit, und in den nächsten Kapiteln werden Sie noch sehen, wie sie mit all den anderen Faktoren zusammenspielt, die zu Ängsten beitragen. Zunächst soll untersucht werden, wie wichtig ein gesunder Darm und ein gesundes Gehirn für die Aufrechterhaltung einer gesunden Immunabwehr sind.

3. Kapitel: Immun gegen Ängste

Mary kam zu mir, weil ihre Angstzustände außer Kontrolle geraten waren. Mit 35 Jahren hatte sie gemeinsam mit ihrem Mann beschlossen, dass die Zeit für ein Baby endlich gekommen war. Aber es wollte einfach nicht klappen. Die Empfängnisprobleme führten zu ehelichen Spannungen, sodass Mary entweder gar nicht einschlafen konnte oder mitten in der Nacht aufwachte und sich zittrig und ängstlich fühlte. Es war so schlimm geworden, dass sie sich tagsüber nur schwer auf ihre Arbeit im Beruf und im Haushalt konzentrieren konnte.

Mary war nicht die Einzige. Wie viele Frauen in ihrem Alter spürte sie die Belastung, die Vollzeitjob und Fortpflanzungsdruck mit sich bringen. Nimmt man noch die Strapazen einer Pandemie und vielerlei andere Alltagsängste, Verpflichtungen und Frustrationen in Betracht, ist es klar, dass ihre Ängste möglicherweise aus der Häufung von Stressfaktoren resultierten. Aber bei näherer Betrachtung fiel mir auf, dass vielleicht noch etwas anderes im Spiel war.

Als wir uns unterhielten, sah ich, dass sie auf beiden Gesichtshälften einen Ausschlag hatte, der sich in Form von Schmetterlingsflügeln über die Wangenknochen zog. Sie meinte, es könne eine Reaktion auf eine neue Gesichtscreme sein, und erzählte mir, dass sie einen Termin beim Dermatologen vereinbart hatte. Ich vermutete jedoch etwas Ernsteres. Ein solcher Ausschlag heißt fachsprachlich »Schmetterlingserythem« und ist ein typisches Zeichen dafür, dass das Immunsystem körpereigenes Gewebe angreift. Eine Hauptursache dafür ist vor allem bei Frauen im gebärfähigen Alter eine Autoimmunerkrankung namens »systemischer *Lupus erythematodes*« oder kurz Lupus. Bei Patienten, die an dieser Krankheit leiden, können mehrere Organsysteme entzündet sein: Nieren, Haut, Gelenke, Blut oder Nervensystem.[1] Auch wenn wir nicht ganz verstehen, wie oder warum sich Lupus im Einzelfall entwickelt, wissen wir doch, dass viele dieser Organveränderungen durch eine überschießende Immunreaktion verursacht werden. Jüngste Forschungen haben ergeben, dass die Zusammensetzung der Darmbakterien bei Lupus-Patienten ein wichtiger Faktor sein kann.[2] Stress und Ängste können die Darmbarriere schwächen, sodass die Kommunikation zwischen Darm und Gehirn gestört wird. Das ist das biologische Äquivalent zu einem schlechten Handyempfang mit Verbindungsabbrüchen und Nachrichten, die nicht rausgehen, weil keine Kommunikation möglich ist. Wenn dies chronisch wird, entsteht eine Art Verwirrung im Stoffwechsel, die zu einer abnormalen Immunreaktion und zu Krankheiten wie Lupus führen kann.[3]

Die Behandlung einer so komplexen Erkrankung wie Lupus ist keine leichte Aufgabe. Bei dieser Krankheit ist keine wirkliche Heilung möglich, aber durch verschiedene Behandlungen und Therapien bekommen die meisten Patienten ihre Symptome in den Griff. Ich überwies Mary an einen Hausarzt, der eng mit einer Rheumatologin zusammenarbeitete und ihr Steroide zur Entzündungshemmung verordnete. Ich verschrieb ihr zunächst einen SSRI und ein Benzodiazepin, die üblichen Medikamente gegen Angststörungen. Außerdem sprach ich mit ihr darüber, wie sie ihre Ernährung umstellen könnte, um effektiv gegen ihre Ängste vorzugehen. Wir machten eine Bestandsaufnahme der ungesunden Essgewohnheiten, die sie sich während der Pandemie zugelegt hatte. Sie gab zu, dass sie eine Vorliebe für Bubble Tea entwickelt hatte, der zwar lecker ist, aber auch voller Zucker. Ich empfahl ihr stattdessen meinen gesünderen Bubble-Matcha (siehe Seite 263). Ich gab ihr Tipps, wie sie mehr entzündungshemmende Nahrungsmittel in ihre Ernährung einbauen konnte, um die Artenvielfalt in ihrem Darm wiederherzustellen: Gemüse aller Arten, Texturen, Größen und Formen, also Paprika, Zucchini, Rosenkohl, Blumenkohl, Rote Bete und vieles mehr. Ich riet dazu, ihr entzündungsförderndes Pflanzenöl durch Olivenöl zu ersetzen, mehr Fermentiertes wie Miso und Kimchi und mehr Omega-3-haltiges wie Wildlachs und Sardellen zu essen und Hanfmilch statt Kuhmilch zu trinken (mein Rezept für selbst gemachte Hanfmilch finden Sie auf Seite 262). All diese Empfehlungen erläutere ich noch später im Buch, aber das übergeordnete Ziel war es, Marys Ernährung auf gesunde Vollwertkost umzustellen und von Fertignahrung wegzukommen.

Kurzfristig sprach Mary gut auf die Steroide an und auch die Psychopharmaka halfen ein wenig, aber als sie zur Nachuntersuchung kam, litt sie immer noch an Angstzuständen und Lupus-Symptomen. Ich fragte sie nach der Ernährungsumstellung und sie gestand, dass sie sich zu gehetzt vom Trubel ihres Lebens fühlte, um ihre Essgewohnheiten zu ändern. Ich hatte volles Verständnis, ermutigte sie aber dazu, klein anzufangen und konsequent zu bleiben. Ich traf mich mit ihr und ihrem Mann, um einen Essensplan mit Mahlzeiten wie dem Ofenlachs mit Masala-Paste (siehe Seite 244 f.) und meinen Salat für innere Ruhe (siehe Seite 252 f.) aufzustellen. Solche Gerichte konnte sie im Voraus zubereiten und an mehreren Tagen essen. Das erleichterte ihr die Planung und Zubereitung der Mahlzeiten.

Und tatsächlich: Sobald sie sich an die Ernährungsumstellung gewöhnt hatte, konnten wir Veränderungen in ihrer Stimmung feststellen. Schon nach einem Monat, in dem sie sich konsequent nach einem Ernährungsplan gerichtet hatte, der gesünder für Darm und Gehirn war, fühlte sie sich ruhiger und schlief besser. Und während ihre Ängste abnahmen, wurden ihre Lupus-Symptome erträglicher – ein klares Zeichen dafür, dass sich die Funktionsweise ihres Immunsystems verbesserte. Mary konnte gar nicht glauben, dass ihre Ernährung einen so entscheidenden Einfluss auf ihren Geisteszustand, aber auch auf ihre Autoimmunerkrankung hatte. Ich erklärte ihr, dass bis vor Kurzem noch niemand – weder Patientinnen wie sie noch die größten medizinischen Koryphäen – über das folgenreiche Zusammenspiel zwischen Darmbakterien, Immunsystem und Angststörungen Bescheid wusste.

Moment mal – was verursacht eigentlich was?

Was ging eigentlich in Marys Körper vor, als sie zum ersten Mal zu mir kam? Drei wichtige Faktoren spielten eine Rolle: ihre Angst, die sich in ihrem Gehirn abspielte, ihr Darmmikrobiom, das von ihrer Ernährung beeinflusst wurde, und ihre Lupus-Erkrankung, die auf Störungen in ihrem Immunsystem zurückzuführen war. Schön wäre es, wenn man eine Hauptursache feststellen und alle anderen Probleme in einer bestimmten Ereigniskette anordnen könnte. So könnte man die Theorie aufstellen, dass bei Mary zuerst Ängste auftraten, was dann zu Störungen im Darm und schließlich im Immunsystem führte. Man könnte auch vermuten, dass ihr unausgewogenes Darmmikrobiom die Ängste verursachte, die wiederum ihre Immunprobleme auslösten. Oder aber dass ihre Immunprobleme zuerst auftraten und das Darmmikrobiom veränderten, was dann die Angststörung auslöste.

Ehrlich gesagt: Möglich sind *alle drei* Szenarien. Es gibt hier keine Einbahnstraßen. Die drei Körpersysteme sind in einem fein ausbalancierten Ökosystem miteinander verwoben, und die Vielfalt und Bandbreite ihrer Wechselwirkungen ist verblüffend. Aber wie bereits erwähnt, ist die Einsicht wichtig, dass die Hauptursache keine Rolle spielt. Eine Störung in einem dieser drei Systeme ruft wahrscheinlich auch Probleme in den anderen beiden hervor. Unabhängig davon, wo das Problem seinen Ursprung hat, ist die sicherste, zugänglichste und am leichtesten änderbare Variable die Nahrungsaufnahme. Wie wir bei Mary gesehen haben, reichte es nicht aus, nur die Ängste oder nur den Lupus zu behandeln. Stattdessen muss auch ihr Darmmikrobiom durch eine Ernährungsumstellung behandelt werden. Nur unter Berücksichtigung aller drei Systeme konnte sie ihre Gesundheit als Ganzes wieder in den Griff bekommen.

Da nun die Darm-Hirn-Beziehung erklärt wurde, lernen Sie als Nächstes das Immunsystem kennen und erfahren, auf welchen Wegen es die Gesundheit von Kopf und Bauch beeinflusst – und umgekehrt.

Was bedeutet Immunabwehr?

Die Welt ist voller Gefahren. Jedes Lebewesen wird ständig von Scharen gefährlicher Eindringlinge von außen bedrängt, den sogenannten Krankheitserregern. Alle Organismen brauchen Abwehrmechanismen, um sich vor Krankheitserregern zu schützen – sonst leben sie nicht lange.[4] Sicherlich kennen Sie die Arbeit, die Ihr Immunsystem leistet, zumindest teilweise. Wer war nicht schon mal dankbar für ein »starkes« Immunsystem, wenn sich das Kribbeln im Hals nicht in eine Erkältung ausgewachsen hat? Oder hat bei mehreren Erkrankungen in Folge ein »schwaches« Immunsystem beklagt? Während der COVID-19-Pandemie bekamen wir ohnehin alle einen Crashkurs in Immunologie, sowohl aus biologischer als auch aus epidemiologischer Sicht, da Herdenimmunität, Impfstoffwirkungsgrade und monoklonale Antikörper Tagesthema waren. Aber auch wenn wir wissen, wie wichtig das Immunsystem ist, mag uns seine eigentliche Funktionsweise abstrakt und undurchschaubar vorkommen. Ich möchte sie hier enträtseln, damit wir nachher auch wirklich verstehen, wie das Immunsystem mit dem Darm und dem Gehirn interagiert.

Das Immunsystem behält jeden Winkel des Körpers unter ständiger Aufsicht, was eine flinke und flexible Vorgehensweise erfordert. Es muss auf der Haut, in den Atemwegen, im Darm und überall dort aktiv sein, wo möglicherweise Krankheitserreger, Krebszellen und Giftstoffe auftauchen. Viele der für die Immunabwehr wichtigen Organe gehören zum Lymphsystem: etwa das Knochenmark, in dem wichtige Immunzellen gebildet werden, die Lymphknoten und die Thymusdrüse. Aber die Immunabwehr wird nicht von einem Organsystem allein bewerkstelligt. Auch die Haut, die Schleimhäute und (richtig geraten!) der Darm sind wichtig.

Es gibt zwei verschiedene Arten von Immunität: angeborene und erworbene Immunität. Beide ergänzen einander, funktionieren aber unterschiedlich und schützen den Körper vor verschiedenen Krankheitserregern mit verschiedenen chemischen Stoffen und Antikörpern. Beide sind unerlässlich, damit der Körper gesund bleibt.[5] Die Funktionsweise des Immunsystems ist so komplex, dass damit ein ganzes Buch zu füllen wäre. Hier gebe ich nur einen kurzen Abriss darüber, wie die beiden Arten der Immunabwehr den Körper schützen.

Angeborene Immunität

Die angeborene Immunität ist die erste Verteidigungslinie des Körpers gegen Eindringlinge. Sie ist so etwas wie das Sanitätsteam des Körpers. Im Ernstfall steht das angeborene Immunsystem bereit, erkennt das Problem und ist schnell mit dem Notfallkoffer zur Stelle. Wenn man sich zum Beispiel in den Finger schneidet, sorgt das angeborene Immunsystem dafür, dass sich vereinzelte Bazillen nicht zu einer ausgewachsenen Infektion auswachsen. Eine rasche Reaktion ist entscheidend, denn manche Krankheitserreger können sich schnell zu einer echten Bedrohung entwickeln. Und da der Körper nicht wissen kann, welche Invasoren gerade einfallen wollen, muss das angeborene Immunsystem darauf vorbereitet sein, Krankheitserreger abzuwehren, die es noch nie gesehen hat. Das angeborene Immunsystem erkennt Bedrohungen, indem es auf bestimmte Warnzeichen achtet. Forscher nennen diese Warnzeichen pathogen-assoziierte molekulare Muster. Sobald ein Problem erkannt wurde, produzieren die Immunzellen Zytokine, kleine Proteine, die für die Kommunikation zwischen den Immunzellen entscheidend sind.[6] Zytokine sind die Walkie-Talkies des Sanitätsteams, mit denen Verstärkung angefordert und Hilfsmaßnahmen zur Abwehr der Eindringlinge koordiniert werden können.

Sobald ein Angriff erkannt und das richtige Team zusammengestellt wurde, kann das angeborene Immunsystem alle möglichen Hebel in Bewegung setzen, um die Krankheitserreger auszubremsen. Es kann ein feindlicheres Umfeld für Krankheitserreger schaffen, indem es den pH-Wert des Körpers verändert oder die Körpertemperatur erhöht (was Sie dann als Fieber spüren). Er kann allerlei Leukozyten rekrutieren, also weiße Blutkörperchen, die Krankheitserreger auf alle möglichen Arten vernichten. Fresszellen wie Makrophagen und Neutrophile sind zum Beispiel darauf spezialisiert, Krankheitserreger zu verschlingen und zu zerstören. Natürliche Killerzellen werden nach ihrer Giftigkeit gegenüber bestimmten Viren und Tumorzellen benannt.[7] Eine der wichtigsten Strategien, mit denen das Immunsystem Krankheitserreger bekämpft, besteht im Entfachen einer Entzündung, wodurch leukozytenreiches Blut in den Problembereich geleitet wird. Wie wir zu Beginn des Kapitels bei Mary gesehen haben, kann eine Entzündung ebenso schädlich wie nützlich sein – im vierten Kapitel mehr darüber.

Das angeborene Immunsystem bildet mit seinen zahlreichen Ressourcen und Strategien die erste Verteidigungslinie gegen Krankheitserreger. Aber es gibt einen Nachteil: Die angeborene Immunabwehr hat kein »Gedächtnis«. Sie ist zwar darauf vorbereitet, Krankheitserreger abzuwehren, die der Körper noch nie gesehen hat, »lernt« aber nichts aus dieser Erfahrung. Wenn das angeborene Immunsystem das nächste Mal auf denselben Krankheitserreger trifft, kontert es wieder mit den gleichen Mitteln, unabhängig davon, ob sie beim ersten Mal wirksam waren oder nicht. Manche Krankheitserreger sind so raffiniert, dass sie die Sanitäter überwältigen, dann ist dauerhaftere Hilfe vonnöten. Zum Glück kann das Immunsystem sein Zytokin-Walkie-Talkie einschalten und Verstärkung anfordern.

Erworbene Immunität

Wenn das angeborene Immunsystem das Sanitäterteam des Körpers ist, dann ist das erworbene oder adaptive Immunsystem ein Team aus erfahrenen Forschungsmedizinern. Sie sind zwar nicht darauf spezialisiert, Blutungen zu stoppen oder gebrochene Knochen zu richten, aber sie sind hervorragend darin, eine Krankheit bis ins Kleinste zu studieren und nach und nach Wissen darüber anzuhäufen, um sie effektiver und intelligenter zu bekämpfen. Während das angeborene Immunsystem bei unterschiedlichen Krankheitserregern mit den gleichen Standardinstrumenten arbeitet, entwickelt das adaptive Immunsystem für jeden Krankheitserreger eine eigene Abwehrreaktion und verfeinert diese mit wachsender Erfahrung.

Die adaptive Immunität kommt bei vielen bekannten Infektionskrankheiten zum Einsatz. Ein Beispiel sind die Windpocken, ein Virus, das dem angeborenen Immunsystem entwischt und juckenden Ausschlag mit den charakteristischen Bläschen verursacht. Aber ist man einmal damit in Berührung gekommen, werden die Windpocken vom adaptiven Immunsystem so effektiv bekämpft, dass man sie wahrscheinlich nur einmal in der Kindheit bekommt. Zumindest war das so, als ich jung war. Jetzt, da es einen Impfstoff gibt, bekommen viele Menschen überhaupt keine Windpocken mehr. Impfstoffe sind ein weiteres Beispiel für die Arbeit des adaptiven Immunsystems. Mithilfe von abgeschwächten, inaktiven oder nachgemachten Versionen von Viren bringen sie dem adaptiven Immunsystem bei, wie es den Erreger effektiver bekämpfen kann. Wir kennen das vom COVID-19-Impfstoff, der das adaptive Immunsystem lehrt, mit einem gefährlichen neuartigen Krankheitserreger umzugehen. Geimpfte Menschen erkranken darum seltener an COVID, und bei denen, die sich doch anstecken, ist ein schwerer Verlauf viel unwahrscheinlicher.[8]

Das adaptive Immunsystem wird vom angeborenen Immunsystem durch antigenpräsentierende Zellen alarmiert. Diese Zellen – besonders die dendritischen Zellen, die ihren Namen von ihrer verzweigten Struktur haben – erkennen und identifizieren sogenannte Antigene, das sind kleine, schädliche, körperfremde Moleküle, die eine Immunreaktion auslösen können. Wird ein Antigen erkannt, aktivieren die antigenpräsentierenden Zellen die T-Zellen, eine Sorte weißer Blutkörperchen, die eine wichtige Rolle bei der adaptiven Immunität spielen. Bei Aktivierung trennen sich die T-Zellen in Helfer-T-Zellen und Killer-T-Zellen. Helfer-T-Zellen helfen, indem sie Zytokine ausschütten, die die Immunabwehr auf unterschiedliche Weise koordinieren. Killer-T-Zellen zerstören bereits angegriffene Zellen. Die T-Zellen werden von B-Zellen unterstützt, einer anderen Sorte von weißen Blutkörperchen, die die Aufgabe haben, Antikörper zu produzieren. Antikörper sind Proteine, die sich an Antigene heften, sie dadurch ungefährlich machen und aus dem Körper entfernen.

Das Besondere am adaptiven Immunsystem ist, dass sowohl T-Zellen als auch B-Zellen mit der Zeit immer besser werden. Jede Begegnung mit einem bestimmten Krankheitserreger schärft ihre Reaktionsfähigkeit, sodass sie sich beim nächsten Mal noch effektiver verteidigen. Weil der Körper sich merkt, welche Antikörper er für bestimmte Antigene produzieren muss, kann das Immunsystem spätere Herausforderungen viel leichter meistern. Und wenn das Immunsystem weniger ackern muss, um den Körper zu schützen, fühlt man sich besser. Eine Krankheit, die beim ersten Mal kräftezehrend war, kann bei einer erneuten Infektion abgewehrt werden, ohne dass man es mitbekommt.

Ich möchte betonen, dass dies nur ein grober Überblick über die Funktionsweise des Immunsystems ist. Die Immunologie ist eine äußerst komplexe Disziplin und deckt immer wieder neue Aspekte auf. Aber wer die Grundlagen kennt, kann verstehen, wie Hirn und Darm diese komplizierte Maschinerie aus dem Schritt bringen können.

Immunsystem und Darm

Kaum etwas mag ich mehr, als ein Neugeborenes im Arm zu halten. Die Vorstellung ist so unglaublich, dass aus einer bloßen Zygote neun Monate später ein lebender, atmender Säugling geworden ist, der das wunderbare Potenzial hat, zu wachsen und all die unglaublich komplexen Systeme auszubilden, aus denen der Körper besteht. Ich staune nicht nur über die winzigen Händchen und Füßchen, sondern muss unwillkürlich daran denken, wie sich im Darm das junge Mikrobiom entwickelt.

Während sich andere wichtige Körperteile des Babys bereits während der Schwangerschaft herausbilden, hat das Mikrobiom nicht diesen Vorsprung. Im Mutterleib bleiben Babys weitgehend steril, da der Körper der

Mutter potenziell schädliche Mikroben von dem heranwachsenden Fötus fernhält (wobei neuere Forschungen darauf hindeuten, dass in der Plazenta, in der Nabelschnur und im Fruchtwasser doch einige Bakterien vorhanden sind). Sobald das Baby das Licht der Welt erblickt, gibt es diesen Komfort jedoch nicht mehr – auch ein ganz kleiner Mensch braucht ein gutartiges Darmmikrobiom und ein robustes Immunsystem, um sich vor Eindringlingen zu schützen. Zwar wird das Mikrobiom nicht genetisch vererbt oder im Mutterleib entwickelt, aber die Mutter kann ihrem Neugeborenen helfen, eine Kolonie nützlicher Bakterien aufzubauen.[9]

Die erste Gelegenheit, die Entstehung des Mikrobioms zu fördern, bietet sich im Geburtskanal. Während das Baby beim vaginalen Geburtsvorgang den Geburtskanal passiert, erhält es von der Mutter Bakterien aus Darm und Vagina, die die Grundlage für sein eigenes Mikrobiom bilden. Weil Frühgeborene und Kaiserschnittkinder diesen ersten Transfer verpassen, ist ihr Mikrobiom weniger reichhaltig als das von vaginal entbundenen Babys. Meist ist dies ein notwendiger Kompromiss, weil der Kaiserschnitt für das Wohlergehen von Mutter und Kind wichtig ist. Außerdem wird der Unterschied in der Zusammensetzung des Mikrobioms allmählich geringer, bis die meisten Babys im Alter von etwa einem Jahr eine ähnliche bakterielle Zusammensetzung aufweisen. Dennoch haben Erwachsene, die per Kaiserschnitt geboren wurden, ein nachweislich erhöhtes Risiko für Infektionen, Allergien und entzündliche Erkrankungen.[10]

In der ersten Lebenswoche des Babys kommt es zu einer explosionsartigen Vermehrung der guten Bakterien, die durch Stillen noch begünstigt wird, denn mit der Muttermilch werden auch Antikörper übertragen.[11] Unterschiedliche Bakterienstämme vermehren sich und treiben die Entwicklung verschiedener Funktionen des Immunsystems voran. In den ersten Stunden nach der Geburt besteht das Mikrobiom zum Beispiel größtenteils aus Stämmen wie *Enterobacteriaceae*, die die Entwicklung von natürlichen Killerzellen und anderen Arten von T-Zellen fördern. In der ersten Lebenswoche führt das enorme bakterielle Wachstum zur Entwicklung neuer Arten von Leukozyten wie Neutrophilen und Makrophagen. Während der folgenden Wochen, wenn Stämme wie *Firmicutes* und *Bacteroidetes* die Oberhand gewinnen, reifen die Leukozyten, und die B-Zellen entstehen. Schließlich kommen beide Immunsysteme im Alter von etwa zwei Jahren allmählich zur Reife, aber jede Störung in diesem Darm-Immun-Entwicklungsprozess kann später im Leben zu Problemen führen.[12] Werden in der Kindheit Antibiotika eingenommen, die das Mikrobiom beeinträchtigen, kann das zu Problemen mit Antikörpern und Zytokinen führen, die eine erhöhte Anfälligkeit für Allergien und Asthma zur Folge haben.[13] Bestimmte Unterschiede in der Zusammensetzung des Darmmikrobioms können in der Kindheit zu Krankheiten wie Typ-1-Diabetes[14] und später zu Stoffwechselstörungen wie Adipositas, Typ-2-Diabetes und nichtalkoholischer Fettleber führen (mehr über Stoffwechselstörungen im sechsten Kapitel).[15]

Ich möchte klarstellen, dass Kaiserschnitt, Flaschennahrung und Antibiose zur Bekämpfung schwerer Infektionen im Säuglingsalter wichtige und wertvolle Instrumente sind, dank derer jedes Baby gesund zur Welt kommen kann. Die Situation jeder Mutter ist anders. Dass wir immer mehr über die Rolle des Darmmikrobioms bei der Entwicklung des Immunsystems wissen, bedeutet nicht, dass wir von diesen Praktiken abraten sollten, sondern dass wir herausfinden müssen, wie sich ihre Nachteile so gut wie möglich ausgleichen lassen. Erfreulicherweise geben neuere Forschungen Grund zur Hoffnung, dass probiotische Behandlungen in solchen Fällen die Entwicklung eines gesunden Mikrobioms und Immunsystems fördern können.[16]

Wenn das Mikrobiom und das Immunsystem bei ihrer Entstehung gesund waren, ist das keine Garantie dafür, dass alles weiterhin perfekt funktioniert. Das ganze Leben lang arbeiten Darmmikrobiom und Immunsystem zusammen und halten sich gegenseitig im Gleichgewicht, und nirgendwo geschieht das auf so entscheidende Weise wie in der Darmschleimhaut.

Der allerwichtigste Grenzschutz

Zwar ist das Immunsystem im ganzen Körper aktiv, aber Immunzellen halten sich besonders gerne im Darm auf. Aus dem zweiten Kapitel wissen wir, dass der Darm die größte Häufung von Nervenzellen im Körper beherbergt. Dazu befinden sich 70 bis 80 Prozent aller Immunzellen im Darm![17] Diese Konzentration von Immunzellen ergibt Sinn, wenn man bedenkt, welchen Angriffen der Darm jeden Tag ausgesetzt ist. Die aufgenommene

Nahrung ist voller lebenswichtiger Nährstoffe, aber sie kann auch gefährliche Krankheitserreger enthalten: schädliche Bakterien, Viren und Parasiten, die zu verschiedenen Formen von Lebensmittelvergiftung führen können, darunter Norovirus, Salmonellen, Staphylokokken, Listerien und Clostridien. Mit dem Verdauungsprozess geraten diese potenziell schädlichen Eindringlinge tief in den Körper und müssen dort in Schach gehalten werden, damit sie keinen Schaden anrichten. Der Darm nimmt nützliche Nährstoffe auf und weist schädliche Bakterien und andere Krankheitserreger ab. Im Idealfall neutralisiert er die Bedrohungen und scheidet sie als Abfall aus. Aber der Darm kann es sich nicht leisten, wahllos alle Bakterien abzustoßen, die er bemerkt. Wie wir bereits wissen, ist der Darm auf große Kolonien hilfreicher Bakterien angewiesen, die erhalten bleiben müssen, auch wenn schädliche Bakterien vernichtet werden. Die guten von den schlechten Bakterien zu trennen, ist eine schwierige Aufgabe, die nur mittels vielfältiger Prozesse und Kommunikationswege zwischen Immunsystem und Darm möglich ist.[18]

Der Hauptschauplatz der Immunabwehr im Darm ist die Darmschleimhaut, eine mit Epithelzellen ausgekleidete Schleimschicht, die eine Barriere zwischen dem potenziell schädlichen Darminhalt und dem Rest des Körpers bildet.[19] Betrachtet man einen Querschnitt durch den Dünndarm, dann hat man eine Röhre vor sich, die wie eine Rolle Küchentücher aussieht. Die Papiertücher sind die äußeren Schichten des Darms, die hauptsächlich aus Muskeln bestehen, mit denen die Nahrung durch den Darm geschoben wird. Die hohle Mitte der Röhre, das sogenannte Darmlumen, ist der Lebensraum der meisten Darmmikroben. Die Pappröhre, die die Innenwände der Rolle bildet, ist die Darmschleimhaut. Das Immunsystem geht in der Schleimhaut seiner Arbeit nach und achtet darauf, dass keine Bedrohungen aufkommen. In einem gesunden Darm findet die gesamte Immunreaktion in der Schleimhaut statt, weil schädliche Bakterien nicht durch diese Schutzschicht in den Rest des Körpers dringen können.[20]

Wenn die Darmgesundheit im Lot ist, und alles gut funktioniert, wenn die nützlichen Bakterien geschützt und die schädlichen eingedämmt sind, besteht Darmhomöostase. Aber wenn ein Ungleichgewicht im Darmmikrobiom die schädlichen Bakterien wuchern lässt oder wenn im Immunsystem etwas schiefläuft, kann diese wichtige Interaktion in der Darmschleimhaut kaputtgehen. Die Schleimhaut selbst kann sich zersetzen und durchlässiger werden, sodass Krankheitserreger leichter in den Rest des Körpers gelangen. Das ist das gefürchtete Leaky-Gut-Syndrom (auch bekannt als pathologisch durchlässige Darmwand), das zunehmend als Gefahr für die geistige und körperliche Gesundheit gilt.[21] Wir beginnen zwar erst zu begreifen, welche Schäden ein undichter Darm verursachen kann, aber eine erhöhte Darmdurchlässigkeit wird mit dem vermehrten Auftreten vieler verschiedener Krankheiten assoziiert, von Magengeschwüren über Lebensmittelallergien bis hin zu Stoffwechselkrankheiten wie Diabetes, Autoimmunstörungen wie der entzündlichen Darmerkrankung, Zöliakie, chronischen Entzündungen und Krebs.[22] Wie Sie im vierten Kapitel sehen werden, ist das Leaky-Gut-Syndrom eine der Hauptursachen für Ganzkörperentzündungen, die ebenfalls ein wichtiger Faktor für Angststörungen sind.

Ich möchte betonen, dass keine dieser Wechselwirkungen im luftleeren Raum stattfindet. Wie wir im zweiten Kapitel besprochen haben, kann eine Dysbiose des Darms schon für sich genommen ein Grund für Angstzustände sein. Dazu kommt nun, dass eine Darmdysbiose auch zu einer Störung des Immunsystems führen kann, was wiederum Ängste auslösen oder verschlimmern kann. Mit anderen Worten: Alles, was die Gesundheit des Darms oder des Immunsystems beeinträchtigt, wird wahrscheinlich auch die seelische Gesundheit verschlechtern. Alles hängt zusammen.

Wenden wir uns nun vom Darm ab und dem Rest des Körpers zu, um einige direkte Zusammenhänge zwischen Psyche und Immunität zu untersuchen, die verdeutlichen, wie Angst krank macht und wie Krankheit Angst macht.

Die Beziehung zwischen Immunsystem und Ängsten

Meine Patientin Eileen schien glücklich. Auf der Arbeit nannte man sie »Miss Sunshine«. Andere meckerten, wenn es hektisch und stressig wurde, aber Eileen lächelte nur. Ihr Lächeln galt allem, was ihr bei der Arbeit und zu Hause begegnete: ihrem toxischen Chef, ihrem wenig hilfreichen Ehemann und ihrem viel zu schwierigen Leben. Selbst als sie wegen »beruflichem Stress« in meine Praxis kam, hielt sie ihre Fassade aufrecht. Es dauerte mehrere Monate, bis sie sich öffnete und mir erzählte, wie schwierig alles für sie gewesen war. Wenn im Betrieb ein großes Projekt anstand, war sie es, die alles zusammenhielt, die Befindlichkeiten auffing und ein hohes Arbeitspensum in knappen Fristen unterbrachte. Solche Stressphasen fand sie besonders schwierig, aber auch in der Ruheperiode zwischen zwei Projekten sprach sie davon, dass sie ständig von Angst erfüllt war, dieses Gefühl aber lieber tief in sich vergrub. Mein Verdacht bestätigte sich: Eileen litt unter einer Angststörung.

In der Therapie half ich Eileen, die Schichten ihrer Angst zu erkennen und zu verstehen. Ich half ihr, die arbeitsreichen Zeiten zu überstehen und die Ängste zwischen den Projekten loszulassen. Doch obwohl sie einiges für ihr seelisches Wohlbefinden tat, machte mir etwas anderes Sorge. Sie begann abzunehmen, obwohl sie das gar nicht wollte. Angststörungen können bei manchen dazu führen, dass der Appetit verloren geht, aber das war bei Eileen bisher nicht der Fall gewesen. Ich riet ihr, sich von der Hausärztin untersuchen zu lassen, die sie wiederum an einen Spezialisten überwies. Kurz darauf wurde bei ihr Brustkrebs diagnostiziert.

Als Krebsüberlebende wusste ich, wie erdrückend diese Diagnose ist, aber ich wusste auch, dass Eileen die nötige Zähigkeit und Kraft besaß, um ihre Gesundheit wiederzuerlangen. Ich dachte darüber nach, wie mir meine Krebserfahrung zu einer vertieften Spiritualität und Achtsamkeit verholfen und mir den Weg zur Ernährungspsychiatrie gewiesen hatte, welche die Grundlage meiner heutigen Arbeit bildet. Zu diesem Zeitpunkt wusste ich noch nicht, dass sich meine gesunde Ernährungsweise auch positiv auf mein Immunsystem auswirken würde.

Bei allem Schrecken war Eileens Krebs zum Glück behandelbar, und sie sprach gut auf die Chemotherapie an. Nach ihrer Genesung strahlte sie weiterhin eine positive und optimistische Einstellung aus, aber gemeinsam arbeiteten wir daran, dass sie ihre Gefühle nicht mehr so drastisch und destruktiv unterdrückte. Zudem änderten wir ihre Ernährung, um Ängste abzubauen und ihr Immunsystem zu stärken.

Was die direkte Ursache für Eileens Krebs war, lässt sich unmöglich sagen. Bei Brustkrebs spielen viele Faktoren eine Rolle, und jeder von ihnen könnte den Ausschlag gegeben haben. Meine Vermutung ist, dass Eileens psychische Probleme dazu beitrugen, dass sie anfälliger für Krebs wurde. Eine 2019 durchgeführte Durchsicht von 51 Studien mit insgesamt 2.611.907 Teilnehmenden und einer durchschnittlichen Dauer von mehr als zehn Jahren hat ergeben, dass Menschen mit Depressionen und/oder Angstzuständen deutlich wahrscheinlicher an Krebs erkranken. Auch ihre Sterblichkeitsrate bei Krebs ist höher.[23]

Unabhängig davon, ob Eileens Persönlichkeitsmerkmale zu ihrer Krebserkrankung beigetragen haben, gibt es zahlreiche Belege dafür, dass Gefühle das Immunsystem beeinflussen können. So hat eine interessante Querschnittsstudie aus dem Jahr 2022 ergeben, dass Patienten, die unter Ängsten oder Depression litten, ein höheres Risiko für schwere Komplikationen bei COVID-19 hatten als Patienten ohne eine solche Vorgeschichte.[24]

Weder muss man eine Uniklinik sein, um zu erkennen, dass man eher krank wird, wenn man unter Stress und Ängsten leidet, noch ist es schwer zu verstehen, warum Krankheiten die Psyche belasten. Wir alle kennen Lebensphasen, in denen das Immunsystem im ungünstigsten Moment zusammenbricht, nämlich gerade dann, wenn das Privat- oder Berufsleben durch einschneidende Ereignisse unterbrochen wird. Aber im Gegensatz zu vielen Ammenmärchen über die Krankheitsanfälligkeit – etwa dass ein Regenschauer zu einer Erkältung führt, wie es mir meine geliebte Oma immer weisgemacht hat – ist diese Beobachtung tatsächlich wahr! Und zu unserem Glück gibt es Forscherteams auf dem Gebiet der Psychoneuroimmunologie, die genau diesen Zusammenhang ergründen.

Wie die Psyche das Immunsystem beeinflusst

Eileens psychische Probleme wurzelten in zwei verschiedenen, aber miteinander verbundenen Problemen: Stress und Ängsten. Wie Sie im ersten Kapitel erfahren haben, sind die beiden Probleme eng miteinander verbunden und lösen im Gehirn und im Körper die gleichen Reaktionen aus. Aber es gibt auch wichtige Unterschiede zwischen ihnen. Stress wird durch einen äußeren Auslöser verursacht, in Eileens Fall waren es die großen Projekte im Beruf, die sie vordergründig gut bewältigte, die aber ihre Psyche und ihren Körper belasteten. Stress kann eine Reihe von Symptomen im Gehirn und im Körper hervorrufen, darunter Reizbarkeit, Magenverstimmung und Schlafstörungen. Aber im Idealfall verschwinden die Symptome, wenn die Ursache für den Stress beseitigt wird. Angstgefühle haben ähnliche Symptome wie Stress, aber wie im ersten Kapitel besprochen, kommen Ängste von innen und bleiben bestehen, auch wenn es keinen konkreten Anlass dafür gibt. Eileens Stress nährte sicherlich ihre Angst, aber selbst in ruhigeren Arbeitsphasen konnte sie sich nicht entspannen. Sie befand sich in einem Zustand ständiger Angst, der die Stressreaktion des Körpers aufrechterhielt, egal, was bei der Arbeit tatsächlich passierte.

Sie wissen ja, dass sich Stress über das ZNS, über das ANS, das die Kampf-oder-Flucht-Reaktion steuert, und über die HHN-Achse auf das Immunsystem auswirkt. Die HHN-Achse reguliert die Ausschüttung wichtiger Hormone, besonders des »Stresshormons« Cortisol, das bei akutem Stress in die Höhe schießt und für einen zusätzlichen Energieschub sorgt. Cortisol und andere ähnliche Hormone wie Adrenalin sind zwar ein wichtiger Schutz im Gefahrenfall, können aber im Übermaß negative Auswirkungen haben, darunter Gewichtszunahme, Müdigkeit und Bluthochdruck. Sie können auch das Immunsystem durcheinanderbringen und die Produktion verschiedener Zytokine drosseln, die bei der Immunabwehr gebraucht werden.[25]

Ich möchte noch einmal betonen, dass die Hormone, die bei der Stressreaktion ausgeschüttet werden, nicht unbedingt schlecht sind. Denn ohne unsere Fähigkeit, in Stresssituationen heftig zu reagieren, wäre unsere Spezies sicher deutlich weniger erfolgreich gewesen! Und es gibt sogar Hinweise darauf, dass akuter Stress das Immunsystem stimulieren kann. Studien haben zum Beispiel gezeigt, dass kurzzeitiger Stress die Immunreaktion verstärken kann, die durch Impfungen, Tumorbekämpfung und den Genesungsprozess nach Operationen ausgelöst wird.[26] Andere Studien haben ergeben, dass akuter Stress die Wirksamkeit von Immunzellen sowohl bei angeborenen als auch bei adaptiven Immunreaktionen verbessert.[27]

Aber in anderen Fällen kann akuter Stress auch dem Immunsystem schaden. Eine zehn Jahre währende Studie an Medizinstudierenden hat zum Beispiel ergeben, dass die Immunität der Studierenden jedes Jahr unter dem bescheidenen Stress der dreitägigen Prüfungszeit abnahm. Die Prüflinge hatten weniger natürliche Killerzellen, sie produzierten kaum noch das immunstärkende Zytokin Gamma-Interferon, und ihre T-Zellen zeigten eine schwächere Reaktion als normal. Bei länger anhaltendem Stress – Tage, Monate oder Jahre dauernd – ging es mit allen Aspekten der Immunität bergab.[28]

Durch die Behandlung von Eileen verstand ich, warum es für Angstbetroffene so wichtig ist, diese Zusammenhänge besser zu verstehen. Während akuter Stress positive und negative Auswirkungen haben kann, ist sich die Forschung einig, dass Langzeitstress generell schädlich für das Immunsystem ist. Eine Überprüfung von mehr als 300 Studien aus 30 Jahren hat ergeben, dass chronischer Stress fast alle Messgrößen des Immunsystems erheblich verschlechtert, darunter die Leukozytenzahl, die Wirkung der natürlichen Killerzellen und die Zytokinproduktion.[29] Das liegt daran, dass Cortisol und andere bei der Stressreaktion freigesetzte Chemikalien nicht dazu gedacht sind, im Körper zu verweilen. Sie sollen für einen schnellen Energieschub sorgen, damit man sich sofort in Sicherheit bringt. Sobald die Bedrohung abgewendet ist, kann sich die Stressreaktion auflösen. Wird die Stressreaktion jedoch nicht abgeschaltet, entweder weil man immer wieder Stressoren ausgesetzt ist, oder weil eine Angststörung dem Gehirn mit Stressoren droht, die noch gar nicht aufgetreten sind, dann verliert das Immunsystem die Fähigkeit, Entzündungen zu bekämpfen und auf koordinierte Weise Angriffe abzuwehren.[30] Infolgedessen geht chronischer Stress mit einem erhöhten Risiko für zahlreiche Krankheiten einher, darunter Infektionskrankheiten, Herz-Kreislauf-Erkrankungen, Diabetes, bestimmte Krebsarten und Autoimmunerkrankungen sowie allgemeine Gebrechlichkeit und Sterblichkeit.

Kommen wir auf Eileen zurück. Bevor sie zu mir kam, war der Teufelskreis aus Stress und Ängsten nicht zu stoppen. Selbst wenn sie sich beruflich in einer weniger stressigen Phase befand, sorgte ihre Angststörung dafür, dass im Gehirn die Schwemme von Cortisol und anderen Stresshormonen anhielt und ihrem Immunsystem keine Zeit zur Erholung gab. Daher ist es nicht verwunderlich, dass Angststörungen gerade auch mit dieser Gemengelage aus Stresshormonen, erhöhter Entzündlichkeit und verminderter Immunität in Verbindung gebracht werden. So hat eine Studie ergeben, dass Menschen mit generalisierter Angststörung (GAS) im Vergleich zur Kontrollgruppe unausgewogene Werte bei wichtigen Zytokinen aufwiesen.[31] Einer anderen Studie zufolge ist bei GAS-Betroffenen das Risiko einer Herzerkrankung oder eines Herzinfarkts erhöht.[32] Andere Studien legen nahe, dass GAS-Betroffene im Vergleich zu Kontrollgruppen eine geringere T-Zellen-Aktivierung aufweisen.[33]

Einer der deutlichsten Belege für den Zusammenhang zwischen Psyche und Immunsystem ist die Häufung von Autoimmunerkrankungen bei

Angstbetroffenen, so wie es bei Mary und ihrer Lupus-Erkrankung am Anfang des Kapitels der Fall war. Autoimmunkrankheiten sind Erkrankungen, bei denen das Immunsystem gesunde Zellen angreift, als wären sie Krankheitserreger. Wie Lupus sind die meisten Autoimmunkrankheiten chronisch und können nicht völlig geheilt werden. Allerdings lassen sich die Symptome oft durch einen Behandlungsplan in den Griff bekommen. Verschiedene Studien haben ergeben, dass Autoimmunerkrankungen wie Lupus, Multiple Sklerose und rheumatoide Arthritis mit schweren psychischen Leiden wie Schizophrenie und Psychosen,[34] aber auch mit gängigeren Beschwerden wie Stress und Ängsten zusammenhängen.[35]

Auch wenn es noch viel über die Zusammenhänge zwischen Ängsten und Immunsystem herauszufinden gibt, können wir nach heutigem Wissensstand eindeutig sagen, dass hier eine weitere wichtige Verbindung zwischen psychischer und körperlicher Gesundheit besteht.

Immunsystem und Ängste: Fazit

Jetzt, da Sie mehr über die Beziehung zwischen Ängsten, Darm und Immunsystem wissen, können Sie hoffentlich erfassen, wie komplex diese Problematik ist und wie schwer es festzustellen ist, wo genau etwas schiefläuft. Aber ich möchte noch einmal betonen, dass man gar nicht unbedingt wissen muss, wo die Probleme beginnen, denn auf jeden Fall ist die wirksamste Behandlung in all diesen Bereichen die Ernährung. Eine richtige, gesunde Ernährung führt immer zu einem gesunden Mikrobiom, welches das Immunsystem stärkt und die Psyche beruhigt.

Wie in diesem Kapitel bereits angesprochen, gehört zu den verheerendsten Auswirkungen einer gestörten Immunfunktion die Zunahme von Entzündungen. Im folgenden Kapitel geht es um die Gefahren chronischer Entzündungen und ihre Verbindung zur Angst.

4. Kapitel: Entzündung im Gehirn

Einmal kam ein 49-jähriger Mann namens Adi zu mir, weil plötzlich Angstzustände sein Leben beherrschten. Obwohl Adi noch nie mit psychischen Problemen zu tun gehabt hatte, litt er seit Kurzem unter Panikattacken. Er berichtete, dass er beim Gassigehen mit seinem Hund jedes Mal, wenn sie einem anderen Hund begegneten, Herzrasen und schwitzige Hände bekam. Seine Finger fühlten sich an, als würde ihm gleich die Leine entgleiten. Dabei kreisten in seinem Kopf lauter Gedanken und Bilder davon, wie sein Hund angegriffen wird oder vor ein Auto läuft. Er wusste, dass die Angst nicht rational war. Die anderen Hunde waren freundlich, und sein eigener Hund war ein gut erzogener, gehorsamer und treuer Begleiter. Ängste schlichen sich auch in Adis Arbeitsleben ein. Sonntagabends und montagmorgens war es besonders schlimm, weil er sich alle möglichen Krisen ausmalte, die ganz gewiss damit endeten, dass er gefeuert werden würde. Auch hier wusste er, dass die Gefühle nicht gerechtfertigt waren, denn er arbeitete seit Jahrzehnten in seinem Job und war ein geschätztes Teammitglied.

Seine Panikattacken waren so schlimm geworden, dass er sich den ganzen Tag über Sorgen vor dem nächsten Anfall machte. Obwohl sein Leben davon geprägt war, betonte er, dass er keine Medikamente nehmen wollte. Aber er war entschlossen, diese beunruhigenden psychischen Episoden auf anderem Wege zu stoppen, bevor er sich vollends an sie gewöhnte.

Was ist eine Panikattacke?

Bei einer Panikattacke treten mindestens vier der folgenden Symptome auf: Schwitzen, Zittern, Schwindel oder Schwanken, Derealisation (das Gefühl, in einem Traum oder einer Trance zu sein), Herzklopfen, Übelkeit, Kribbeln, Hyperventilation, Angst zu sterben oder verrückt zu werden, Schüttelfrost, Atemnot oder Brustschmerzen.

Auch wenn Sie sich schnell von einer Panikattacke erholen, sollten Sie sich professionelle Hilfe suchen. Panikattacken können unerwartet wiederkehren, und Panikstörungen decken sich oft mit Arbeitslosigkeit, Depression, Suchtproblemen und Selbstmordgedanken.[1] Wenn Sie dann noch Symptome wie Schmerzen in der Brust verspüren, müssen Sie sich in der Notaufnahme oder Notfallambulanz untersuchen lassen, um einen Herzinfarkt auszuschließen. Auch wenn Sie meinen, dass es nur eine Panikattacke ist, sollten Sie lieber auf Nummer sicher gehen.

Als ich Adi auf seinen Stimmungsumschwung ansprach, vermutete er, dass der Grund auch sein kommender 50. Geburtstag sein könnte, der bei ihm Ängste vor dem Altern und Sterben ausgelöst hatte. Er erzählte mir auch, dass der Tod seiner Mutter ein Jahr zuvor eine klaffende Lücke in seinem Leben hinterlassen hatte. Er hatte nie geheiratet und mit ihr allein zusammengelebt, seit sein Vater gestorben war, als Adi noch ein Teenager war. Er vermisste ihre Liebe und Nähe und wurde mit seiner Trauer nicht wirklich fertig.

Da ich selbst eine tiefe Verbundenheit zu meiner Familie habe, konnte ich den Schmerz, den Adi durchmachte, sehr gut nachvollziehen. Ich würde niemals die seelische Belastung unterschätzen, die ein solcher Verlust für einen Menschen darstellen kann. Er meinte zwar, dass die schlimmsten Trauergefühle vorbei seien und dass seine Panikattacken nicht direkt mit dem Tod seiner Mutter zusammenhingen, gab aber im Gespräch auch zu, dass ihn der Schmerz über den Verlust am unbeschwerten Weiterleben hinderte.

Ich vermutete, dass noch etwas anderes im Spiel war. Im weiteren Gespräch erfuhr ich, dass der Tod seiner Mutter nicht nur sein vertrautes Umfeld umgewälzt hatte, sondern auch seine Ernährung. Adi erzählte mir, dass er bei der Hausarbeit und beim Einkaufen geholfen hatte, aber dass seine Mutter immer gekocht hatte. Da diese Alltagstätigkeiten seit ihrem Tod mit Schmerz verbunden waren, ging er kaum noch einkaufen, und selbst wenn er es tat, wusste er nicht, wie er aus gesunden Zutaten eine nahrhafte Mahlzeit nach Mutters Art machen sollte. So war Adi schließlich mitgebrachten Imbissen und tröstenden Süßigkeiten verfallen.

Als ich mir seinen Speiseplan ansah und ihn mit dem Einsetzen seiner Angstzustände abglich, kam mir die Befürchtung, dass Adis Probleme durch chronische Entzündungen verschlimmert werden könnten. Ich sprach mit ihm über die Gefahren einer entzündungsfördernden Ernährung und darüber, dass sein Körper wahrscheinlich ständig Signale sandte, um eine Immunreaktion gegen eine permanente Bedrohung herbeizuführen, und damit das Gehirn verwirrte. Adis Versicherung bezahlte keine Bluttests zur Feststellung von Entzündungen, aber ich versicherte ihm, dass wir keine durchführen müssten. Wir müssten einfach nur seine Ernährung wieder ins Lot bekommen und mithilfe von entzündungshemmenden Nahrungsmitteln den Teufelskreis der außer Kontrolle geratenen Immunreaktion durchbrechen und Adi körperlich und mental wieder stabilisieren.

Da der zeitliche Zusammenhang zwischen Adis Ernährungsumstellung und dem Auftreten der Symptome so deutlich war, ergab sich der Behandlungsplan von selbst. Adi schränkte den Verzehr von raffiniertem Zucker und verarbeitetem Pflanzenfett ein, wie häufig in Fast Food verwendet. Um leichter zu hausgemachten Mahlzeiten zurückzukehren, meldete er sich bei einem Kochkurs an, wo er Kontakte knüpfen und Freunde finden konnte, während er nicht nur neue Gerichte kochen lernte, sondern auch einige der alten Leibspeisen seiner Mutter. Schnell wurde für Adi das Kochen zu einer Art Therapie, nährend und gleichzeitig entspannend. Es bot ihm die Chance, Neues zu lernen, das Vermächtnis seiner Mutter zu ehren und die Liebe und Fürsorge, die sie ihm durch das Kochen vermittelt hatte, in sich aufzunehmen.

Nach drei Monaten bemerkte Adi, dass es ihm deutlich besser ging. Er hatte keine Panikattacken mehr, und seine Sorgen hatten stark abgenommen. Er erlernte drei Rezepte, die er sich abwechselnd kochte, und eines für gesunden Salat, das er zubereiten konnte, wenn die Zeit knapp war. Er plante die Essenszubereitung rechtzeitig, damit er in der Mittagspause nicht mehr von Fast Food verführt wurde. Er trat einem Online-Kochklub bei und besuchte weiterhin Kochkurse, um Anschluss zu finden und die Einsamkeit zu bekämpfen. Er kaufte sich ein Laufband und trainierte regelmäßig. Langsam, aber sicher schloss er Frieden mit dem Verlust seiner Mutter, fühlte sich wieder wie er selbst und kehrte zu einem entspannteren Gemütszustand zurück.

Anhand von chronischen Entzündungen können wir erkennen, wie eng die Beziehungen zwischen Ernährung, Immunsystem und Ängsten sind. In einer Studie aus dem Jahr 2010 hat die Psychoneuroimmunologin Janice Kiecolt-Glaser die Verknüpfungen zwischen diesen Prozessen beschrieben: Angst führt zu schlechter Ernährung, schlechte Ernährung zu Entzündung und Entzündung zu noch mehr Angst.[2] In diesem Kapitel entwirren wir diese komplizierten Zusammenhänge und lernen eine weitere Möglichkeit kennen, durch Ernährung zu innerer Ruhe zu finden.

Was ist Entzündung?

Über die schädlichen Auswirkungen von Entzündungen haben Sie sicherlich schon etwas gehört. In den letzten Jahren ist die Entzündung in der Hierarchie der Gesundheitsgefahren emporgestiegen und hat den Status eines Modeworts erreicht. Im Frühstücksfernsehen, in Büchern und natürlich im Internet findet man massenweise Ratschläge, wie Entzündungen im Körper zu bekämpfen sind. Die erhöhte Aufmerksamkeit hat einen guten Grund, denn chronische Entzündungen stecken hinter Herzkrankheiten, Schlaganfällen und Diabetes und sind damit weltweit die häufigste Todesursache. Die Weltgesundheitsorganisation schätzt, dass 74 Prozent aller Todesfälle und 86 Prozent aller Tode vor dem 70. Lebensjahr auf nicht übertragbare Krankheiten zurückzuführen sind, von denen viele eng mit Entzündungen verbunden sind.[3] Und jüngste Forschungsergebnisse legen nahe, dass Entzündungen auch ein gewichtiger Faktor bei psychischen Erkrankungen sind.

Da das Thema Entzündung in aller Munde ist, kann ich davon ausgehen, dass Patienten damit zumindest einigermaßen vertraut sind, wenn ich es anspreche. Aber ich stelle oft fest, dass es sie ein bisschen überfordert, all das Aufgeschnappte unter einen Hut zu bringen. Entzündungen sind als Thema so komplex und können so viele verschiedene Schäden im Körper anrichten, dass es in allen Einzelheiten schwierig zu verstehen ist. Ich bin der Meinung, dass man die tatsächlichen gesundheitlichen Auswirkungen begreifen muss, die sich hinter den Schlagwörtern verbergen, damit man die Informationen so verarbeitet, dass es auch der Psyche zugutekommt.

Dass Entzündung etwas *Schlechtes* ist, ist leicht zu verstehen, aber die Frage, warum das so ist, erfordert etwas mehr Denkarbeit. Ein Grund für die Verwirrung ist, dass Entzündungen *nicht immer* schlecht sind. Die Art von Entzündung, die Sie wahrscheinlich am besten kennen, ist sogar gut – auch wenn sie sich nicht gut anfühlt. Die Rötung, die Schwellung und der Schmerz, die nach einer Verletzung eintreten – ob Schnittwunde, Mückenstich oder Verstauchung –, sind allesamt Anzeichen einer sogenannten akuten Entzündung. Wie im dritten Kapitel bereits erwähnt, ist die akute Entzündung eines der Lieblingswerkzeuge des Immunsystems. Eine Entzündung führt dazu, dass sich die Blutgefäße weiten und mehr Blut zum verletzten Gewebe fließt. Eine Flut von weißen Blutkörperchen strömt herbei und macht eindringenden Krankheitserregern das Leben schwer. Außerdem verschafft die Entzündung den Immunzellen einige Vorteile und wirkt auch sonst heilungsfördernd. Nicht nur bei Verletzungen, sondern auch bei der Bekämpfung innerer Erkrankungen ist eine akute Entzündung nützlich. Jede Krankheit, die auf »-itis« endet, verursacht in irgendeiner Weise eine Entzündung. So ist bei der Konjunktivitis oder Bindehautentzündung das Auge entzündet, bei der Bronchitis sind es die Atemwege und bei der Dermatitis die Haut.

Akute Entzündungen verursachen fast immer Schmerzen, Juckreiz oder andere Unannehmlichkeiten. Daher wird bei einer Krankheit oder Verletzung mit akuter Entzündung oft versucht, die Entzündung abzuschwächen, damit man sich besser fühlt – zum Beispiel, indem man Eis auf den verstauchten Knöchel legt, um die Schwellung zu verringern. Aber die Entzündung gehört trotzdem zum Reparaturprozess des Körpers. Vor allem ist sie vorübergehend. Sobald das Immunsystem das Problem behebt, entweder aus eigener Kraft oder mit medizinischer Hilfe, klingt die Entzündung ab, und der Körper funktioniert wieder normal.

Aber was, wenn die Entzündung nicht verschwindet? Ein verstauchter Knöchel oder ein Schnitt am Finger verheilt leicht, aber andere Schäden sind für den Körper schwieriger zu beheben, sodass die Entzündungsreaktion länger andauert. Wenn sie über Monate oder Jahre anhält, wird sie als chronisch eingestuft. Sie ist dann viel heimtückischer und zerstörerischer. Chronische Entzündungen sind ein heimlicher Killer. Zwar haben einige chronische Entzündungen auffällige Symptome wie die schmerzhaft geschwollenen Gelenke bei rheumatoider Arthritis oder die Magen-Darm-Beschwerden bei Morbus Crohn, aber die meisten machen sich gar nicht bemerkbar. Oft weiß man erst, dass man an einer chronischen Entzündung leidet, wenn man einen Herzinfarkt oder Schlaganfall erleidet oder wenn es zu einer schweren, kaum behandelbaren Entzündungskrankheit kommt. Wie wir in Adis Fall gesehen haben, kann eine chronische Entzündung auch Angstsymptome hervorrufen wie die Panikattacken, die ihn nach einem Leben mit stabiler Psyche auf einmal plagten. Chronische Entzündungen haben alle möglichen Ursachen. Manchmal sind sie die Folge einer bakteriellen oder pilzlichen Infektion, die nicht ganz abgetötet werden konnte, im Gewebe schlummert und hin und wieder eine Immunreaktion auslöst, wie es beim chronischen Erschöpfungssyndrom der Fall ist. Manchmal werden sie, wie im dritten Kapitel angesprochen, durch Autoimmunerkrankungen wie Lupus verursacht, wobei der Körper versehentlich eigenes Gewebe angreift. Sie können auch aus einer anhaltenden Belastung mit Umweltgiften oder allergenen Substanzen entstehen.[4] Und wie wir bei Adi gesehen haben, können sie auch durch ungesunde Ernährung verursacht werden – ein Zusammenhang, auf den wir später in diesem Kapitel noch eingehen werden.

Unabhängig von der Ursache kann eine chronische Entzündung dem Körper erheblichen Schaden zufügen. Das ständige Abfeuern einer zwecklosen Immunabwehr kostet viel Energie, zieht Ressourcen von den Kernaufgaben des Körpers ab und überfordert das Immunsystem. Außerdem sind die Organe nicht dafür gemacht, die Strapazen einer Entzündungsreaktion über einen längeren Zeitraum auszuhalten. Ein Mechanismus, der eigentlich dem Körper bei der Heilung helfen soll, wird zu einer zerstörerischen Kraft, und die eigenen weißen Blutkörperchen schädigen das Körpergewebe. Im Laufe der Zeit können diese Schäden weitere Erkrankungen verursachen: metabolisches Syndrom (siehe sechstes Kapitel), Herzkrankheiten, Krebs, neurodegenerative Krankheiten wie Alzheimer und, wie Sie in diesem Kapitel erfahren werden, auch Angststörungen.[5]

Entzündung feststellen

Da wir eine chronische Entzündung nicht unbedingt sehen oder spüren, stellt man ihr Vorhandensein am sichersten mit einem Bluttest fest, der die Konzentration von Entzündungsmarkern misst, also von Stoffen, die bei Entzündungsreaktionen im Blut auftauchen. Viele dieser Marker sind Zytokine aller Art, also Botenstoffe des Immunsystems, wie im dritten Kapitel besprochen. Mit am häufigsten kommt das Interleukin-6 vor, ein Zytokin, das überall im Körper vor Krankheitserregern warnt.[6] Zu den Entzündungsmarkern, die keine Zytokine sind, gehören Proteine wie das C-reaktive Protein, das in der Leber produziert wird und in vielen Studien über Angststörungen ein nützlicher Entzündungsmarker ist.[7]

Nach Entzündungen wird im Rahmen der üblichen ärztlichen Blutuntersuchungen generell nicht gefahndet, diese kommen aber in der Alternativmedizin immer häufiger vor und sind in der Entzündungsforschung weitverbreitet. In der medizinischen Fachwelt herrscht Uneinigkeit über ihren Nutzen, denn sie können zwar das Vorhandensein einer Entzündung bestätigen, helfen aber nicht dabei, deren Ursache zu bestimmen. Sie unterscheiden auch nicht zwischen akuter und chronischer Entzündung. Mit anderen Worten: Selbst wenn ein Test auf Entzündungsmarker positiv ausfällt, bleiben Ursache und Ausmaß der Entzündung immer noch eine Rätselaufgabe.

Meine Herangehensweise ist, eine möglichst sinnvolle Brücke zwischen den beobachtbaren Symptomen und den Labordaten zu schlagen. In vielen Fällen ist Testen besser als Raten – zum Beispiel würde ich bei Verdacht auf einen Vitaminmangel immer einen Test verordnen. Aber wie wir bei Adi gesehen haben, sind Entzündungstests nur selten notwendig, vor allem, weil die von mir empfohlene Ernährungsumstellung eine risikoarme Behandlung ist. Anstatt teure Bluttests zu prüfen, die möglicherweise keine endgültige Antwort liefern, ändern wir lieber die Ernährung und warten ab, ob sich die Symptome verändern.

Entzündung und Ängste

Lassen Sie sich kurz durch den Kopf gehen, was Sie über Entzündungen gelernt haben: Es handelt sich um einen Schutzprozess, der abläuft, obwohl es gar keine Bedrohung gibt, und dem Körper, den er schützen soll, Schaden zufügt. Kommt Ihnen dieses Schlamassel bekannt vor? Das müsste es, denn es ist das gleiche Muster wie das der Angst, wie im ersten Kapitel beschrieben. Eine chronische Entzündung ist eine anhaltende Immunreaktion ohne akute Ursache. Angst ist eine anhaltende Furchtreaktion ohne greifbare Bedrohung. Mit anderen Worten: Beide sind Komponenten der körpereigenen Abwehrkräfte, die außer Kontrolle geraten und Schaden anrichten.

Wichtiger als diese philosophische Spiegelung ist natürlich die wissenschaftlich felsenfest belegte Wechselwirkung zwischen den beiden. Der einfachste Nachweis ihrer Verbindung sind die zahlreichen Studien, die bei Patienten mit unterschiedlichen Angststörungen hohe Werte an Entzündungsmarkern festgestellt haben. So ergab eine 2018 durchgeführte Überprüfung von 41 Studien, dass Angstbetroffene höhere Werte an entzündungsfördernden Zytokinen aufweisen als gesunde Kontrollpersonen.[8] Eine Übersichtsstudie aus dem Jahr 2019 ergab, dass GAD-Patienten (Glutamat-Decarboxylase) bei C-reaktivem Protein deutlich höhere Werte haben als die Kontrollpersonen.[9] Eine Studie aus dem Jahr 2022 belegte den gleichen Zusammenhang sowohl bei generalisierter Angststörung als auch bei Panikstörungen.[10] Und eine Studie aus dem Jahr 2021 mit 144.890 Datensätzen aus einer britischen Datenbank kam zu ähnlichen Ergebnissen: Die Werte von Interleukin-6 und C-reaktivem Protein waren bei Personen mit Depressionen und Angststörungen erhöht.[11] Studien zu Depressionen haben ähnliche Ergebnisse.[12]

Die Korrelation zwischen Ängsten und erhöhten Entzündungsmarkern legt eine Verbindung zwischen den beiden Symptomen nahe, die zu regelmäßig ist, um Zufall zu sein. Aber sie sagt nicht viel über die Kausalität aus. Verursachen Ängste Entzündungen? Oder verursachen Entzündungen Ängste? Es wird Sie nicht überraschen, dass die aussagekräftigsten Forschungsergebnisse auf eine Wechselwirkung hindeuten.

Es gibt Hinweise darauf, dass Entzündungen im Körper Ängste im Gehirn auslösen können. In Tierversuchen hat man Mäusen entzündliche Zytokine zugeführt. Diese simulierte Entzündung brachte bei den Mäusen ein depressives und ängstliches Verhalten hervor, das wieder verschwand, als sie mit entzündungshemmenden Zytokinen behandelt wurden.[13] Studien am Menschen haben ergeben, dass krankheitsbedingte Entzündungen zu Stimmungsschwankungen wie Depressionen und Angstzuständen führen können, was zusammen mit anderen negativen Auswirkungen als »Krankheitsverhalten« bezeichnet wird.[14]

Andersherum gilt die chronische Stressreaktion, wie im dritten Kapitel festgestellt, als eine der Hauptursachen für Entzündungen.[15] Wir wissen bereits, dass Stresshormone wie Cortisol und Adrenalin kurzfristig hilfreich sein können, aber schädlich sind, wenn sie über einen längeren Zeitraum in hoher Konzentration vorhanden bleiben. Auf jeden Fall ist eine chronische, anhaltende Stressreaktion als Ursache für chronische Entzündungen bekannt.[16] Und wie wir wissen, sind Stress und Angst zwar nicht dasselbe, aber Ängste können die negativen Auswirkungen von Stressphasen verschlimmern und verlängern. Außerdem verzögern negative Emotionen wie Angst nachweislich den Wundheilungsprozess und erhöhen dadurch das Risiko einer bleibenden Entzündung.[17] Psychische Probleme werden auch mit einer erhöhten Produktion von Entzündungszytokinen assoziiert, auch wenn sonst gar keine Entzündungen vorliegen.[18] Mit anderen Worten: Ein angstgeplagtes Gehirn kann Entzündungen im Körper verursachen oder verschlimmern.

Obwohl es eindeutige und solide Forschungsergebnisse gibt, welche die Zusammenhänge zwischen Psyche und Entzündung belegen, stehen wir bei der Frage, wie genau Entzündungen Ängste verschlimmern (und umgekehrt), noch ganz am Anfang. Durch bildgebende Verfahren, welche die Reaktion des Gehirns auf entzündliche Zytokine wiedergeben, haben Forscher herausgefunden, dass Entzündungsmarker ein Ungleichgewicht unter den Neurotransmittern herbeiführen können, wodurch wichtige Botenstoffe wie Serotonin, Dopamin und GABA verringert werden. In ähnlicher Weise kann eine Darmdysbiose zu einem Mangel an diesen Stoffen führen und dadurch die Gehirnchemie stören. Außerdem kann eine Entzündung im ZNS die Reaktanz der Amygdala erhöhen – die Sie im ersten Kapitel als Angstzentrale kennengelernt haben, aber auch die anderer Hirnregionen, die mit Stimmungsregulierung und Gefahrenabwehr zu tun haben.[19]

Irgendwo in diesen Zusammenhängen steckt sicherlich ein großes Potenzial für zukünftige Therapiemethoden, die mittels Entzündungslinderung

Ängste und andere psychische Leiden bekämpfen.[20] Einige Forscher glauben sogar, dass bei SSRIs wie Fluoxetin und Escitalopram, die gegen Angstzustände eingesetzt werden, auch die entzündungshemmende Wirkung eine Rolle spielt.[21] Es kommt sogar vor, dass entzündungshemmende Medikamente, die gar nicht zur Behandlung von psychischen Problemen gedacht sind, eine positive Wirkung haben. Eine Studie aus dem Jahr 2020 hat die Wirksamkeit des bekannten Entzündungshemmers Aspirin auf psychische Probleme bei Krebspatienten untersucht. In einer Kohorte von 316.904 Patienten mit Krebs wurde bei 5.613 Personen ein Jahr nach der Krebsdiagnose die eine Depression, Angststörung oder stressbedingte Störung festgestellt. Es zeigte sich jedoch, dass diejenigen, die bereits regelmäßig Aspirin eingenommen hatten – in der Regel zur Vorbeugung eines Herzinfarkts oder Schlaganfalls –, eine deutlich niedrigere Inzidenz an Angstzuständen und Depressionen aufwiesen als diejenigen, die dies nicht getan hatten.[22]

Damit will ich nicht sagen, dass man bei Angstzuständen sofort mit der Einnahme von Aspirin beginnen sollte, denn auch scheinbar harmlose, rezeptfreie Medikamente können Komplikationen und Nebenwirkungen haben: Zum Beispiel verdünnt die tägliche Einnahme von Aspirin das Blut und kann zu Magenblutungen führen. Es bedarf weiterer Forschung, um die genauen Zusammenhänge zwischen Ängsten und Entzündungen zu verstehen und die Wirksamkeit und Sicherheit von Behandlungen mit entzündungshemmenden Medikamenten zu bestimmen.

Gesichertes Wissen ist jedoch, dass eine der Hauptursachen für chronische Entzündungen eine falsche Ernährung ist. Und eine der besten Methoden zur Linderung von Entzündungen ist eine gesunde Ernährung mit entzündungshemmenden Nahrungsmitteln. Wenn also eine schlechte Ernährung die Entzündung verschlimmert und die Entzündung die Ängste verschlimmert, dann kann eine entzündungshemmende Ernährung die Ängste bekämpfen. Bevor wir uns mit der Frage befassen, wie unsere Nahrung Entzündungen verschlimmern kann, möchte ich noch auf eine spezielle Art der Entzündung eingehen, die eine besondere Gefahr für die Psyche darstellt.

Neuroinflammation und ihre Gefahren

Bisher haben Sie etwas über chronische Entzündungen erfahren, die überall im Körper auftreten können. In der medizinischen Fachliteratur werden sie als »periphere Entzündungen« bezeichnet. Es gibt jedoch eine spezielle Art von Entzündung, die für das Gehirn von besonderer Bedeutung ist: die Neuroinflammation. Wie der Name schon sagt, ist eine Neuroinflammation eine Entzündung, die sich im ZNS abspielt, also im Gehirn und im Rückenmark. Im Gegensatz zum Verdauungstrakt, der für die Abwehr von aufdringlichen Mikroben, die mit der Nahrung eingeschleust werden, gut gerüstet ist, ist das ZNS gar nicht dafür ausgelegt, mit gefährlichen Krankheitserregern konfrontiert zu werden. Das bedeutet, dass eine Neuroinflammation eine sehr ernste Abwehrreaktion ist, ein verzweifelter Versuch, das Gehirn vor Schaden zu bewahren.

Wie alle anderen Entzündungen im Körper sind auch Entzündungen im ZNS zunächst eine koordinierte Reaktion, um schädliche Eindringlinge abzuwehren. Die wichtigsten Immunsoldaten im Nervensystem sind ovale Zellen namens Mikroglia, die in der Neuroimmunabwehr mehrere Funktionen erfüllen, darunter die Entdeckung von Bedrohungen, die Produktion von Zytokinen und die Aufgabe, Krankheitserreger und beschädigte Zellen nach Makrophagenart zu verschlingen. Wenn sie merken, dass etwas nicht stimmt, können Mikroglia eine starke Entzündungsreaktion auslösen, um das Problem zu beheben.[23]

Wie bei Entzündungen in anderen Organen kann diese Reaktion hilfreich sein, aber auch schädlich, vor allem, wenn sie über längere Zeiträume anhält. Im Idealfall wird die akute Entzündungsreaktion abgeschaltet, sobald die Bedrohung neutralisiert ist, und die Neuronen des ZNS können wieder ihrer Arbeit nachgehen und beim Denken, Fühlen und Wissen, Agieren und Reagieren helfen. Nimmt die Neuroinflammation jedoch aufgrund einer chronischen Belastung mit Giftstoffen oder eines Kurzschlusses im Immunsystem unkontrolliert zu, können ernsthafte Probleme entstehen.

Wie bei der peripheren Entzündung ist auch bei der Neuroinflammation eine der Hauptursachen nachweislich Stress, denn er stachelt die Mikroglia in der Amygdala, im Hippocampus und in anderen Angstzentren an.[24] Mikrogliale Aktivierung wird mit Ängsten,[25] Depressionen[26] und anderen schweren neurologischen Erkrankungen in Verbindung gebracht, darunter Alzheimer, Parkinson, Multiple Sklerose und amyotrophe Lateralsklerose.[27] Auch hier handelt es sich um ein sehr junges Forschungsgebiet, und ich habe das Gefühl, dass wir beim Verstehen der Neuroinflammation erst an der Oberfläche kratzen.

Interessanterweise haben neuere Forschungen ergeben, dass die Ernährung einen echten Einfluss auf die Neuroinflammation haben kann und Angstzustände sowie das Risiko anderer langfristiger neurologischer Erkrankungen möglicherweise verringert. Diese Forschungen befassen sich nicht damit, *was* man isst, sondern *wann* man isst. Untersucht werden die Auswirkungen von Essensreduktion, indem entweder die Tagesration oder der Zeitraum, in denen man isst, begrenzt wird.[28] Mehr über die Möglichkeiten, die das intermittierende Fasten bietet, erfahren Sie im elften Kapitel.

Entzündung durch Ernährung

Im Medizinstudium hatte ich eine Freundin, die allergisch gegen Erdnüsse war. Ich weiß noch, dass es mich wunderte, wie sehr sie ständig darauf achtete, nicht mit Erdnüssen in Berührung zu kommen. Sie mied fast alle Backwaren, weil sie wusste, dass selbst ein Keks ohne Erdnüsse möglicherweise beim Backen kontaminiert worden war. Sie wohnte nur mit Mitbewohnern zusammen, die damit einverstanden waren, dass weder Erdnüsse noch Erdnussbutter ins Haus kamen. In der Tasche ihres Laborkittels hatte sie immer ihren EpiPen dabei, auch wenn wir Krankenhausdienst hatten und weder Erdnüsse noch andere Snacks in Sicht waren.

Zwar fand ich es beachtlich, wie gewissenhaft sie sich schützte, aber die Schwierigkeit ihrer Lage verstand ich erst, als ich mich beruflich mit den verheerenden Auswirkungen falscher Ernährung befasste. Es kann ein echter Schrecken sein, wenn man begreift, dass etwas so Simples und Lustvolles wie das Essen tödliche Nebenwirkungen haben kann. Und auch wenn die meisten von uns keine schweren Lebensmittelallergien haben, sind sie doch ein Beispiel, anhand dessen wir verstehen können, warum unser Körper auch andere schädliche Lebensmittel ablehnt.

Unser Essen besteht aus den gleichen Grundbausteinen wie wir selbst. Der Verdauungsprozess zerlegt die Nahrung in ihre Bestandteile, um sie in Nährstoffe und Energie umzuwandeln. Bei manchen Menschen hält der Körper jedoch einige dieser Verbindungen fälschlicherweise für Gift und versucht sie abzustoßen. Das Immunsystem alarmiert eine spezielle Zelle, die Mastzelle, die dann eine gespeicherte Immunchemikalie namens Histamin freisetzt. Histamin kann alle möglichen allergischen Symptome verursachen, und die meisten davon fachen Entzündungen an. Und wie wir in diesem Kapitel gelernt haben, bedeuten angefachte Entzündungen angefachte Ängste.

Demnach können Lebensmittelallergien auf zweierlei Weise Ängste verursachen: Aus den Bemühungen, die bedrohlichen Lebensmittel zu meiden, können sich Ängste entwickeln. Und eine allergische Reaktion auf Nahrungsmittel kann zu chronischen Entzündungen führen, die wiederum Ängste auslösen. Zudem gilt eine lebensmittelallergisch bedingte Entzündung als Risikofaktor für eine Neuroinflammation, die zu einer Vermehrung der Mikroglia und Entzündungsmarker im Gehirn führt.[29] Bei schweren Lebensmittelallergien denken wir an Anaphylaxie und andere ernste, ja lebensgefährliche Zustände, aber auch weniger extreme Lebensmittelallergien können langfristige Auswirkungen auf die psychische Gesundheit haben.

Lebensmittelallergien sind in den USA relativ weitverbreitet: Bei mehr als 10 Prozent aller Erwachsenen ist eine Lebensmittelallergie durch Tests belegt, und fast 20 Prozent geben an, eine zu haben (die Diskrepanz liegt erklärt sich aus nicht-allergischen Lebensmittelunverträglichkeiten und aus Unterschieden bei der Definition und Diagnose beider Erkrankungen).[30] Zudem ist die Zahl der Lebensmittelallergien in den letzten zehn Jahren erheblich angestiegen. In der Wissenschaft sind verschiedene Ursachen für die zunehmende Verbreitung von Allergien im Gespräch, aber ein Faktor scheint das Darmmikrobiom zu sein. Wie im dritten Kapitel festgestellt, spielt das Darmmikrobiom eine entscheidende Rolle bei der Entwicklung des Immunsystems, und Forschungen zufolge haben Menschen mit Lebensmittelallergien ein anders zusammengesetztes Mikrobiom als Menschen ohne Allergien.[31]

Das Darmmikrobiom spielt auch bei Menschen ohne Lebensmittelallergie eine wichtige Rolle bei Entzündungen. Bei dem engen Zusammenspiel zwischen Darmmikroben, Immunsystem und Psyche ist es nicht verwunderlich, dass der Darm Entzündungsreaktionen vermittelt. Wie wir bereits in anderen Zusammenhängen gesehen haben, entscheidet das Mischverhältnis der Bakterien im Mikrobiom mit darüber, ob im Darm ein entzündungsförderndes oder entzündungshemmendes Milieu herrscht. Eine Studie aus dem Jahr 2021 hat ergeben, dass eine darmgesunde Ernährung mit überwiegend pflanzlicher Nahrung und Fisch zu niedrigeren Entzündungswerten führt als eine ungesunde Ernährung mit Fertigkost, ungesunden tierischen Fetten und Zucker. Die gesündere Ernährung förderte laut Studie die Vermehrung von Bakterienarten, die an der Produktion von SCFAs beteiligt sind, und verbesserte den Nährstoffmetabolismus. Die ungesunde Ernährung ließ Bakterien wuchern, deren giftige Ausscheidungen Immunreaktionen auslösen und Entzündungen verstärken.[32]

Die Überwucherung mit schlechten Bakterien kann auch das im dritten Kapitel erwähnte Leaky-Gut-Syndrom verursachen. Das Leaky-Gut-Syndrom entsteht, wenn die Darmschleimhaut durch Giftstoffe Schaden nimmt und wegen eines unausgewogenen Darmmikrobioms durchlässig wird, sodass schädliche Krankheitserreger hindurchschlüpfen können. Sobald sie sich im Körper befinden, muss das Immunsystem sie irgendwie einfangen, bevor sie Schaden anrichten, und auch hier ist eine zunehmende Entzündung oft die erste Abwehrmaßnahme. Ist das Darmmikrobiom jedoch dauerhaft gekippt, bleibt der Darm undicht und kann sich nicht selbst reparieren. Dann hat es der Körper mit einem ständigen Zustrom von Krankheitserregern zu tun. Mit anderen Worten: Bahn frei für chronische Entzündungen und Ängste.

Entzündungen bekämpfen heißt Ängste bekämpfen

In den letzten zehn Jahren hat sich unser Wissen über die Beziehungen zwischen Darm und Psyche explosionsartig vermehrt, und ich vermute, dass in den nächsten zehn Jahren der Zusammenhang zwischen Entzündungen und Angst weiter enträtselt werden wird. Ich bin mir sicher, dass die Forschung noch herausfinden wird, wie wir durch die Behandlung von Entzündungen Ängste besser bekämpfen können – und natürlich die vielen gefährlichen Entzündungserkrankungen. Das Beste, was Sie gegenwärtig gegen Entzündungen tun können, ist, Ihren Speisezettel so zu gestalten, dass dort entzündungsfördernde Lebensmittel weggelassen und entzündungshemmende Lebensmittel bevorzugt werden.

Einzelheiten über eine entzündungshemmende Ernährung lesen Sie im zweiten Teil des Buches. In den nächsten beiden Kapiteln möchte ich den Blick auf den Anfang und das Ende des Verdauungsprozesses richten, um weitere Zusammenhänge zwischen Ernährung und Ängsten zu beleuchten. Zuerst geht es um Leptin, ein für die Regulierung von Nahrungsaufnahme und Appetit entscheidendes Hormon. Dann untersuchen wir den Stoffwechsel und Sie erfahren, wie der Körper aus der aufgenommenen Nahrung seine Energie erzeugt, wie diese Prozesse schieflaufen können und wie daraus eine große Gefahr für die Psyche erwächst.

5. Kapitel: Angst und das Appetithormon Leptin

Einen Arbeitstag voller Stress haben wir alle schon mal erlebt. Vom allerersten Blick in die E-Mails an, wahrscheinlich noch vor dem Aufstehen, geht alles in die Binsen, was Sie sich für den Tag vorgenommen haben. Sie verbringen Stunden damit, aufflammenden Streit zu schlichten und jähzornige Menschen zu beschwichtigen. Sie wissen, dass Ihre Leistung mit jeder missglückten Aufgabe nachlässt, aber Sie haben keine andere Wahl, als weiterzumachen.

Am Ende des Tages fühlen Sie sich unproduktiv, aufgerieben und auch am Ende Ihrer Kräfte. Sie stellen fest, dass Sie nichts gegessen und Ihren Schreibtisch nur verlassen haben, um die Toilette aufzusuchen. Sie lassen sich auf die Couch fallen, starren an die Decke und hören Ihr Herz rasen, während Sie darauf warten, dass sich Hirn und Körper beruhigen. Während Sie so daliegen, denken Sie ans Abendessen und an Wein – ein Glas reicht nicht, eine Flasche schon eher. In der Küche öffnen Sie den Vorratsschrank und überlegen, was Sie essen wollen. Sie sehen eine Schachtel mit Instant-Käsenudeln, aber eigentlich möchten Sie abnehmen und wissen, dass Sie keine Riesenschüssel mit raffinierten Kohlenhydraten und Fetten essen dürften.

Gerade als Sie sich entschlossen haben, einen gesunden Salat zu essen, meldet das Handy eine Sprachnachricht. Der Chef fragt, ob Sie in einer Stunde telefonisch erreichbar sind. Keine Erklärung, kein »alles in Ordnung«. Ihr Hirn schaltet auf Hochtouren. Worum geht es? Es muss irgendwas Wichtiges sein. Was kann so schlimm sein, dass es nicht bis morgen warten kann? Werden Sie gefeuert? Wird die Abteilung aufgelöst, werden alle entlassen? Auch wenn es keinen Grund zur Panik gibt, nervt es Sie, dass es im Homeoffice manchmal keinen Feierabend gibt, bei dem Sie pünktlich das Büro verlassen. Stattdessen erstreckt sich die Arbeit über den ganzen Tag, ohne Grenzen.

Sie schauen auf die Uhr. Eine Stunde ist nicht viel, aber plötzlich kommt sie Ihnen wie eine Ewigkeit vor, und Sie grübeln darüber nach, was Ihr Chef wohl von Ihnen will. Immerhin haben Sie noch Zeit zum Essen. Sie wenden sich wieder dem Küchenschrank zu, aber jetzt kommt es nicht mehr so auf vernünftige Ernährung an. Sie holen die Käsenudeln heraus, ein Baguette, das mit Knoblauchbutter getränkt wird, und eine Tiefkühlpizza, die Sie nur gekauft haben, weil sie im Angebot war. Ehe Sie sich's versehen, haben Sie alles verschlungen, gerade rechtzeitig, um die Benachrichtigung auf dem Handy zu hören, die Ihre Angst wieder hochschnellen lässt. Ihr Chef ist bereit fürs Telefonat.

Was ist schiefgelaufen? Sie waren sich völlig im Klaren darüber, beim Essen eine schlechte Wahl zu treffen, aber plötzlich schien Ihr Gehirn nicht mehr auf die Vernunft zu hören, plötzlich schien etwas Instinktiveres die Oberhand zu gewinnen. Teilweise gab es auch praktische Gründe: Vielleicht sagen Sie sich, dass Sie das Junkfood nur gegessen haben, weil es einfacher oder bequemer war als gesündere Alternativen. Aber wahr ist auch: Stress und Ängste machen Lust auf Essen, und zwar besonders auf Wohlfühlkost voller Kalorien, Kohlenhydrate, Fett und Zucker, die in solchen Momenten Befriedigung schafft. Wissenschaftliche Studien haben bestätigt, dass der Verzehr von zucker- und fetthaltigen Lebensmitteln in emotional schwierigen Lebenslagen zu einer kurzfristigen Verbesserung der Stimmung führen kann.[1]

Dieser Zusammenhang wurde auch medizinisch anhand eines Hormons namens Leptin untersucht. Seit seiner Entdeckung im Jahr 1994 ist Leptin ins Zentrum der Appetitforschung gerückt. Bei der Frage danach, wie Körper und Gehirn uns mitteilen, wann wir hungrig sind und was wir essen sollen, hat sich Leptin als wichtiges Puzzleteil erwiesen. Jüngste Forschungsergebnisse deuten auch darauf hin, dass Leptin in der engen Beziehung zwischen Ängsten und Essen eine Rolle spielt.

Was ist Leptin?

Leptin ist ein Hormon, das vom sogenannten weißen Fettgewebe ausgeschüttet wird. Damit ist das Gewebe gemeint, das den größten Teil der Fettreserven eines erwachsenen Menschen ausmacht. Fettgewebe wird zwar gerne verteufelt, aber ein gesunder menschlicher Körper benötigt einen erheblichen Prozentsatz an Körperfett, um richtig zu funktionieren. Früher dachte man, das Fettgewebe sei weitgehend funktionslos und diene nur als Isolation gegen Kälte und als Speicher für überschüssige Kalorien. Aber neuere Forschungen haben ergeben, dass das Fettgewebe eigentlich ein vollwertiges endokrines Organ ist und Hormone ausschüttet, die den ganzen Körper beeinflussen.[2] Eines dieser Hormone ist Leptin, dessen Hauptfunktion darin besteht, dem Gehirn durch Einläuten des Sättigungs- oder Völlegefühls zu signalisieren, dass genug gegessen wurde.

Im Grunde ist Leptin eine Art Thermostat für die längerfristigen Energiespeicherbedürfnisse des Körpers. Ein erhöhter Leptinspiegel reduziert den Appetit, ein niedriger steigert ihn. Wer also mehr Fettgewebe und damit größere Energiespeicher hat, produziert mehr Leptin, das dem Hirn anzeigt, dass nicht übermäßig gegessen werden muss. Wer weniger Fettgewebe hat, produziert weniger Leptin, sodass dem Gehirn signalisiert wird, dass der Körper sich vorrangig um Nahrung kümmern muss, um nicht zu verhungern.

Zur langfristigen Verwaltung der Fettspeicher steuert Leptin auch die Menge, die man pro Mahlzeit zu sich nimmt, und bestimmt sogar, auf welche Speisen man Appetit hat, besonders in stressigen Zeiten. Verschiedene Studien haben ergeben, dass der Leptinspiegel nach akutem Stress sinkt. Wenn man also gestresst oder angstgeplagt ist, ist das Signal, dass man genug gegessen hat, für das Gehirn schwerer zu empfangen.[3] Außerdem haben Studien ergeben, dass ein niedriger Leptinspiegel mit dem Verlangen nach vertrautem, befriedigendem Essen korreliert, ein erhöhter Leptinspiegel in stressigen Zeiten dagegen mit weniger Verzehr von solchem Trostessen.[4] Und um es noch komplizierter zu machen, kann ein Überschuss an Leptin als Folge von Übergewicht die Leptinrezeptoren überfordern und eine sogenannte Leptinresistenz hervorrufen. Dann funktioniert das Leptin auch in hohen Mengen nicht richtig, sodass es noch schwieriger wird, sich das übermäßige Essen abzugewöhnen.[5]

Da Leptin eine Schlüsselrolle bei der Regulierung von Appetit und Heißhunger spielt, ist es klar, dass Störungen des Leptinhaushalts auch die besten Diätpläne durcheinanderbringen können. Und die Wissenschaft hat entdeckt, dass Leptin neben seinen Kernaufgaben noch auf andere Weise den Körper beeinflusst. Wir begreifen langsam, dass Leptin ein echtes Von-Kopf-bis-Fuß-Hormon ist, das Einfluss auf das Herz-Kreislauf-System, das Magen-Darm-System, das Nierensystem, das Immunsystem und das Bindegewebe hat.[6] Am wichtigsten ist jedoch die Wirkung von Leptin auf das Gehirn, denn dort zeigt sich ein weiterer wichtiger Zusammenhang zwischen Essen und Ängsten.

Geschlechterunterschiede in der Leptinkonzentration

Nach der Entdeckung des Leptins hat die Forschung mit als Erstes festgestellt, dass Frauen einen deutlich höheren Leptinspiegel haben als Männer – in der Regel drei- bis viermal so hoch. Man könnte diese Diskrepanz auf Unterschiede im Fettgewebe zurückführen, da Frauen tendenziell einen höheren Körperfettanteil haben als Männer. Aber der Unterschied besteht auch bei unterschiedlichen Körpergewichten und Körperfettanteilen. Außerdem scheint das Gehirn von Frauen empfindlicher auf Leptin zu reagieren, und bei übergewichtigen Männern mit abnorm hohen Leptinwerten ist die Wahrscheinlichkeit, dass sie eine Leptinresistenz entwickeln, höher als bei Frauen.[7]

Es gibt Theorien darüber, warum diese Diskrepanz besteht: Der Leptinspiegel bei jungen und alten Männern liegt tendenziell näher an dem von Frauen, was darauf hindeutet, dass ein höherer Testosteronspiegel eine Senkung des Leptinspiegels bewirkt.[8] Zudem haben Frauen eine andere Physiologie und eher mehr subkutanes Fett, während Männer eher mehr viszerales Fett haben, das weniger Leptin produziert.[9] Wichtig ist jedenfalls, dass Männer mehr Probleme mit Leptin haben als Frauen, sei es, weil ihr Leptinspiegel von Natur aus niedrig ist oder weil ihr Gehirn leptinresistent wird.

Diese Diskrepanz prägt auch die Leptin-Forschung, denn viele Studien liefern unterschiedliche Ergebnisse bei Frauen und Männern oder beschränken sich auf nur ein Geschlecht. Doch auch wenn Leptin die Geschlechter in unterschiedlichem Maße beeinflusst, spielt es doch im Wesentlichen dieselbe Rolle und hat bei Männern wie Frauen die gleichen Auswirkungen auf die Psyche. Deshalb sollten wir uns alle mit diesen Auswirkungen beschäftigen.

Leptin und Ängste

Auf welche Weise übermäßiges Essen, besonders Fett- und Zucker-Exzesse, Ängste verstärkt, ist nach allem, was wir bisher in diesem Buch gelernt haben, nicht schwer zu erraten: Solche Essgewohnheiten können sehr wohl zu der im zweiten Kapitel vorgestellten Art von Darmdysbiose führen, die dann die Gehirnchemie aus dem Gleichgewicht bringt, das Immunsystem wie im dritten Kapitel beschrieben durcheinanderbringt, und chronische Entzündungen herbeiführt, wie im vierten Kapitel erklärt. Wieder einmal zeigt sich, dass all diese Systeme so eng miteinander verknüpft sind, dass es schwierig sein kann, die genaue Ursache einzelner Beschwerden festzustellen.

Aber abgesehen davon, dass Störungen im Leptinhaushalt schlechte Ernährungsgewohnheiten mitverursachen, gibt es auch immer mehr Hinweise darauf, dass sie auch direkt an der Entstehung von Ängsten beteiligt sein könnten, weil Leptin das Gehirn beeinflusst. Um die Fettspeicher zu verwalten und den Appetit zu regulieren, ist ein komplizierter Signalprozess nötig, bei dem das Leptin von den Fettzellen aus durch den Körper zirkuliert und die Energiespeicher prüft, um diese Informationen dann zwecks Appetitregulierung ans Gehirn weiterzuleiten. Diese Informationsübertragung im Gehirn erfolgt über den Hirnstamm, den Hypothalamus und die Amygdala.[10] Aus dem ersten Kapitel wissen Sie ja, dass der Hypothalamus und die Amygdala Angstherde sind und dass dort Prozesse wie Belohnung und Motivation, Angstreaktion und Kampf-oder-Flucht-Reaktion gesteuert werden.

Viele Studien belegen, dass ein guter Leptinhaushalt eine beruhigende Wirkung auf diese Hirnregionen hat und zur Linderung von Ängsten beiträgt. Tierversuche haben zum Beispiel ergeben, dass ein erhöhter Leptinspiegel zu einer Verringerung ängstlicher Verhaltensweisen führt, die mit den Wirkungen des gängigen Angstmedikaments Fluoxetin vergleichbar ist.[11] Ähnliche Wirkungen wurden auch bei Menschen festgestellt. Studien konnten bestätigen, dass ein höherer Leptinspiegel bei Männern wie Frauen mit geringeren Angstzuständen einhergeht.[12]

Semaglutid – für Gewichtsabnahme und gegen Ängste

Semaglutid ist ein Medikament zur Gewichtsabnahme, das unter den Markennamen Ozempic und Wegovy angeboten wird und für viel Interesse und Diskussion sorgt. Ozempic wurde 2017 in den USA für die Anwendung bei Erwachsenen mit Typ-2-Diabetes zugelassen.[13]

Ozempic wird wöchentlich gespritzt und senkt den Blutzucker, indem es der Bauchspeicheldrüse hilft, mehr Insulin zu produzieren. Inzwischen ist Wegovy auch als Abnehm-Medikament zugelassen. Sie fragen sich vielleicht, warum ich das in einem Kapitel über Leptin erwähne, aber lassen Sie es mich erklären. Wenn wir über Leptin sprechen, müssen wir auch GLP-1 (*glucagon-like peptide-1*) erwähnen. Das ist ein Hormon, das von den endokrinen Zellen des Darms ausgeschüttet wird. GLP-1 hemmt den Appetit und damit auch die Nahrungsaufnahme.[14]

Ozempic wirkt wie ein GLP-1-Rezeptor-Agonist – es senkt also den Nüchternblutzucker sowie den Blutzucker nach einer Mahlzeit, indem es die Insulinausschüttung anregt. Ozempic kann aber auch die Leptinempfindlichkeit verbessern und Leptinresistenz verringern. Durch die Aktivierung des GLP-1-Rezeptors kann Ozempic die Leptinsignale im Gehirn verstärken, was ein Sättigungsgefühl herbeiführt und Heißhunger eindämmt.

Eine bevölkerungsbezogene Studie aus Taiwan hat ergeben, dass bei Menschen, die GLP-1-Rezeptor-Agonisten zur Behandlung von Diabetes einnehmen, das Risiko für Angstzustände deutlich verringert ist. Von dieser Wirkung wurde anekdotisch auch in den Medien berichtet. Auch wenn wir noch nicht so weit sind, solche Medikamente psychotherapeutisch zu verschreiben, ist es hilfreich, über ihre Auswirkung auf Ängste Bescheid zu wissen. Und schließlich helfen sie möglicherweise auch indirekt bei Ängsten, indem sie den Stoffwechsel verbessern und den Blutzuckerspiegel stabilisieren.

Andererseits wird auch ein niedriger Leptinspiegel mit einer Reihe von Angststörungen in Verbindung gebracht. In einer Studie an Menschen, die an einer Panikstörung litten, erlebten Teilnehmende mit niedrigem Leptinspiegel häufiger Panikattacken als solche mit höherem Spiegel.[15] Niedrige Leptinwerte wurden auch bei Männern mit GAD festgestellt.[16] Ein ähnlicher Zusammenhang hat sich bei Patienten mit Zwangsstörungen und Depressionen ergeben.[17] Im Tierversuch hat Leptin sogar das Potenzial gezeigt, soziale Ängste aufzuheben, indem es bei Mäusen mehr Vertrauen und soziale Interaktion hervorrief.[18]

Da Leptin eine im Körper gebildete Substanz ist, kann man über die Ernährung nicht einfach »mehr davon« zuführen. Verursacht ein niedriger Leptinspiegel jedoch Appetitprobleme und seelische Beschwerden, lässt sich der Leptinspiegel durch bestimmte Ernährungs- und Verhaltensänderungen nachweislich erhöhen. Für normalgewichtige Menschen ohne Leptinresistenz ist eine Ernährung mit einem hohen Anteil an gesunden Omega-3-Fettsäuren, wenig Kohlenhydraten und Zucker sowie viel Obst und Gemüse am besten geeignet. Die mediterrane Ernährung, die im elften Kapitel ausführlich besprochen wird, ist zum Beispiel eine gute Wahl.

Höhen und Tiefen des Leptinspiegels

Bisher haben Sie gelernt, dass der Leptinspiegel in einem umgekehrten Verhältnis zum Angstzustand steht: Je höher das Leptin, desto geringer die Angst, und je niedriger das Leptin, desto größer die Angst. Dieser Zusammenhang trifft zwar in den meisten Fällen zu, aber er ist nicht die ganze Wahrheit. In einigen Fällen kann ein hoher Serum-Leptinspiegel – also eine große Menge Leptin im Blut – tatsächlich mit *mehr* Ängsten korrelieren.

Dieser positive Zusammenhang zwischen Leptin und Angst wird normalerweise bei Menschen festgestellt, die adipös sind oder ihren Appetit aus anderen Gründen nur schwer zügeln können. In einer Studie wurde zum Beispiel der Leptinspiegel von Brustkrebspatientinnen untersucht, die auch unter Angstzuständen litten. Bei 200 Teilnehmerinnen stieg der Leptinspiegel bei den Adipösen dramatischer an, wenn sie in Angst waren, während dies bei nicht fettleibigen Teilnehmerinnen nicht der Fall war.[19] Eine andere Studie hat ergeben, dass bei Jugendlichen im Alter von zehn bis sechzehn Jahren, die ihren Appetit nur schwer zügeln können, ebenfalls ein positiver Zusammenhang zwischen Ängsten und einem hohen Leptinspiegel besteht.[20] Mehrere andere Studien belegen, dass eine posttraumatische Belastungsstörung mit einem gesteigerten Adipositasrisiko und einem erhöhten Leptinspiegel verbunden ist.[21] Und der Umstand, dass viele Psychopharmaka eine Gewichtszunahme als Nebenwirkung mit sich bringen, verschärft die Leptin-Angst-Problematik noch.[22]

Hohe Leptinwerte werden besonders mit Fällen von »somatischer Angst« in Verbindung gebracht. Das ist Angst, die sich in körperlichen Symptomen ohne psychische Begleiterscheinungen äußert. Ich hatte einmal eine Patientin namens Marguerite, eine 55-jährige alleinerziehende Mutter, die ihren Hausarzt aufsuchte, weil sie unter plötzlichen Anfällen von Schnappatmung litt. Sie war übergewichtig, aber ansonsten gesund, und es gab keine offensichtliche Ursache für ihre Symptome. Nachdem eine Reihe von Tests wie Elektrokardiogramm, Röntgenaufnahmen der Lunge und Blutuntersuchungen keinen Befund geliefert hatten, brachte ihr Hausarzt die Möglichkeit ins Spiel, dass Angstzustände die Ursache für ihre Symptome sein könnten. Marguerite war verständlicherweise skeptisch – sie hatte noch nie Ängste verspürt und neben ihren Atemproblemen auch keine auffälligen Veränderungen in ihrer seelischen Verfassung bemerkt. Dennoch willigte sie ein, mich aufzusuchen, um diese Möglichkeit zu ergründen.

Ich erklärte Marguerite, dass sich Angstsymptome auch ohne ein Angstgefühl über den Körper äußern können (»somatisch« bedeutet, dass etwas auf den Körper bezogen ist und nicht auf den Geist), beispielsweise durch Hyperventilation, die sie selbst erlebte, aber auch durch Herzklopfen, häufigem Wasserlassen, trockenem Mund und übermäßigem Schwitzen. Wir besprachen dann, wie ein hoher Leptinspiegel somatische Ängste auslösen kann, und Marguerite ließ daraufhin einen Leptin-Bluttest machen. Ebenso wie die im vierten Kapitel erwähnten Tests auf Entzündungsmarker werden Leptin-Tests regulär nicht vorgenommen und daher selten von den Krankenkassen übernommen, und die meisten Krankenhäuser und Labore sind nicht dafür ausgestattet. Marguerite fand jedoch einen privaten Anbieter und zahlte aus eigener Tasche für ihren Test, der einen hohen Leptinspiegel ergab. Vor dem Hintergrund ihrer Symptome war dies für mich ein deutliches Zeichen dafür, dass Marguerite an Leptinresistenz litt.

In den folgenden Monaten änderte sie ihre Lebensweise, um ihren Leptinspiegel unter Kontrolle zu bringen. Sie nahm eine ganze Reihe von Ernährungsumstellungen vor, beispielsweise indem sie Omega-6-reiche Pflanzenöle durch Omega-3-Fette ersetzte (mehr über die verschiedenen Fettarten in Teil 2). Aber das Ausschlaggebende war für sie der Verzicht auf Zucker. Sie achtete bereits auf augenfällige Kohlenhydrate wie Brot und Nudeln, musste sich aber erst noch die hohen Zuckeranteile bewusst machen, die in manchen Soßen, Dressings und Getränken lauern. Nachdem sie ihre Ernährung umgestellt hatte, hörte Marguerite auf zu hyperventilieren, verlor Gewicht und gewann die Kontrolle über ihr Leben zurück.

Leptinresistenz

Warum hat Leptin eine so scheinbar widersprüchliche Beziehung zu Angstzuständen? Ist es wirklich eine Frage des rechten Maßes? Braucht das Gehirn genau die richtige Menge, wohingegen sowohl Mangel als auch Überschuss Ängste auslösen? Nicht ganz.

Um diesen komplizierten Zusammenhang zu verstehen, muss man wissen, wie Hormone im Körper wirken. Damit ein Hormon seine Wirkung entfalten kann, braucht der Körper zwei Dinge: eine ausreichende Menge des Hormons, um die Nachricht zu senden, und einen funktionierenden Rezeptor, um die Nachricht zu empfangen. Das System kann also auf zwei Arten aus dem Ruder laufen. Wenn der Körper nicht genug Leptin produziert, bleibt der Leptinspiegel im Serum niedrig, und der Leptinmangel im Gehirn kann Angstzustände hervorrufen. Übergewichtige oder Adipöse produzieren aber von Natur aus viel Leptin, denn da Leptin vom Fettgewebe hergestellt und ausgeschüttet wird, bedeutet ein Überschuss an Fettgewebe auch einen Überschuss an Leptin. Wenn im Gehirn zu viel Leptin ist, können die Leptinrezeptoren nicht mehr richtig reagieren. So kann im Gehirn immer noch ein Leptindefizit registriert werden, obwohl das Hormonsystem mehr und mehr Leptin ins Gehirn pumpt, ohne das Problem zu beheben. Dann trudelt das Gehirn immer weiter in Angstzustände, obwohl der Leptinspiegel abnormal hoch ist.

Diese Funktionsstörung der Leptinrezeptoren wird Leptinresistenz genannt. Sie ähnelt einem anderen wichtigen Stoffwechselproblem, der Insulinresistenz, auf die im sechsten Kapitel noch näher eingegangen wird. Bei dieser verliert der Körper die Fähigkeit, auf das Hormon Insulin zu reagieren, was zu einem erhöhten Blutzuckerspiegel und damit zu Typ-2-Diabetes führt.

Tatsächlich treten Leptinresistenz und Insulinresistenz so häufig gemeinsam auf, dass die Forschung einen ursächlichen Zusammenhang vermutet.[23]

Leptinresistenz bringt sowohl Körper als auch Psyche in eine schwierige Lage. Ohne die Informationsübermittlung durch Leptin weiß das Gehirn nicht, wann es den Appetit zügeln muss und wie es sich von ungesunden Lebensmitteln fernhält, die noch mehr Schaden anrichten und Angstzustände auf vielfältige Weise verschlimmern. Die Behandlung einer Leptinresistenz ist sogar noch komplizierter als die Behandlung eines niedrigen Leptinspiegels, denn hierbei muss nicht der Leptinspiegel erhöht oder gesenkt werden, sondern den Leptinrezeptoren muss wieder ihre richtige Funktion antrainiert werden.

Glücklicherweise lässt sich die Leptinempfindlichkeit durch gezielte Änderungen in der Lebensweise wiederherstellen, wie wir bei Marguerite gesehen haben. Tierversuche bestätigen dies: Als adipöse Ratten mit starker Leptinresistenz auf eine gesündere Ernährung umgestellt wurden, erlangten sie ihre Leptinempfindlichkeit vollständig zurück.[24] Bei der Wiederherstellung der Leptinempfindlichkeit sind ähnliche Nahrungsmittel zu wählen wie diejenigen, die ich bereits für das Einhalten eines gesunden Leptinspiegels empfohlen habe, also beispielsweise die Zutaten der Mittelmeerdiät. Forschungen haben jedoch ergeben, dass es bei der Bekämpfung der Leptinresistenz auch darauf ankommt, wann und wie viel man isst. Eine Reihe von Fastenkuren und kaloriensparenden Diäten haben sich bei der Bekämpfung der Leptinresistenz als wirksam erwiesen. Bevor Sie jedoch eine strenge Diät beginnen, sollten Sie sich ärztlichen Rat einholen und sich einen Diätplan erstellen lassen, der gefahrlos und gesund ist.[25]

Wenn Sie übergewichtig sind und den Verdacht haben, an Leptinresistenz zu leiden, sollten Sie als Erstes versuchen, auf Zucker zu verzichten. In mehreren Tierversuchen wurde festgestellt, dass fruktosereiche Ernährung unabhängig vom Fettgehalt bei Mäusen eine Leptinresistenz hervorruft und dass sich die Leptinempfindlichkeit wieder einstellt, wenn die fruktosereiche Kost abgesetzt wird.[26] Es hat sich gezeigt, dass zuckerreiches Essen den Leptinspiegel bei übergewichtigen Menschen deutlich erhöht, vor allem wenn der Zucker in Süßgetränken steckt.[27] Mit dem Verzicht auf Zucker machen Sie einen guten ersten Schritt, um Ihr Verhältnis zum Leptin und Ihren Stoffwechsel insgesamt zu verbessern und Ihre Ängste einzudämmen.

Appetit auf Angstbekämpfung

Die Schwierigkeiten beim Erkennen, Verstehen und Behandeln einer Leptinresistenz können auch als Mahnung dienen, dass die Ursachen von Ängsten und Gewichtsproblemen oft nichts mit Willenskraft zu tun haben. Wenn Ihr Gehirn die beruhigende Wirkung, die Leptin auf Appetit und Stimmung ausübt, einfach nicht erfahren kann, ist das kein moralisches Versagen oder etwas, für das Sie sich schämen müssen. Es handelt sich einfach um ein chemisches Problem im Körper, das sich mit etwas Wissen und Mühe beheben lässt. Erschwert wird es heutzutage dadurch, dass ungesunde Lebensmittel billig und an jeder Ecke erhältlich sind. Aber mit Geduld, guter Planung und einem Sinn für vollwertige, gesunde Nahrungsmittel können Sie Ihre Ernährung und Ihre seelische Gesundheit durchaus wieder in den Griff bekommen.

Indem Leptin die Fettspeicher verwaltet und den Appetit regelt, hat es großen Einfluss auf den Stoffwechsel Ihres Körpers, jene äußerst komplizierte Maschinerie, die dafür sorgt, dass Sie die Energie haben, die Sie zum Leben brauchen. Ebenso wie eine Störung der Leptinfunktion psychische Probleme verursacht, ist ein aus der Balance geratener Stoffwechsel einer der größten Risikofaktoren für Angstzustände.

6. Kapitel: Stoffwechselstörungen und ihre Gefahren

Der 56-jährige Javier kam mit Beschwerden zu mir, die ich als schwere generalisierte Angststörung erkannte. Er war mit dem zunehmenden beruflichen Stress überfordert, aber ein Wechsel auf eine weniger stressige Stelle kam wegen der anstehenden finanziellen Belastung durch die Collegegebühren seines Sohnes nicht infrage. Er erzählte mir, dass er ständig fürchtete, sein Leben könne zusammenbrechen, er könne wegen schlechter Leistungen gefeuert werden, was bedeuten würde, dass sein Sohn nicht aufs College gehen könnte und seine Frau ihn verlassen würde. Im weiteren Gespräch konnte ich feststellen, dass diese Ängste nicht begründet waren, denn er nahm eine anstrengende, aber wichtige Stellung ein, und seine Frau und sein Sohn liebten ihn sehr. Aber das hinderte die Angstgefühle nicht daran, Javier echten Schaden zuzufügen und auch seine Familie zu belasten. Er ließ seine Sorgenlast in Streitereien mit seiner Frau und in Strenge gegenüber seinem Sohn einfließen, was ausgerechnet die Beziehungen strapazierte, um deren Erhalt er so besorgt war.

Als wir über seine körperliche Verfassung sprachen, gab Javier zu, dass er zugenommen hatte. Aber vor lauter Ängsten hatte er sich darüber keine Gedanken gemacht. Manchmal kam ihm das Essen wie die einzige Quelle der Freude in seinem Leben vor, da nahm er etwas mehr Bauchumfang bereitwillig hin. Er erzählte mir auch, dass seine Gewichtszunahme begonnen hatte, nachdem ihm sein früherer Psychiater ein SSRI verschrieben hatte. Davon hatte er an Gewicht zugelegt, ohne dass seine Angstzustände gelindert wurden. Ich räumte ein, dass dies ein Nachteil von SSRIs sei, und verstand, warum er sich nicht auf Benzodiazepine als kurzfristige Lösung einlassen wollte. Damit blieben uns als Möglichkeiten der Angstbekämpfung nur noch die Psychotherapie und ein ernährungspsychiatrischer Behandlungsplan.

Er war bereit, eine Therapie zu beginnen, obwohl er mit Therapeuten bisher keine zufriedenstellenden Erfahrungen gemacht hatte. Skeptischer war er gegenüber der Ernährungsumstellung, jedenfalls bevor einige Bluttests gemacht wurden. Javiers Laborwerte wiesen mehrere Anzeichen für einen gestörten Stoffwechsel auf. Neben seinen Gewichtsproblemen hatte er auch ein abnormes Lipidprofil. Besonders auffällig war, dass sein Blutzuckerspiegel den Rahmen komplett sprengte. Den Ergebnissen war zu entnehmen, dass Javier wahrscheinlich schon seit einiger Zeit am metabolischen Syndrom litt, das sich zu einem Typ-2-Diabetes (T2D) entwickelt hatte.

Die Diagnose war für Javier ein Weckruf. Um seinen Blutzucker zu senken, musste er seine Ernährung umstellen. Als ich ihm den Zusammenhang zwischen Stoffwechsel und Psyche erklärte, begriff er langsam, dass beide Erkrankungen zusammenhingen und dass eine gesündere Ernährung auch zu einer Besserung seiner Angstzustände führen würde. Ich teilte ihm mit, dass einer Studie zufolge 40 Prozent aller Diabetiker verstärkt unter Angstsymptomen leiden und dass bei 14 Prozent sogar die Voraussetzungen für eine GAD-Diagnose erfüllt sind.[1] Laut einer anderen Studie sind klinisch signifikante Angststörungen bei amerikanischen Diabetes-Betroffenen um 20 Prozent häufiger als bei gesunden Kontrollpersonen.[2] Weitere Untersuchungen haben ergeben, dass weniger schwere, subklinische Ängste bei Diabetikern ebenfalls schlimmer sind.[3]

Zu meiner Erleichterung war Javier offen für Veränderungen, denn es stand viel auf dem Spiel. Ängste erschweren die Erholung des Stoffwechsels und gehen bei T2D-Patienten mit mehr medizinischen Komplikationen einher.[4] Ich überwies Javier zwecks kognitiver Verhaltenstherapie an eine Kollegin, die ihm helfen sollte, seine negativen Gedanken und andere psychologische Probleme zu bewältigen. Dass er an eine bewährte Therapeutin überwiesen wurde, statt wie zuvor mit Praxen zu telefonieren, um einen Termin bei irgendeinem Therapeuten zu bekommen, fühlte sich für ihn sicherer an. Wir erstellten ihm auch einen persönlichen ernährungspsychiatrischen Diätplan, der nach und nach weniger gesunde Essgewohnheiten ausschloss und gesunde Vollwertkost einführte. Wir strichen die vorgeblich gesunden Proteinriegel, in denen sich einiges an Zucker verbarg, und verbesserten seine Kaffeevorlieben, indem wir zuckrige Mixturen durch einfachen Filterkaffee mit ungesüßter Nussmilch ersetzten. Wir brachten Ordnung in seinen Essensplan, und da er ohnehin kein großer Frühstücker war, nutzten wir die Kraft des intermittierenden Fastens.

Javier bemerkte schon innerhalb des ersten Monats Veränderungen, obwohl es noch dauerte, bis sich sein Stoffwechselprofil vollständig normalisierte. Als seine Ängste nachließen, folgte er umso bereitwilliger seinem ernährungspsychiatrischen Behandlungsplan, und innerhalb von sechs Monaten hatte er seinen Blutzucker wieder unter Kontrolle. Er war wieder in der Lage, die Zeit mit seiner Familie zu genießen, und konnte seinen Sohn auf ein gutes College schicken.

Stoffwechsel, was ist das?

Um lebendig zu bleiben, brauchen Sie Energie. Sie brauchen Energie, um Ihre Haustiere zu knuddeln und die Kinder zu umsorgen. Sie brauchen Energie, um E-Mails zu beantworten, mit Kollegen zusammenzuarbeiten und das Haus zu putzen. Sie brauchen Energie, um Sport zu treiben, zu kochen und Zeit mit Freunden zu verbringen. Um alle Herausforderungen des Lebens zu meistern und alle seine Freuden zu genießen, muss Ihr Körper die aufgenommene Nahrung mit höchster Effizienz in Lebensenergie umwandeln.

Sie haben bereits erfahren, welche vorbereitenden Schritte der Körper unternimmt, um Nahrung in Energie umzuwandeln. So wissen wir aus dem fünften Kapitel, welche Rolle Leptin bei der Regulierung des Appetits und der Fettspeicher spielt, und in den Kapiteln 2 und 3 haben Sie gelernt, wie der Darm Nahrung zersetzt und Eindringlinge abwehrt. Nach dem Zersetzen der Nahrung finden im Körper eine Reihe chemischer Reaktionen statt, bei denen Energie produziert und an die Zellen ausgeliefert wird, damit man den Tag übersteht. All diese Vorgänge werden zusammenfassend als Stoffwechsel oder Metabolismus bezeichnet.

Mit dem Stoffwechsel kommen Sie wahrscheinlich am ehesten beim Thema Körpergewicht in Berührung, denn wer, wie es im Volksmund heißt, einen »schnellen« Stoffwechsel hat, kann essen, was er will, ohne zuzunehmen, während jemand mit »langsamem« Stoffwechsel auch bei geringerer Zufuhr zunimmt. Wissenschaftlich gesehen ist die Sache komplizierter und nuancierter. Medizinisch bezeichnet man das »Tempo« des Stoffwechsels als Grundumsatz. Er wird als Faktor für die Gewichtsabnahme oft überbewertet, denn er wird der verblüffend komplizierten Architektur der Energiegewinnung im menschlichen Körper nicht gerecht. Der Körper führt ständig eine Vielzahl von Stoffwechselprozessen in einem außerordentlich komplizierten Netz aus chemischen Wechselwirkungen durch, das einen Biochemieprofessor ins Schwitzen bringen würde. Wir gehen jetzt nicht auf die ganze Komplexität dieser Prozesse ein, nur so viel: Die beiden Haupttypen von Stoffwechselreaktionen sind katabole Reaktionen, bei denen komplexe Verbindungen in nützliche Bausteine zerlegt werden; und anabole Reaktionen, bei denen wichtige biologische Verbindungen wie Proteine aus Rohstoffen zusammengesetzt werden.

Wie bei jedem komplizierten System kann auch beim Stoffwechsel viel schiefgehen. Fehler in irgendeinem Teil des Stoffwechsels, die entweder auf angeborene Defekte oder auf Umweltbelastungen zurückzuführen sind, können zu einer Stoffwechselstörung führen. T2D zum Beispiel ist eine Störung in der Steuerung des Blutzuckerspiegels. Die im Blut zirkulierende Glukose (eine Zuckerart) ist die Hauptenergiequelle des Körpers und wird durch das Hormon Insulin reguliert, das in der Bauchspeicheldrüse produziert wird. Insulin hilft den Zellen, Blutzucker aufzunehmen, sodass sie Energie für ihre lebenserhaltenden Aufgaben erhalten. Aber bei T2D-Patienten wird entweder nicht genug Insulin produziert oder die Zellen hören nicht mehr auf das Insulin, was dann als Insulinresistenz bezeichnet wird (wie bereits erwähnt ähnlich der Leptinresistenz). So oder so: Wenn die Zellen nicht auf den Befehl des Insulins hören, Glukose aufzunehmen, zirkuliert die Glukose im Blutkreislauf. Anfangs gleicht die Bauchspeicheldrüse das Problem vielleicht noch aus, indem sie mehr Insulin ausschüttet. Aber wenn die Ursache nicht bekämpft wird, kann sich die Insulinresistenz verschlimmern und der Blutzucker weiter ansteigen. Bei mittleren Blutzuckerwerten spricht man von Prädiabetes, bei hohen Werten wird T2D diagnostiziert. Überschüssiger Blutzucker ist giftig für Organe und Gewebe und kann eine Reihe von schwerwiegenden Symptomen verursachen. Im Anfangsstadium hat man vielleicht übermäßigen Durst und muss viel urinieren, fühlt sich müde und schwach oder sieht verschwommen. Später kann T2D mit allerlei lebensbedrohlichen Komplikationen einhergehen, darunter Herzkrankheiten, Erblindung, Kreislaufprobleme und Nervenschäden, die das Risiko von Alzheimer oder anderen Formen von Demenz erhöhen.

Nach diesem kurzen Überblick über T2D werden Sie verstehen, warum der Diabetes als Stoffwechselkrankheit gilt: Er wird durch einen tief sitzenden Fehler in der Energieverarbeitung des Körpers verursacht. T2D ist zwar eine der zerstörerischsten Stoffwechselkrankheiten, aber bei Weitem nicht die Einzige. Da die Energieverarbeitung so kompliziert ist, haben Stoffwechselkrankheiten vielerlei Symptome und Ursachen.

Einige Stoffwechselkrankheiten sind genetisch bedingt und werden durch vererbte Fehler in der körpereigenen Energieproduktion verursacht. Es kann sich um eine vererbte Neigung zu erhöhtem Cholesterinspiegel handeln (der medizinische Fachbegriff ist »familiäre Hypercholesterinämie«) oder um seltenere und schwerere Erkrankungen wie die Gaucher-Krankheit, das Hunter-Syndrom und die Tay-Sachs-Krankheit, die oft in bestimmten ethnischen Gruppen besonders gehäuft vorkommen. Viele dieser schweren Erkrankungen können durch genetische Untersuchungen erkannt werden.

Die meisten Stoffwechselstörungen – darunter auch T2D – werden jedoch durch Verhaltensweisen ausgelöst, vor allem durch falsche Ernährung und Bewegungsmangel. Als die Ärzteschaft in den 1970er-Jahren die rasche Zunahme und die Schwere dieser Erkrankungen allmählich erkannte, wurde der Begriff »metabolisches Syndrom« für eine Konstellation von gesundheitsgefährdenden Faktoren geprägt. Heute versteht man unter dem metabolischen Syndrom das Vorliegen von drei der fünf folgenden Stoffwechselprobleme:

- übermäßiges Bauchfett,
- erhöhte Triglyceridwerte,
- niedriger Wert bei HDL, dem »guten« Cholesterin,
- erhöhter Nüchternblutzucker,
- Bluthochdruck.

Das metabolische Syndrom geht mit einem erhöhten Risiko für Insulinresistenz, Prädiabetes und T2D, Arteriosklerose (einer Verhärtung der Arterien, die zu einem Herzinfarkt führen kann) und Schlaganfall einher.

Einige dieser lebensbedrohlichen Krankheiten kennen Sie aus dem vierten Kapitel, in dem chronische Entzündungen besprochen wurden. Und tatsächlich scheinen Entzündungen eng mit dem metabolischen Syndrom verknüpft zu sein, auch wenn die laufende Forschung den Zusammenhang noch konkretisieren muss.[5]

Die schwerwiegenden Folgen von Stoffwechselkrankheiten sind in jeglicher Hinsicht beängstigend. Aber sie sind geradezu erschreckend, wenn man bedenkt, wie verbreitet Stoffwechselstörungen in den Vereinigten Staaten sind. Bei der Durchsicht von Daten aus den Jahren 2009 bis 2016 kamen Forscher zu dem alarmierenden Ergebnis, dass nur 12,2 Prozent der Amerikaner einen optimalen Stoffwechsel haben und dass selbst unter normalgewichtigen Erwachsenen bei weniger als einem Drittel der Stoffwechsel in bester Ordnung ist.[6] Rund 88 Prozent von uns haben also irgendeine Beeinträchtigung der Stoffwechselgesundheit! Auch die Häufigkeit des metabolischen Syndroms hat in den letzten Jahren deutlich zugenommen: 36,9 Prozent der Amerikaner erfüllen mindestens drei der fünf Diagnosekriterien.[7] Und laut der jüngsten Diabetes-Statistik der Centers for Disease Control and Prevention leben schätzungsweise 37,3 Millionen Menschen – 11,3 Prozent der amerikanischen Bevölkerung – mit Diabetes und unglaubliche 96 Millionen Menschen mit Prädiabetes.[8] In Deutschland werden aktuell rund elf Millionen Menschen mit Diabetes verzeichnet, darunter 8,7 Millionen mit diagnostiziertem Typ-2-Diabetes und 372.000 mit Typ-1-Diabetes.[9]

Zwar lernen wir immer noch viel über die genauen Ursachen und Wechselwirkungen des metabolischen Syndroms, des Typ-2-Diabetes und anderer Stoffwechselstörungen, aber ihre Gefahr für die Gesundheit ist unbestreitbar. Es gibt wohl kaum Ärzte, welche die Schwere dieser Erkrankungen nicht erkennen und wissen, wie wichtig es ist, das Bewusstsein dafür zu schärfen und die Betroffenen zu Gegenmaßnahmen zu bewegen. Aber wie wir immer wieder merken, war bis vor ein paar Jahren nicht viel über die schwerwiegenden Auswirkungen von Stoffwechselkrankheiten auf das Gehirn bekannt. Jetzt zeigt sich, dass ein gesunder Stoffwechsel eine gesunde Psyche bedingt, und umgekehrt.

In den letzten Jahren habe ich dies im Rahmen meiner ärztlichen Tätigkeit immer tiefer ergründen können. Meiner Meinung nach stellt der Zusammenhang zwischen Stoffwechselerkrankungen und Psyche – den ich als »metabolische Psychiatrie« bezeichne – die wichtigste Verbindung zwischen der Epidemie der körperlichen und der psychischen Erkrankungen dar. Das ist zwar ernüchternd, aber es bedeutet auch, dass eine gesunde, dem Stoffwechsel zuträgliche Ernährung das größte Potenzial hat, Ängste zu reduzieren.

Ängste und Stoffwechselprobleme

Ich verstehe, warum die Wissenschaft den Verbindungen zwischen Stoffwechsel und Angststörungen nur langsam auf die Schliche gekommen ist. Dass Essen und Emotion eng miteinander verwoben sein können, leuchtet ein, denn wir alle haben schon einmal bei einer Mahlzeit Gefühle gehabt. Aber nach dem Verzehr scheint die Umwandlung der Nahrung in pure Energie so nüchtern und unpersönlich zu laufen wie eine Wasserturbine im Staudamm. Ein so grundlegender Prozess dürfte eigentlich nicht für Ängste sorgen, oder? Und Ängste dürften eigentlich nicht die Energieproduktion des Körpers bremsen können, oder?

Entgegen dieser vernünftigen Annahmen zeigen neuere Untersuchungen, dass Stoffwechsel und Angstgefühl tatsächlich eng miteinander verbunden sind. Die Stoffwechselprofile von Angstbetroffenen unterscheiden sich deutlich von denen der Menschen ohne Angststörung.[10] Der Zusammenhang zwischen Ängsten und T2D ist bereits bekannt, aber es gibt auch Verbindungen zwischen Ängsten und anderen Stoffwechselproblemen. Ängste gehen mit höheren LDL- und niedrigeren HDL-Cholesterinwerten einher.[11] Die Cousine der Angst, die Depression, wird mit hohen HDL- und Triglyceridwerten in Verbindung gebracht.[12] Der Zusammenhang zwischen Cholesterin und Angst ist so stark, dass einiges dafürspricht, cholesterinsenkende Statine zur Behandlung von Ängsten einzusetzen.[13] Diese und andere Erkenntnisse deuten zunehmend auf eine starke Beziehung zwischen Ängsten und Stoffwechsel hin. Aber wie kann das sein?

Im ersten Kapitel haben wir bereits die Arbeit der Neurowissenschaftlerin Lisa Feldman Barrett berührt. Ihr zufolge hat sich das Gehirn nicht zum Denken oder Fühlen entwickelt. Vielmehr hat sich unser Gehirn entwickelt, um für ausreichend Ressourcen zu sorgen, damit wir wachsen, überleben und uns fortpflanzen können. Die wichtigste Ressource für all diese biologischen Triebe ist *Energie*, und bekanntlich gewinnt der Körper diese Energie durch Verstoffwechselung von Nährstoffen. So gesehen besteht eine der Hauptfunktionen des fürsorglichen Gehirns darin, den Stoffwechsel zu regulieren und ihm so viel Energie abzuverlangen, dass der Körper leistungsfähig und vor Gefahren geschützt bleibt. Auch wenn wir es nicht bewusst wahrnehmen, zieht unser Gehirn alle Register, um die benötigte Energie zu garantieren – und dazu gehört auch die Steuerung der Stimmung.

Um den Stoffwechsel zu regulieren, kommuniziert das Gehirn mit dem ANS, dem Immunsystem und dem Hormonsystem (das Hormone wie Insulin ausschüttet). Wie schon im fünften Kapitel beim Thema Leptinhaushalt erklärt, spielen die Hirnregionen, die mit der Stoffwechselsteuerung verbunden sind, oft auch bei der Angststeuerung eine zentrale Rolle, das gilt vor allem für Amygdala und Hippocampus. Ja, der Stoffwechsel und die Gefühle werden beide an denselben Stellen im Gehirn erzeugt. Für mich war das eine verblüffende Erkenntnis.

Diese Überlappung von Stoffwechsel und Psyche passt zu Barretts Theorie, wonach Emotionen daraus entstehen, dass sich das Gehirn auf die Zukunft vorbereitet. Es scannt ständig den Stoffwechselzustand des Körpers und verändert die Stimmung und das Verhalten, um den besten Weg in die Zukunft zu finden. Forscher haben jüngst herausgefunden, wie das Gehirn Emotionen nutzt, um den Energiehaushalt zu steuern: Hunger kann Angst unterdrücken, damit man auf Nahrungssuche geht und die damit verbundenen Gefahren ignoriert. Bei Übergewicht oder Adipositas kann das Gehirn dagegen die Angstreaktion wieder hochdrehen, damit unnötige Risiken beim Beschaffen von Nahrung vermieden werden.[14] Mit anderen Worten: Dass Übergewicht Ängste begünstigt, ist möglicherweise evolutionär bedingt, denn das Gehirn interpretiert Übergewicht als ein Zeichen dafür, dass bei der Nahrungsbeschaffung mehr Vorsicht – sprich Angst – walten sollte.

In der heutigen Welt ist das Beschaffen von Nahrung natürlich vollkommen gefahrlos. Da wir uns im Supermarkt oder im Schnellrestaurant jederzeit uneingeschränkt und risikofrei mit Nahrung versorgen können, besteht die wahre Gefahr darin, zu viel zu essen, nicht zu wenig. Wir bauen vor Angst nicht mehr unsere Fettspeicher ab, sondern essen weiter ungesunde Speisen und nehmen zu, wodurch der Stoffwechsel weiter aus dem

Ruder gerät, was wiederum zu mehr Angst führt. Auch hier liegt ein Teufelskreis vor, der nur durch eine gesündere Ernährung durchbrochen werden kann.

Wechselwirkung

Wie schon zuvor in diesem Buch mehrfach beschrieben, ist es auch bei Angst und Stoffwechsel schwierig, zwischen Ursache und Wirkung zu trennen, denn beide bedingen sich gegenseitig. Es gibt zahlreiche Belege dafür, dass Stoffwechselkrankheiten die Angstzustände verschlimmern, dass aber auch Angstzustände die Stoffwechselkrankheiten verschlimmern. In Javiers Fall vermute ich, dass ein bisschen von beidem vorlag. In seiner schlechten Ernährung wurzelten sowohl seine psychischen Probleme als auch sein hoher Blutzucker, und beides verschlimmerte sich so lange gegenseitig, bis wir die zugrunde liegende Ursache behoben hatten. Viele Studien kommen zu ähnlichen Ergebnissen: Angststörungen treten in Verbindung mit dem metabolischen Syndrom,[15] Adipositas[16] und spezielleren Stoffwechselkrankheiten wie der nichtalkoholischen Fettlebererkrankung auf.[17]

Einzelne Stoffwechselprozesse führen eindeutig zu Angstzuständen. Die sogenannten »reaktiven Sauerstoffspezies« sind Stoffwechselnebenprodukte, die trotz ihres irreführenden Namens keine biologischen Spezies sind, sondern hochreaktive und giftige Sauerstoffverbindungen. Vielleicht haben Sie schon von »oxidativem Stress« gehört, der durch eine Überproduktion reaktiver Sauerstoffspezies verursacht wird und schädlich für die Zellen ist. Oxidativer Stress gilt als Vorläufer von Stoffwechselkrankheiten wie Diabetes, aber auch von Krebs und Herz-Kreislauf-Erkrankungen. Forschungen haben zudem ergeben, dass oxidativer Stress eine Ursache für Angstzustände ist.[18] Die Sache wird noch komplizierter, aber ich möchte hier nicht noch auf weitere biochemische Schieflagen im Energiehaushalt eingehen, die ebenfalls Angstzustände fördern, sei es die mitochondriale Regulation, der Glutaminstoffwechsel oder die Neurotransmission.

Ängste sind bei Weitem nicht die einzige Ursache für Stoffwechselstörungen, denn es gibt durchaus Menschen mit gestörtem Stoffwechsel, die überhaupt keine psychischen Symptome haben. Aber andersherum gibt es eindeutige Hinweise darauf, dass Stress und Ängste langfristig ein Katalysator für zukünftige Stoffwechselprobleme sein können. Wie Sie im fünften Kapitel beim Thema Leptin gelernt haben, können Ängste zum Beispiel zu übermäßigem Essen und ungesunder Ernährung verleiten, was wiederum zu einer Gewichtszunahme und damit zu einem Stoffwechselrisiko führt. Chronischer Stress begünstigt nachweislich eine Zunahme des viszeralen Fettes, das sich statt unter der Haut um die Organe herum bildet und als starker Risikofaktor für Stoffwechselkrankheiten gilt.

Es gibt sogar Hinweise darauf, dass Stress in der frühen Kindheit die Wahrscheinlichkeit beeinflusst, später im Leben an einer Stoffwechselkrankheit zu erkranken. Mütter, die während der Schwangerschaft starkem Stress ausgesetzt sind, bekommen eher Babys mit niedrigem Geburtsgewicht, was paradoxerweise die Wahrscheinlichkeit erhöht, im späteren Leben an Adipositas, Bluthochdruck oder Diabetes zu leiden. Ähnliches wurde auch bei Kindern festgestellt, die später in der Kindheit erheblichen Belastungen ausgesetzt sind. Eine faszinierende Studie hat sich mit einer Gruppe Finnen befasst, die als Kinder während des Zweiten Weltkriegs von ihren Eltern getrennt und ins Ausland evakuiert wurden – der sogenannten »Helsinki Birth Cohort Study «. Später im Leben erkrankten sie häufiger an Herz-Kreislauf-Erkrankungen und Typ-2-Diabetes.[19]

Metaboliten

Bisher haben Sie etwas über den Zusammenhang zwischen Ängsten und den wichtigsten Stoffwechselmarkern erfahren, die im medizinischen Alltag untersucht werden: Gewicht, Blutzucker, Cholesterin, Triglyceride und Blutdruck sind wichtige Punkte in der Vorsorgeuntersuchung. Aber die Wissenschaft findet auch Zusammenhänge zwischen Angstzuständen und Stoffwechsel, indem sie weniger bekannte Verbindungen untersucht: die Stoffwechselprodukte oder Metaboliten. Als ich im zweiten Kapitel die Synthese von Neurotransmittern besprach, bin ich schon auf die Auswirkungen der bakteriellen Metaboliten eingegangen, aber auch in den körpereigenen Stoffwechselprozessen entstehen Metaboliten. Durch Untersuchung der von den Darmbakterien und vom Körper selbst produzierten Metaboliten lässt sich Licht in komplizierte Stoffwechselerkrankungen bringen, die sonst nur schwer zu ergründen sind. Die Gesamtheit der Stoffwechselprodukte in einer Probe wird als Metabolom bezeichnet (in Anlehnung an unser Freundchen, das Mikrobiom), und dieses gerade entstehende Forschungsgebiet wird Metabolomik genannt.

Die Metabolomik hat durchaus Potenzial als diagnostisches Instrument. Da es zwischen den Metabolomen verschiedener Menschen sehr große Unterschiede gibt, könnten metabolomische Verfahren in Zukunft bei der Erkennung und Diagnose von Krankheiten helfen, auch bei psychischen Erkrankungen. Wir wissen zum Beispiel, dass Depressionen und Angststörungen oft zusammen auftreten und manchmal so eng miteinander verwoben sind, dass sie nur schwer voneinander zu unterscheiden sind. Auch wenn die Metabolomik als Forschungsfeld noch lange nicht ausgereift ist, eröffnet sie die Möglichkeit, die beiden Krankheiten mittels Bluttest zu unterscheiden. Eine Studie aus dem Jahr 2021, bei der Menschen mit Angststörungen, mit Depressionen und mit beiden Erkrankungen neben gesunden Kontrollpersonen untersucht wurden, hat bei allen vier Gruppen leicht unterschiedliche Metabolome entdeckt. Daraus könnte die Möglichkeit erwachsen, diese Erkrankungen in Zukunft durch Stoffwechseltests zu diagnostizieren.[20]

Es gibt auch Hinweise darauf, dass Metaboliten nicht nur Anzeichen von Angst sind, sondern selbst Angst verursachen oder zu ihr beitragen. So haben kalifornische Forscher im Jahr 2022 festgestellt, dass ein aus dem Darm stammender Metabolit namens 4EPS im Hirn von Labormäusen Angstverhalten auslöst. Auch wenn noch einiges an Forschungsarbeit nötig ist, um 4EPS eindeutig mit Angstzuständen beim Menschen in Verbindung zu bringen, ist dies ein wertvoller Hinweis darauf, dass bei Ängsten auch der Darm eine Rolle spielt und dass abnorme Metaboliten zu Angstzuständen beitragen können.[21]

Wie 4EPS werden viele Metaboliten und ihre Vorläufer im Darm produziert, wobei das Mikrobiom eine wichtige Rolle spielt. Je nachdem, welche Signale von den Metaboliten kommen, bilden die Zellen der Darmschleimhaut alle möglichen Hormone, welche die Insulinempfindlichkeit, die Glukosetoleranz und andere Stoffwechselprozesse beeinflussen.[22] Darüber hinaus wirkt es sich nachweislich auf das Stoffwechselprofil aus, wenn man die Zusammensetzung des Mikrobioms durch Ernährung umgestaltet, und die Pflege der Darmgesundheit hat ein großes Potenzial zur Behandlung von Stoffwechselkrankheiten.[23]

Da die Metabolomik weiterhin Fortschritte macht und die Zusammenhänge zwischen Stoffwechsel und Darmgesundheit immer mehr aufklärt, bin ich gespannt, auf welche Weise Metaboliten die Diagnose und Behandlung von Angstzuständen in Zukunft erleichtern können.

Ängste verstoffwechseln

Zwar steckt die Forschung zum Thema Stoffwechsel und Ängste noch in den Kinderschuhen, aber in meiner ärztlichen Tätigkeit habe ich diesen Zusammenhang schon oft in Aktion gesehen. Neben Javier hatte ich auch einmal eine 30-jährige Patientin namens Tyra, deren Angststörung mit der Schilddrüsenerkrankung Morbus Basedow zusammenhing, von der schon lange bekannt ist, dass sie psychische Probleme verursacht.[24] Ich habe auch Angie behandelt, eine 40-Jährige, die sich aus Zeitmangel kein gesundes Essen zubereiten konnte und auch deshalb Gewichtsprobleme bekam, weil sich ihr Stoffwechsel mit dem Alter verlangsamte – was erwiesenermaßen bei uns allen der Fall ist.[25] Sie litt unter schlimmen Ängsten und Selbsthass, bis wir ihren Cholesterinspiegel durch ein strenges Trainingsprogramm und gesünderes Essen normalisierten. Peng Shui kam als frischgebackene Mutter zu mir, weil sie vermeintlich unter Wochenbettängsten litt. In Wirklichkeit erlebte sie eine Wechselwirkung zwischen Cholesterinspiegel und Angstzuständen, die nachweislich nach der Entbindung vorkommen kann.[26]

In Zukunft können Sie womöglich eine metabolomische Praxis aufsuchen und dort eine umfassende Untersuchung und einen individuellen Behandlungsplan erhalten. Aber bis dahin ist das Beste, was Sie für Ihre mentale und metabolische Gesundheit tun können, dass Sie sich stoffwechselgerecht ernähren, auf Ihr Gewicht achten und optimale Cholesterin-, Triglycerid- und Blutzuckerwerte einhalten.

Nun sind Sie gut mit den neuesten wissenschaftlichen Erkenntnissen über die Beziehung zwischen Ernährung und Ängsten ausgerüstet und können als Nächstes darüber nachdenken, wie Sie dieses Wissen in einen praktikablen Ernährungsplan umsetzen, der Ihrem Darm ebenso wie Ihrem Hirn zugutekommt und Sie von Ängsten befreit.

Es ist also an der Zeit, sich meinem Lieblingsthema zuzuwenden: dem Essen.

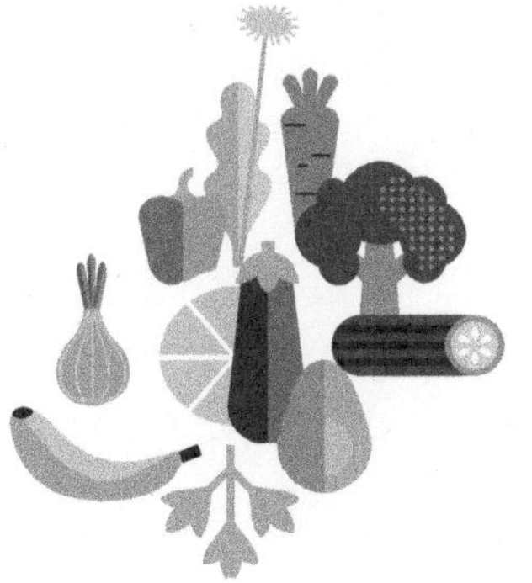

TEIL II:

Die Lösung

7. Kapitel: Makronährstoffe

Ahanu war vor Kurzem mit 40 Jahren in einem großen Unternehmen zum Senior Sales Leader befördert worden. Sein neuer Posten war aufregend, aber auch stressig, denn er brachte viele Flugreisen rund um die Welt und einen gnadenlosen Terminkalender mit sich, der oft an jedem Tag der Woche Überstunden erforderte. Auf Leistungsdruck und harte Arbeit war Ahanu eingestellt, aber mit zunehmenden Angstsymptomen hatte er nicht gerechnet. Während seiner häufigen Reisen geriet er bisweilen an den Rand einer Panikattacke, was er noch nie zuvor erlebt hatte. Selbst routinemäßige berufliche Interaktionen wie das Plaudern im Pausenraum, das Grüßen seines Chefs oder die Frage, was er fürs Büro anziehen sollte, lösten stundenlange Grübeleien über das Gesagte und Getane aus, was ihn Schlaf kostete und ihn durchgehend nervös und reizbar machte.

Als Ahanu zum Beratungsgespräch in meine Praxis kam, sprachen wir darüber, wie schwer er sich mit dem Stress und dem Leistungsdruck in seinem neuen Job tat, und fragten uns, ob sich bei ihm das Hochstapler-Syndrom bemerkbar machte. Und natürlich prüften wir auch seine Ernährung. Ahanu hat indigene Wurzeln und war der Erste aus seiner Familie, der in die Wirtschaftswelt aufstieg. Er wuchs auf der Farm seiner Eltern auf und war an eine traditionelle Ernährung gewöhnt, die fettarm, eiweißreich und von komplexen Kohlenhydraten wie Mais, Bohnen, Kürbissen, Wurzelgemüse und wilden Beeren geprägt war.

Zu Beginn seiner Karriere hatte Ahanu seine traditionelle Ernährungsweise weitgehend beibehalten, um mit seiner Herkunft und seiner Kultur verbunden zu bleiben – und einfach, weil es leckeres und vertrautes Essen war. Aber je höher er in der Firma emporstieg, desto weniger fand er die

Zeit zum Einkaufen und Kochen. Wenn er unterwegs war, wurde er von Flughafengebäck und üppigen Geschäftsessen satt, die eher dekadent und beeindruckend als nahrhaft waren. War er mit den Kindern zu Hause, war er müde und wollte sie gerne verwöhnen, also ging er mit ihnen lieber Pizza und Fast Food essen, als zu kochen. Ich erklärte Ahanu, dass in seiner Ernährung die Makronährstoffe auf dem Kopf standen. Anstatt sich vorwiegend pflanzlich zu ernähren und ballaststoffreiche Bohnen und Kohlenhydrate mit niedrigem glykämischem Index (GI) in Form von lokal angebautem Gemüse zu essen, verzehrte er Donuts und in Butter schwimmende Steaks.

Ich verschrieb Ahanu einen SSRI zur Angstlinderung, riet ihm aber auch, irgendwie zu seinen alten Essgewohnheiten zurückzufinden. Wir überlegten, wie er zwischen zwei Reisen die Zubereitung traditioneller Speisen zu einer schönen Aktivität im Familienkreis machen und sich vor Reisebeginn mit Proviant versorgen könnte. Ich riet ihm, sich mehr pflanzlich zu ernähren, die Bohnen und das Wurzelgemüse, mit denen er aufgewachsen war, wiederzuentdecken und neue Kochstile auszuprobieren. Bald kochte er gerne unkomplizierte Gerichte zum Abendessen mit der Familie und nahm die Reste am Morgen für die Mittagspause mit – zum Beispiel Ofenlachs mit Masalapaste (Seite 244) und Cipollini-Zwiebeln und grüne Bohnen mit Miso (Seite 255). Oder er schmorte einen Eintopf aus fünf verschiedenen Bohnen und viel Gemüse und servierte dazu gewürzten Wildreis. Wenn er auf Reisen war, aß er große Salate mit wenig Dressing. Die Geschäftsessen gehörten zwar zu seinen Pflichten, aber statt auf gehobene Gastronomie – mit kaum angstlindernden Speisen – zu setzen, drängte er, wenn irgend möglich, auf gesündere und dennoch präsentable Kochkunst wie Sushi. Und wenn das nicht klappte, wählte er gebackenen oder gegrillten Fisch statt angstfördernde Speisen.

Schon bald berichtete mir Ahanu, dass er sich in seiner neuen Stellung wohler fühlte und sich wieder auf seine beruflichen Ziele konzentrieren konnte. Die Rückkehr zur traditionellen Ernährungsweise vertiefte auch die Bindung zu seiner Familie und zu seinem kulturellen Erbe. Indem er die wichtigsten Bestandteile seiner Ernährung, nämlich die Makronährstoffe, veränderte, veränderte er auch sein Leben.

In diesem Kapitel erfahren Sie, wie Fett, Kohlenhydrate und Proteine Ängste verschlimmern oder lindern.

Was sind Makronährstoffe?

Makronährstoffe – Fett, Kohlenhydrate und Protein – sind die Hauptbestandteile unserer Nahrung. Eine gesunde Ernährungsweise, egal welcher Art, besteht meistens aus allen dreien. Dabei steckt der Teufel natürlich im Detail. Was ist das richtige Verhältnis? Welches sind die besten und die schlechtesten Lieferanten für jeden Makronährstoff? Und wie wirken sie sich auf die Angst aus?

Diese Fragen lassen sich nicht immer einfach beantworten. Der Meinungswandel hinsichtlich bestimmter Makronährstoffe kann dazu führen, dass sich Empfehlungen verschieben. Nehmen Sie zum Beispiel Fett. In den späten 1940er-Jahren, als die Fundamente der modernen Ernährungslehre gelegt wurden, fiel Forschern ein Zusammenhang zwischen einer fettreichen Ernährung und einem hohen Cholesterinspiegel auf. Zu viel Cholesterin ist ein metabolischer Risikofaktor, der mit Herzkrankheiten korreliert. Darum nahm man an, eine fettarme Ernährung könne den Cholesterinspiegel senken und die Herzgesundheit verbessern. Zunächst riet man nur Menschen mit einem erhöhten Risiko für Herzkrankheiten zu einer fettarmen Diät, aber in den 1950er- und 1960er-Jahren wurde sie zunehmend allgemein verordnet. In den 1980er- und 1990er-Jahren erblühte daraus ein ganzer Lebensstil, der nicht nur Gesundheit, sondern auch Schlankheit propagierte.

Ärzteschaft, Regierungen und die öffentliche Meinung waren sich einig, dass der Fettkonsum so gering wie möglich sein sollte und dass das gesündeste Fett Pflanzenöl sei. Margarine ersetzte Butter. Hühnerfleisch – vor allem Brustfilet ohne Knochen und Haut – ersetzte fettere Fleischsorten. Magermilch war das einzig Wahre. Die Lebensmittelhersteller kennzeichneten alle möglichen Produkte als »fettarm« und »gut fürs Herz«, selbst wenn sie voller Kalorien und Zucker waren.[1]

In den 2000er-Jahren schwang das Pendel dann in die andere Richtung. Nachdem jahrelang Fett als Wurzel aller Gesundheits- und Gewichtsprobleme gegolten hatte, richtete sich die negative Aufmerksamkeit jetzt auf einen anderen Makronährstoff: die Kohlenhydrate. Zwar wurden kohlenhydratarme Diäten schon seit dem 19. Jahrhundert zur Gewichtsabnahme eingesetzt, aber nun erlangten Sie neue Aufmerksamkeit, denn eine Welle von Modediäten, die auf Kohlenhydrate verzichteten, eroberte das

Gesundheitsbewusstsein der Allgemeinheit.[2] Heutzutage sind Diäten, die den Bloß-kein-Fett-Ansatz der 1980er- oder 1990er-Jahre verfolgen, viel weniger verbreitet, aber es gibt immer noch viele Diäten mit niedriger Kohlenhydratzufuhr, darunter auch die beliebte ketogene Diät, die im elften Kapitel besprochen wird.

Wer hat recht, die Anti-Fett-Fraktion oder das Anti-Kohlenhydrat-Lager? Beide. Und keins von beiden. Im Gegensatz zu dem, was manche Diät-Propheten predigen, sollte kein Makronährstoff völlig ausgeschlossen werden, und es gibt auch kein exaktes Verhältnis von Makronährstoffen, das besser ist als alle anderen. Bedenken Sie, wie eine Ernährungsweise, die stark auf einen bestimmten Makronährstoff setzt, Krankheiten wie Typ-2-Diabetes beeinflusst, die stark mit Angstzuständen korrelieren. Der traditionelle Ansatz zur Behandlung von T2D durch Ernährung besteht darin, Fettgehalt und Kalorien zu reduzieren, um den Blutzucker und andere Stoffwechselindikatoren zu normalisieren. Darin steckt eine ähnliche Denkweise wie in den fettarmen Diätempfehlungen aus den 1950er-Jahren. In jüngster Zeit haben jedoch kohlenhydratarme Diäten wie die ketogene Ernährung bei der Behandlung von T2D an Bedeutung gewonnen und sich sogar als noch effektiver erwiesen, da sie den Bedarf an Medikamenten verringern und den Diabetes sogar in Remission bringen können.[3] Jüngste Forschungen haben jedoch ergeben, dass eine stärkereiche pflanzliche Ernährung wie die der BROAD-Studie, die ein ganz anderes Makronährstoffprofil hat als die Ketodiät, den teilnehmenden Diabetikern äußerst effektiv dabei half, Gewicht zu verlieren und ihren Cholesterinspiegel und andere metabolische Risikofaktoren zu verbessern.[4] Anstatt uns auf eine einzige optimale Ernährungstherapie für T2D zu versteifen, sollten wir lieber anerkennen, dass unterschiedliche Ansätze Wirkung zeigen können und dass die Behandlungsmethode auf die Vorlieben und Lebensumstände der Patienten zugeschnitten werden kann. Dies entspricht dem breiteren Trend hin zu einer viel stärker personalisierten Medizin in allen Fachbereichen, aber es ist besonders wichtig, wenn es um diätetische Interventionen geht.

Das Verhältnis der Makronährstoffe in der Nahrung kann Angstzustände auf vielfältige Weise unmittelbar verbessern oder verschlimmern. Ein großer Teil der Debatte um »Low Fat« und »Low Carb« fand statt, als wir den Zusammenhang zwischen Ernährung und Psyche noch nicht wirklich verstanden hatten. Aber mit unserem heutigen Wissen begreifen wir allmählich, dass es Ängste verschlimmern kann, wenn man einen Makronährstoff den anderen gegenüber bevorzugt. Eine fettarme Ernährung kann zum Beispiel zu einer Unterversorgung mit den wertvollen Omega-3-Fettsäuren führen, die für die Bekämpfung von Angstzuständen enorm wichtig sind. Eine kohlenhydratarme Ernährung kann bedeuten, dass man nicht genügend Ballaststoffe zu sich nimmt, die eine wichtige Rolle bei der Regulierung des Darmmikrobioms spielen. Eine proteinarme Ernährung oder eine, die keine Vielfalt an Proteinen bietet, kann einen Mangel an essenziellen Aminosäuren wie Tryptophan mit sich bringen.

Mit anderen Worten: Wenn ich meine Patienten berate, lege ich mich möglichst nicht auf Absolutheiten fest. Es gibt keinen Makronährstoff, den man einfach weglassen kann, um Ängste zu heilen. Aber nur weil ich Fett oder Kohlenhydrate nicht in ein Schwarz-Weiß-Schema presse, glaube ich noch lange nicht, dass das Verhältnis und die Qualität der Makronährstoffe keine Rolle spielen. Ich bin froh, dass wir die Ära der Fettverteufelung hinter uns gelassen haben, aber natürlich erkenne ich an, dass wir weniger oder gar keine ungesunden Fette essen sollten, dafür aber mehr gesunde Fette. Das Gleiche gilt für Kohlenhydrate. Zwar ist ein Leben ohne viel Kohlenhydrate kein Garant für Seelenfrieden, aber bestimmte Arten von Kohlenhydraten sollte man durchaus meiden und lieber andere wählen. In Sachen Protein fordern die Befürworter einer veganen Ernährung, dass tierisches Eiweiß um jeden Preis zu meiden sei, während eingefleischte Fleischesser behaupten, man könne mit einer rein pflanzlichen Ernährung niemals wirklich gesund sein. In Wirklichkeit ist es möglich, sowohl vegan als auch fleischessend Ängste abzubauen, solange man kundig und bewusst die richtigen Proteinquellen auswählt.

Wenn Sie sich in den sozialen Medien, aus dem Frühstücksfernsehen oder sogar im Freundes- und Familienkreis über Ernährung informieren, kann das schnell zu Ängsten führen, weil Sie überall auf starke, oft widersprüchliche Meinungen stoßen. Sie müssen die Bedeutung der Makronährstoffe verstehen, um besser entscheiden zu können, wie Sie sich am besten zum Vorteil von Körper und Geist ernähren – und zum Nachteil Ihrer Ängste.

Fett

Die negative Konnotation des Wortes »Fett« vernebelt uns oft den Sinn dafür, welche wichtige Rolle Fette im Körper und in der Ernährung spielen. Um zu verstehen, warum der Begriff so belastet ist, denke man nur an die Dämonisierung aller fetten Speisen im späten 20. Jahrhundert und an das gefährliche Schlankheitsideal, das Fettverbrennung um jeden Preis forderte. Aber Fett ist notwendig für ein gesundes Leben. Aus dem fünften Kapitel wissen Sie, dass das Fettgewebe eigentlich ein raffiniertes, hormonerzeugendes Organ ist, das den langfristigen Energiebedarf des Körpers steuern hilft. Fett ist auch ein wichtiger Bestandteil der Ernährung, denn es ist eine großartige Energiequelle, es löst bestimmte Nährstoffe und macht sie verwertbar, und es versorgt den Körper mit essenziellen Fettsäuren, die er nicht selbst herstellen kann. Essenzielle Fettsäuren sind besonders wichtig für die Psyche, denn das Gehirn besteht zu fast 60 Prozent aus Fett und ist auf eine ständige Zufuhr von Fetten aus der Nahrung angewiesen, um zu funktionieren.[5]

Natürlich ist Fett nicht gleich Fett. Schauen Sie sich die verschiedenen Arten von Fetten an, um zu verstehen, welche Sie im Sinn einer angstlindernden Ernährung bevorzugen und welche Sie meiden sollten.

Ungesättigte Fette

Es gibt zwei Arten von ungesättigten Fetten: solche aus einfach ungesättigten Fettsäuren (*monounsaturated fatty acids* oder *MUFAs*) und solche aus mehrfach ungesättigten Fettsäuren (*polyunsaturated fatty acids* oder *PUFAs*). Der Unterschied zwischen den beiden hat mit ihrer chemischen Struktur zu tun, wobei sich »einfach« und »mehrfach« auf die Anzahl der Doppelbindungen in den Fettsäureketten beziehen. Ungesättigte Fette lassen sich leicht von gesättigten Fetten unterscheiden, denn ungesättigte sind bei Zimmertemperatur fast immer flüssig, während gesättigte bei Zimmertemperatur fest sind – wobei in bestimmten Produkten wie Margarine ungesättigte Fette so verarbeitet sind, dass sie bei Zimmertemperatur fest bleiben. MUFAs und PUFAs gelten im Allgemeinen als gesünder als ihre gesättigten Verwandten, aber bevor man alle ungesättigten Fette für vollkommen gesund und bedenkenlos in Bezug auf Ängste erklärt, lohnt sich doch ein näheres Hinschauen.

MUFAs machen den Großteil des Fetts in Avocados, den meisten Nüssen, Olivenöl und einigen anderen Speiseölen aus. MUFAs gelten fast immer als gesund, vor allem Oliven- und Avocadoöl. Olivenöl ist das wichtigste Speisefett in den Mittelmeerländern, wo Herzkrankheiten relativ selten sind, weshalb die Ernährungswissenschaft weltweit die mediterrane Ernährungsweise propagiert, die nachweislich auch Depressionen und Angststörungen entgegenwirkt.[6] Avocadoöl hat ganz ähnliche Vorteile wie Olivenöl, eignet sich aber besser zum Sautieren und Braten bei hohen Temperaturen.

Unzählige Studien belegen, dass eine Ernährung mit hohem MUFA-Anteil die Darmgesundheit fördert,[7] Entzündungen bekämpft,[8] die metabolischen Risikofaktoren senkt[9] und Angstzustände mildert.[10] Nicht alle MUFAs sollten in unbegrenzten Mengen verzehrt werden. Bestimmte Speiseöle wie Raps- und Erdnussöl enthalten zwar MUFAs, werden aber gerne zum Frittieren verwendet, was möglicherweise zum Verzehr von raffinierten Kohlenhydraten verleitet. Ich rate meinen Patienten, bei diesen Speiseölen sparsam zu sein und lieber gesunde Fette in Form von Olivenöl, Avocados und Avocadoöl, Nüssen und Saaten zu genießen.

PUFAs haben zwei wichtige Untergruppen. Zu den Omega-6-PUFAs gehören die meisten Pflanzenöle, die in verarbeiteten Lebensmitteln zu finden sind, beispielsweise Mais-, Sonnen- und Färberdistelöl. Wie die MUFAs gelten auch diese Fette in sehr kleinen Mengen als relativ gesund, aber das Problem ist, dass sie oft ein Hauptbestandteil von ungesunden Lebensmitteln sind. Kein Fett ist gesund, wenn es in großen Mengen mit hochglykämischen Kohlenhydraten kombiniert wird, die praktisch darum betteln, verschlungen zu werden. Mit anderen Worten: Pommes frites sind nicht gesund. Die Beweislage ist zwar uneinheitlich, aber es gibt Anzeichen dafür, dass Omega-6-Fettsäuren mit Angststörungen und Depressionen einhergehen[11] und dass sie entzündungsfördernd sind.[12] Daher rate ich meinen Patienten zu Zurückhaltung, besonders bei allem Frittierten, Verarbeiteten und Verpackten.

Omega-3-Fettsäuren gehören hingegen zu den wichtigsten Fetten für die psychische Gesundheit. Es gibt drei Hauptsorten von Omega-3-Fettsäuren: EPA (**Eicosapentaensäure**) und DHA (**Docosahexaensäure**), die in Lachs und anderem Fettfisch enthalten sind; und ALA (**Alpha-Linolensäure**), das vor allem in pflanzlichen Quellen wie Saaten, Nüssen und Algen steckt. Da DHA besonders wichtig für die Entwicklung des Gehirns ist, können Babys, die nicht genug davon bekommen, Probleme beim Hirnwachstum bekommen. Später im Leben üben Omega-3-Fettsäuren eine stark entzündungshemmende Wirkung aus und sind ein wichtiges Mittel gegen die Angst machende Neuroinflammation, die Sie im vierten Kapitel kennengelernt haben.[13] Auch wenn sich die Forschung zu den psychologischen Wirkungen von Omega-3-Fettsäuren vor allem mit Depressionen und neurodegenerativen Erkrankungen befasst, mehren sich die Hinweise darauf, dass Omega-3-Fettsäuren auch Angstzustände reduzieren.[14]

Da die Vorteile von Omega-3-Fettsäuren allgemein bekannt sind, gibt es Nahrungsergänzungsmittel, die eine bestimmte Mischung von EPA, DHA und ALA in Form von Pillen oder Kapseln bereitstellen. Ich habe zwar grundsätzlich nichts gegen Nahrungsergänzungsmittel, aber man sollte sich darüber im Klaren sein, dass in vielen Studien Omega-3-Quellen in der Nahrung bessere Ergebnisse lieferten als Nahrungsergänzungsmittel.[15] Außerdem schluckt niemand gerne eine große Kapsel Fischöl – aber ein leckeres Lachsfilet schmeckt den meisten. Angstpatienten, die keine Einwände gegen den Verzehr von Fisch haben, kann ich nur empfehlen, mit etwas Muße die Zubereitung von Lachs zu erlernen, um die beste Quelle für EPA und DHA genießen zu können. Diejenigen, die pflanzliche Kost bevorzugen, können ALA aus Leinsamen, Chiasamen und Walnüssen beziehen. EPA und DHA sind auch vegan verfügbar, und zwar in Algenölpräparaten.

Ein wichtiger Aspekt bei der Versorgung mit PUFAs ist das richtige Verhältnis von Omega-6- zu Omega-3-Fettsäuren. Da wir so viel Pflanzenfett und so wenig Fisch konsumieren, kann dieses Verhältnis schnell kippen. Beim Durchschnittsamerikaner liegt das Verhältnis zwischen Omega-6- und Omega-3-Fettsäuren einigen Schätzungen zufolge bei 15:1. Studien zufolge liegt ein ausgeglichenes Verhältnis idealerweise unter 5:1 und hat viele gesundheitliche Vorteile, die vor allem auf eine Verringerung von Entzündungen zurückzuführen sind.[16] Erwiesenermaßen führt eine Verbesserung dieses Verhältnisses auch direkt zu einer Verringerung von Angstzuständen.[17] Natürlich ist es nicht immer praktikabel oder überhaupt möglich, die genaue Menge an Omega-6- und Omega-3-Fettsäuren in der Ernährung zu bestimmen. Darum rate ich meinen Patienten, einfach weniger Omega-6- und mehr Omega-3-Fettsäuren zu sich zu nehmen.

Gesättigte Fette

Wenn Sie an fette Speisen denken, kommt Ihnen vielleicht der Geruch von brutzelndem Speck oder der Geschmack von zerlassener Butter in den Sinn. Hier handelt es sich um gesättigte Fette, die größtenteils aus tierischen Quellen stammen. Im Gegensatz zu MUFAs und PUFAs sind gesättigte Fette bei Zimmertemperatur in der Regel fest – das Schweinefett und die geschmolzene Butter werden beim Abkühlen wieder zu Feststoffen. Die wenigen pflanzlichen Lieferanten von gesättigten Fettsäuren, beispielsweise Kokos- und Palmöl, sind bei Zimmertemperatur ebenfalls fest oder halbfest.

Gesättigte Fette haben den Ruf, ungesund zu sein, und wie bei allen solchen Lebensmitteln empfehle ich meinen Patienten, sie nur in Maßen zu konsumieren. Gesättigte Fette gelten seit Langem als Risiko für die Herzgesundheit. Die gängige Empfehlung lautet, so wenig wie möglich davon zu essen, um das Risiko eines Herzinfarkts und anderer Herz-Kreislauf-Erkrankungen zu verringern. Ein durch den Verzehr von zu viel gesättigten Fetten erhöhter Cholesterinspiegel ist auch eine der Wurzeln des metabolischen Syndroms, das Sie aus dem sechsten Kapitel als Risikofaktor für Typ-2-Diabetes und andere Stoffwechselerkrankungen kennen. Und tatsächlich bringen manche Studien den Verzehr von gesättigten Fetten mit erhöhter Angstanfälligkeit in Verbindung,[18] sowie mit Neuroinflammation und weiteren Angst auslösenden Gesundheitsproblemen.[19]

Gesättigte Fettsäuren sind jedoch derzeit einer der größten Streitpunkte in der Ernährungswissenschaft. Nachdem jahrelang die Empfehlung galt, wenig bis gar keine gesättigten Fette zu sich zu nehmen, deuten neuere Studien darauf hin, dass gesättigte Fette vielleicht doch nicht so schädlich sind, wie wir dachten. In einer bahnbrechenden Studie aus dem Jahr 2020 hat das *Journal of the American College of Cardiology* festgestellt, dass gesättigte Fette aus Vollmilch, unverarbeitetem Fleisch und dunkler Schokolade keinen Einfluss auf das Herzkrankheitsrisiko haben und sogar vor Schlaganfällen schützen können.[20] Zwar muss noch erforscht werden, was diese Erkenntnisse für Angststörungen und andere psychische Erkrankungen bedeuten, aber es zeigt sich immer mehr, dass gesättigte Fettsäuren in der Vergangenheit zu sehr verteufelt wurden. Nach Durchsicht der neuesten Literatur über gesättigte Fette bin ich dazu übergegangen, vernünftige Mengen an Vollmilchprodukten, Butter und Rindfleisch aus tiergerechter Haltung zu empfehlen. Diese Nahrungsmittel enthalten eine Menge Protein, Vitamine und Mineralstoffe und sind daher gemäß der neuen Verzehrsempfehlungen für gesättigte Fettsäuren zumindest in Maßen eine sinnvolle Ergänzung der gesunden Ernährung.

Transfette

Während der Ruf der gesättigten Fettsäuren durch neue wissenschaftliche Erkenntnisse etwas gerettet wurde, ist das bei den Transfetten ganz und gar nicht der Fall. Transfette kommen zwar in geringen Mengen auch in unbearbeiteten Lebensmitteln vor, aber größtenteils werden sie vom Menschen durch ein Verfahren namens Hydrierung hergestellt. Ironischerweise kamen die Transfette in der Ära der Fettverteufelung im späteren 20. Jahrhundert auf, als der Ruf der gesättigten Fette so schlecht war, dass die Lebensmittelindustrie nach einem ungesättigten Fett suchte, das bei Zimmertemperatur noch fest war. Die Lösung war teilgehärtetes Öl, das eine der Hauptquellen für Transfette ist. Es tauchte in Butterersatzprodukten wie Margarine auf, in Chips, Kuchen, Keksen und fast allen industriell produzierten Snacks.

Was ursprünglich als gesündere Alternative zu gesättigten Fetten angepriesen wurde, hat sich als das genaue Gegenteil erwiesen. Transfette werden mit einem erhöhten Risiko für Herzkrankheiten, Diabetes, Adipositas und sogar Krebs in Verbindung gebracht.[21] Viele dieser negativen Auswirkungen hängen wahrscheinlich mit ihrer entzündungsfördernden Wirkung zusammen, denn Transfette tragen zu chronischen Entzündungen im Körper bei.[22] Es überrascht nicht, dass ein direkter Zusammenhang zwischen Transfettverzehr und gesteigerten Angstzuständen feststellbar ist, und zwar sowohl in Tierversuchen[23] als auch in Humanstudien.[24]

In den 2000er-Jahren begannen viele Regierungen, darunter auch die der USA, Transfette gesetzlich zu regulieren, sodass inzwischen ein geringeres Belastungsrisiko besteht. Dank der Lobbyarbeit der Lebensmittelindustrie und langsamer Gesetzgebungsprozesse wurde ein Verbot jedoch erst 2018 in Kraft gesetzt, wobei zuvor hergestellte Produkte noch bis 2020 auf dem Markt bleiben durften. Auch später konnten ältere Industrielebensmittel noch hohe Mengen an Transfetten enthalten. Das ist auch ein Grund, warum ich meinen Patienten rate, möglichst wenig Fertignahrung und frittierte Gerichte zu essen. In Deutschland werden laut Weltgesundheitsorganisation (WHO) auch heute noch zum Beispiel in Süßigkeiten und Fertiggerichten schädliche industriell produzierte Transfette verwendet.[25]

Als die Gefährlichkeit von Transfetten immer bekannter wurde, gingen die Hersteller von Speisefetten zu vollständig gehärteten Pflanzenfetten über, was eine ähnliche Produktqualität ohne Transfette ergibt. Da solches Speisefett jedoch oft in stark verarbeiteten Süß- und Backwaren vorkommt, empfehle ich immer noch, die Finger davon zu lassen.

Kohlenhydrate

Wenn Sie an Kohlenhydrate denken, fallen Ihnen als Erstes wahrscheinlich stärkehaltige Lebensmittel ein: Brot, Reis, Nudeln, Kartoffeln und andere Grundnahrungsmittel. Das sind sicherlich die Hauptlieferanten für Kohlenhydrate in den traditionellen Landesküchen der Welt. Aber die einfachste Form von Kohlenhydraten ist Zucker, und Zucker macht einen großen Teil der Gesamtkalorien in der modernen Ernährung aus, besonders in der amerikanischen. Komplexere Kohlenhydrate finden sich in Äpfeln und anderem Obst, in Brokkoli und sonstigem Gemüse sowie in Linsen und anderen Hülsenfrüchten. Wenn Sie weniger Kohlenhydrate essen wollen, lassen Sie dann auch Brokkoli und Linsen weg? Eher nicht. Deshalb lasse ich mich bei der Beratung meiner Patienten lieber nicht von den argumentativen Schlachten zwischen den verschiedenen Fraktionen in der Kohlenhydratdiskussion beirren. Kohlenhydrate als monolithische, rundherum schädliche Gruppe von Lebensmitteln abzulehnen, ist einfach nicht sinnvoll. Ich finde, es ist Zeit für einen vernünftigeren Ansatz.

Was zum Thema Kohlenhydrate geforscht und gefordert wird, dreht sich zum großen Teil um die Verbesserung der Stoffwechselgesundheit.

Aber vergessen Sie nicht: Stoffwechselgesundheit *ist* psychische Gesundheit. Wie Sie sehen werden, nützt das, was zum Verzehr von Kohlenhydraten empfohlen wird, nicht nur der Stoffwechselgesundheit, sondern lindert auch Angstzustände.

Qualität von Kohlenhydraten und glykämischer Index

Genau wie beim Fett kommt es auch bei den Kohlenhydraten auf die Qualität an. Es stimmt einfach nicht, dass der Körper alle Kohlenhydrate auf die gleiche Weise verarbeitet. Vieles spricht dafür, dass unterschiedliche Arten von Kohlenhydraten unterschiedliche Auswirkungen auf den Stoffwechsel haben. Einige sind energieeffizienter als andere und stellen dem Körper bei vergleichbarer Menge mehr Energie zur Verfügung. Einige sind entzündungsfördernd und bergen ein höheres Risiko für die im sechsten Kapitel erwähnten Stoffwechselprobleme. Andere haben einen höheren Gehalt an wichtigen Nährstoffen und Ballaststoffen zu bieten.

Ich möchte nicht zu tief in die chemischen Einzelheiten einsteigen, welche die Qualität von Kohlenhydraten bestimmen. Ein wichtiges Merkmal möchte ich jedoch hervorheben, anhand dessen man entscheiden kann, welche Kohlenhydrate man essen und welche man vermeiden sollte. Der glykämische Index (GI) ist eine 100-Punkte-Skala, die anzeigt, wie schnell unterschiedliche Kohlenhydrate den Blutzucker ansteigen lassen – mit anderen Worten, wie lange es dauert, bis Gegessenes im Blutkreislauf in Energie umgewandelt wird. Meistens ist ein niedriger Wert besser, denn er bedeutet, dass der Blutzuckerspiegel nicht so schnell ansteigt, wodurch der Stoffwechsel belastet würde und Stoffwechselstörungen entstehen könnten, die wiederum Risikofaktoren für Angststörungen sind.

Reine Glukose liegt mit einem glykämischen Index von 100 am oberen Ende der Skala, während komplexere Kohlenhydrate, die länger verdaut werden müssen, niedrigere Werte aufweisen. Zu den Lebensmitteln mit hohem glykämischen Index (GI von 70 und mehr) gehören Weißbrot, weißer Reis, geschälte Kartoffeln und Cornflakes. Lebensmittel mit mittlerem glykämischem Index (GI zwischen 56 und 69) sind Vollkornbrot, ungeschälte Kartoffeln und bestimmte Obstsorten wie Bananen und Trauben. Einen niedrigen glykämischen Index (GI von 55 und weniger) besitzen vollwertige Getreide wie Hafer und Vollkornreis, Pilze sowie Obstsorten wie Pfirsiche und Beeren.

Eine Ernährung mit hochglykämischen Lebensmitteln lässt sich mit vermehrten Angststörungen in Verbindung bringen, sowohl in Tierversuchen und Beobachtungsstudien am Menschen[26] als auch in Fallstudien mit bestimmten Patienten.[27] Eine hochglykämische Ernährungsweise ist auch ein Risikofaktor für Depressionen,[28] führt zu einer höheren Konzentration von Entzündungsmarkern[29] und trägt zu einer schlechten Stoffwechselgesundheit bei[30] – alles bekanntlich Begleiterscheinungen von Angsterkrankungen. Auch wenn Sie kein Interesse daran haben, auf Kohlenhydrate zu verzichten, empfehle ich Ihnen daher, industriell verarbeitete Lebensmittel und hochglykämische Kohlenhydratquellen durch solche mit niedrigem GI zu ersetzen. Essen Sie statt Knuspermüsli lieber eine Schüssel Haferflocken mit Beeren. Nehmen Sie statt Kartoffeln besser Süßkartoffeln oder Karotten oder probieren Sie irgendein exotisches Wurzelgemüse aus. Gönnen Sie sich statt eines gezuckerten Desserts einen Apfel, eine Orange oder eine Banane.

Einige meiner Patienten mit Blutzuckerproblemen haben in den letzten Jahren ihren Blutzuckerspiegel mit Messgeräten überwacht und konnten daher genau sehen, wie bestimmte Nahrungsmittel ihren Blutzucker beeinflussten. Obwohl ihre Ergebnisse in aller Regel mit der Lehrmeinung über den glykämischen Index übereinstimmten, gab es auch einige überraschende Ergebnisse, bei denen der Blutzuckerspiegel deutlich mehr oder weniger anstieg, als es bei verschiedenen Speisen zu erwarten wäre. Meine Schlussfolgerung aus diesen klinischen Daten ist, dass wir alle individuell einzigartig sind und jeder Mensch anders auf ein bestimmtes Lebensmittel reagiert. Noch ein Beleg dafür, dass wir mehr Fortschritte in der personalisierten Medizin brauchen.

Wertvolle Ballaststoffe

Ein weiterer großer Vorteil von Nahrungsmitteln, die reich an Kohlenhydraten mit niedrigem GI sind, liegt darin, dass sie in der Regel mehr Ballaststoffe enthalten, die ein wichtiger Bestandteil einer angstlindernden Ernährung sind. Ballaststoffe sind selbst keine Kohlenhydrate, aber besonders reichlich in kohlenhydratreichen Nahrungsmitteln wie Obst, Gemüse, Hülsenfrüchten und Vollkornprodukten enthalten. Ballaststoffe spielen in der Ernährung eine besondere Rolle, weil sie gar nicht verdaut und vom Körper aufgenommen werden können. Zwar kann der Körper aus Ballaststoffen keine Energie gewinnen, aber sie helfen beim Appetitzügeln, verlangsamen die Verdauung, erleichtern die Ausscheidung von Abfallstoffen und stärken das gesunde Darmmikrobiom.

Jüngsten Forschungen zufolge sind Ballaststoffe einer der wichtigsten Faktoren bei der Bekämpfung von Ängsten durch Ernährung. Eine iranische Studie aus dem Jahr 2021 hat beispielsweise ergeben, dass eine ballaststoffreiche Ernährung signifikant mit geringeren Angstzuständen korreliert.[31] Darüber hinaus haben sich Ballaststoffe auch als Bollwerk gegen Entzündungen und Depressionen erwiesen.[32] Und es ist seit Langem bekannt, dass Ballaststoffe Stoffwechselindikatoren wie den Cholesterinspiegel verbessern.[33]

Diese positiven Wirkungen von Ballaststoffen lassen sich teilweise auf ihre Bedeutung für die Darmgesundheit zurückführen. Erinnern Sie sich ans zweite Kapitel: Die unterschiedlichen Darmmikroben gedeihen auf unterschiedlichen Substanzen im Darm. Ballaststoffe sind mit die besten Präbiotika, da sie nützliche Bakterienstämme fördern, toxische Stämme unterdrücken, die Aufnahme von Mineralstoffen erleichtern und die Darmdurchlässigkeit und Immunabwehr verbessern.[34] Jüngste Forschungsergebnisse deuten außerdem darauf hin, dass die durch den Darm wandernden Ballaststoffe den Bakterien guttun, die kurzkettige Fettsäuren (SCFAs) produzieren und damit den Stoffwechsel regulieren.[35] Mit anderen Worten: Reichlich Ballaststoffe im Essen sorgen für mehr gute Bakterien und damit für eine gute Darmgesundheit, die wiederum eine gute Stoffwechselgesundheit und weniger Angstzustände zur Folge hat.

Da in der amerikanischen Ernährung der Gegenwart der Anteil an verarbeiteten Kohlenhydraten so hoch ist, kommt es häufig vor, dass man nicht genug Ballaststoffe zu sich nimmt. Die meisten Erwachsenen brauchen am Tag mindestens 25 bis 35 Gramm Ballaststoffe, aber die typische amerikanische Ernährung enthält nur etwa 15 Gramm pro Tag.[36] Bei einer Low-Carb-Diät ist es besonders schwierig, genügend Ballaststoffe aufzunehmen, da der Schwerpunkt auf Lebensmitteln wie Fett und Protein aus Fleisch, Milch und Fisch liegt, die wenig bis keine Ballaststoffe enthalten.

Ballaststoffe kommen aus Pflanzen, besonders aus Vollkorngetreide, Obst, Nüssen, Bohnen, Linsen und Blattgemüse. Man kann Ballaststoffe zwar auch als Ergänzungsmittel einnehmen, etwa in Form von Flohsamenschalen (dem Hauptbestandteil von Ballaststoffpräparaten wie Metamucil), aber ballaststoffhaltige Lebensmittel sind in so vielerlei Hinsicht gesund, dass ich Ihnen nur raten kann, lieber so viele Ballaststoffe wie möglich aus Vollwertkost zu beziehen.

Zucker und künstliche Süßstoffe

In diesem Buch gab es schon mehrere Fallbeispiele, bei denen Angstzustände durch zu viel Zuckerkonsum verschlimmert wurden. Das deckt sich mit dem, was wir über die angstverschlimmernde Wirkung von hochglykämischen Kohlenhydraten wissen, denn Zucker gehört zu den Lebensmitteln mit dem höchsten GI. Zucker liefert schnelle, pure Energie ohne weiteren Nährwert. Wir alle kennen das Gefühl des »Zucker-Flashs«, des Energieschubs nach dem Verzehr von etwas Süßem, auf den der »Zucker-Crash« folgt, das Absacken der Energie. Der Crash kann dazu führen, dass man noch mehr Zucker isst, um das Hochgefühl wiederzuerlangen. So entsteht ein Teufelskreis aus Naschanfällen, der zu Angstzuständen führt.

Eine große Querschnittsstudie aus Frankreich hat ergeben, dass unter 45 Jahre alte Nichtdiabetiker mit Angststörung mehr Zucker aßen als solche ohne Angststörung.[37] Hoher Zuckerkonsum korreliert auch mit Depressionen[38] und ist einer der Hauptfaktoren für Stoffwechselprobleme.[39] Zu viel Zucker kann auch zu Störungen der Darmgesundheit führen, weil er ein günstiges Umfeld für entzündungsfördernde Bakterien schafft, während er die entzündungshemmenden Bakterien vergrämt, welche die Darmschleimhaut stabilisieren.[40] Falls Sie es noch nicht bemerkt haben: All diese Wirkungen sind das genaue Gegenteil von dem, was wir gerade bei den Ballaststoffen beobachtet haben. In genau der gleichen Weise, in der Ballaststoffe der Gesundheit nutzen und Ängste bekämpfen, schadet Zucker der Gesundheit und schürt Ängste.

Leider gieren wir nicht ebenso nach Ballaststoffen wie nach Zucker. Sie haben sicher schon mal jemanden scherzhaft von seiner »Naschsucht« sprechen gehört. Tatsächlich gibt es sehr reale Ähnlichkeiten zwischen zwanghaftem Zuckerkonsum und Drogensucht. Die Nervenbahnen, die von Zucker aktiviert werden, ähneln denen, die auf Opioide und ähnliche Drogen anspringen.[41] Dass die Lust auf Süßes so viel Macht über uns hat, ist in meinen Augen ein Grund dafür, dass Angststörungen so weitverbreitet sind.

Auch wenn die Rolle des Zuckers bei der Entstehung von Angststörungen erst seit Kurzem bekannt ist, war es noch nie ein Geheimnis, dass Zucker schlecht für die Gesundheit ist. Das verleitet die Menschen dazu, ihre süßen Gelüste irgendwie ohne die schädlichen Auswirkungen von Zucker zu befriedigen, indem sie zu künstlichen Süßstoffen greifen, darunter Sucralose (Splenda) und Aspartam (als Canderel, Equal oder NutraSweet und in vielen Light-Getränken im Handel). Im Juli 2023 wurde Aspartam von der WHO, der Internationalen Agentur für Krebsforschung (IARC) und dem Gemeinsamen Sachverständigenausschuss für Lebensmittelzusatzstoffe (JECFA) als möglicherweise krebserregend eingestuft. Obwohl die IARC nur wenige Nachweise anführte, ist dies dennoch erwähnenswert.[42] Leider haben Studien ergeben, dass künstliche Süßstoffe nicht ganz so magisch wirken, wie es scheint. Sie fördern die Darmdysbiose, indem sie schlechten Darmbakterien ein Festmahl bieten – vielleicht erinnern Sie sich an Tilo, den Sie im zweiten Kapitel kennengelernt haben. Besonders Aspartam ist sowohl in Tierversuchen[43] als auch in Humanstudien[44] mit Angstsymptomen in Verbindung gebracht worden. Ich rate jedoch generell von künstlichen Süßstoffen ab. Wenn Sie absolut nicht ohne sie leben können, wäre Erythrit ein natürlicher Süßstoff, der weder vom Menschen noch von den Darmbakterien verdaut werden kann und daher weniger wahrscheinlich Angstzustände und Stoffwechselstörungen verursacht.[45] Ein weiterer neuer Zuckerersatz ist Allulose, ein Stoff, der von Natur aus in bestimmten Früchten vorkommt. Wie sich Allulose auf Angstzustände auswirkt, ist noch nicht erforscht, aber ihr Zusammenspiel mit dem Stoffwechsel scheint vielversprechend, sodass es sich lohnen könnte, sie in maßvoller Menge auszuprobieren.

Gluten

Ein besonders umkämpftes Feld der Kohlenhydrat-Kriege sind die potenziell schädlichen Auswirkungen von Gluten, einem Protein, das in verschiedenen Getreidesorten enthalten ist, vor allem in Weizen. Eine wachsende Schar von Menschen sieht den Glutenverzehr kritisch, wie die explosionsartige Zunahme von glutenfreien Diäten, glutenfreien Bäckereien und aufdringlichen Lebensmitteletiketten mit dem Attribut »glutenfrei« zeigt (egal, ob die Produkte Gluten enthalten könnten oder nicht – ich habe sogar schon »glutenfreies Wasser« gesehen!). Es ist wichtig zu wissen, dass Gluten *nicht* für jedermann schädlich ist. Im Gegensatz zu Zucker und Transfetten ist es nicht von Natur aus ungesund. Ein kleiner Prozentsatz der Menschen reagiert jedoch tatsächlich schlecht auf Gluten, und die Häufigkeit dieser negativen Reaktionen hat in den letzten Jahrzehnten drastisch zugenommen. Die Forschung führt diese Zunahme der Glutenunverträglichkeit auf Veränderungen in der Weizenqualität zurück. Der heutige Weizen wurde durch Züchtung so verändert, dass er sich vom Urgetreide stark unterscheidet. Dass die industrielle Landwirtschaft so billig und effizient wie möglich produzieren und gleichzeitig die größtmöglichen Ernten einfahren soll, hat die Qualität des Getreides stark beeinträchtigt, und darauf reagiert der Körper.[46]

Eine Glutenunverträglichkeit zeigt sich am deutlichsten bei Menschen, die an Zöliakie leiden. Zöliakie ist eine chronische Autoimmunerkrankung, bei der Gluten eine Immunreaktion im Darm auslöst und Teile der Darmschleimhaut schädigt. Die Folge sind Symptome wie Müdigkeit, Durchfall und eine verminderte Aufnahme wichtiger Nährstoffe. Bei allem, was Sie im dritten Kapitel über das Immunsystem in der Darmschleimhaut erfahren haben, überrascht es Sie sicher nicht, dass Zöliakie auch mit Angstzuständen in Verbindung gebracht wird. Neben vielen Einzelstudien, die diesen Zusammenhang belegen, hat eine Sichtung von 37 Studien im Jahr 2020 ergeben, dass Zöliakie mit einem erhöhten Risiko für Angststörungen und andere psychische Erkrankungen wie Depressionen und ADHS einhergeht.[47] Da Zöliakie durch den Verzicht auf Gluten behandelt wird, kann eine glutenfreie Ernährung auch zur Linderung von Ängsten beitragen. Allerdings tritt Zöliakie nur bei etwa 1 Prozent der Bevölkerung auf – ziemlich viel für eine chronische Erkrankung, aber auch nicht sehr häufig.

Erschwerend kommt hinzu, dass die sogenannte nicht-zöliakische Glutensensitivität zwar häufiger vorkommt, aber weniger gut erforscht ist. Glutensensitiviät ist nicht unbedingt eine Vorstufe oder ein leichter Fall von Zöliakie, sondern beruht auf einer anderen Art von Immunreaktion. Auch wenn die Glutensensitivität noch einige Rätsel aufwirft, sehen manche Studien einen Zusammenhang mit Angststörungen.[48]

Wenn Sie unter Angstzuständen leiden und das Gefühl haben, dass Sie auf Gluten empfindlich reagieren – wenn Sie zum Beispiel nach dem Verzehr von Weizenprodukten Völlegefühl, Blähungen oder andere Magen-Darm-Beschwerden bemerken –, könnte eine glutenfreie Ernährung Ihre Ängste lindern, auch ohne dass bei Ihnen eine Zöliakie nachgewiesen wurde. Wenn Sie aber keinen triftigen Grund zu der Annahme haben, dass Gluten der Übeltäter sein könnte, sollten Sie lieber auf die Qualität der Kohlenhydrate achten, bevor Sie sich Sorgen um Gluten machen. Und da die Glutenprobleme mit der industriellen Landwirtschaft zusammenhängen, ist auch die Quelle des Glutens entscheidend: Eine Scheibe Tütenbrot aus dem Supermarkt ist etwas anderes als ein handwerklich gebackener Brotlaib, der mit alten Getreidesorten und Sauerteig als Triebmittel hergestellt wurde.

Protein

Im Vergleich zu den anderen beiden Makronährstoffen ist Protein weniger umstritten. Man kann darüber uneins sein, welche Proteinquelle die beste ist, aber es herrscht weitgehend Einigkeit darüber, dass Protein wichtig ist. Es gibt zwar proteinarme Diäten, aber sie werden nur in seltenen Fällen eingesetzt, etwa bei Nieren- und Lebererkrankungen. Mit anderen Worten: Ich habe nicht die Sorge, dass sich als nächster großer Trend im Makronährstoffdiskurs eine eiweißarme Ernährung durchsetzen wird.

Der Umstand, dass Protein allgemein als wichtiger Bestandteil der Ernährung gilt, ist vielleicht auch ein Grund dafür, dass noch nicht umfassend erforscht wurde, wie sich Protein auf Angstzustände auswirkt. Es gibt Hinweise darauf, dass Eiweißmangel Angstzustände begünstigt. So hat im Jahr 2020 eine Studie an indischen Schulkindern ergeben, dass diejenigen, die weniger proteinreiche Lebensmittel wie Milch und Hülsenfrüchte zu sich nahmen, in höherem Maß unter Ängsten litten.[49] Da jedoch ein echtes

Eiweißdefizit für uns Menschen in den Industrieländern kein großes Problem darstellt, müssen wir uns eher mit den Eiweißquellen und ihren Bausteinen, den Aminosäuren, befassen.

Pflanzliches und tierisches Protein

Eine weitere sehr umstrittene Makronährstoffdebatte dreht sich um die Frage, ob man tierische Produkte essen oder sich rein pflanzlich ernähren sollte. Die Idee, sich rein pflanzlich zu ernähren, kam schon in der Antike auf. Griechische Philosophen wie Pythagoras und Platon befürworteten den Vegetarismus aus moralischen und gesundheitlichen Gründen. Religionen wie der Hinduismus und der Buddhismus lehnen schon lange das Essen von Tieren ab. Auch manche Denker der Renaissance und der Aufklärung, darunter da Vinci, Rousseau und Voltaire, wandten sich dem Vegetarismus zu. Jahrhunderte später sagte dann Albert Einstein: »Nichts wird die Chance auf ein Überleben auf der Erde so steigern wie der Schritt zur vegetarischen Ernährung.«[50] Und seit Einsteins Zeiten haben wir noch viel mehr über die Tierquälerei, die fehlende Nachhaltigkeit und die Umweltschädlichkeit der Massentierhaltung erfahren. Ein neuerer Trend, der in den letzten Jahren explodiert ist, ist die vegane Ernährungsweise, bei der völlig auf tierische Produkte verzichtet wird. Der Veganismus hat zwischen 2014 und 2018 um schätzungsweise 600 Prozent zugenommen,[51] und die Zahl der als »pflanzlich« gekennzeichneten Lebensmittel und Getränke ist zwischen 2012 und 2018 um 287 Prozent gestiegen.[52] Was ich in meiner ärztlichen Tätigkeit vor allem von jüngeren Patienten mitbekomme, lässt mich vermuten, dass die Bewegung hin zu einer pflanzlichen Ernährungsweise weiter zunehmen wird.

Auch wenn ich persönlich Vegetarierin bin, respektiere ich die individuellen Entscheidungen anderer und erkenne an, dass Fleisch und Fisch für diejenigen, die sich dafür entscheiden, eigene ernährungsphysiologische Vorteile haben. Ich sehe hier keinen Vorteil in Spalterei. Als Köchin und Medizinerin achte ich alle Lebensmittel und versuche, ökologische und soziale Aspekte so gut wie möglich zu berücksichtigen.

In letzter Zeit habe ich in Schlagzeilen immer wieder die Behauptung gelesen, entweder Fleischesser oder Vegetarier wären psychisch gesünder.

Diese Artikel sind nicht immer totaler Quatsch, schließlich beruhen sie oft auf medizinischen Studien. So hat eine Metastudie ergeben, dass Fleischessende weniger Angstzustände und Depressionen haben als vegan Lebende.[53] Eine andere Studie hat behauptet, Veganer litten weniger unter Stress und Ängsten als Allesesser.[54] In Frankreich[55] und Australien[56] hat man dagegen in Studien keinen Zusammenhang zwischen vegetarischer Ernährung und Angstzuständen gefunden.

Wie dieses breite Spektrum an Forschungsergebnissen zeigt, gibt es keine eindeutigen Nachweise, die in Bezug auf Ängste für oder gegen eine vegetarische oder omnivore Ernährung sprechen. Das deckt sich mit dem, was ich in meiner mehr als 20-jährigen ärztlichen Arbeit erlebt habe. Mir ist klar, dass für manche Menschen das Essen von Tieren – sei es aus Mitgefühl oder aus ökologischen Beweggründen – seelisch so belastend ist, dass die möglichen Vorteile des Fleischkonsums einfach weniger wiegen. Ich würde einem überzeugten Vegetarier nie dazu raten, seine Prinzipien aufzugeben, denn man kann auf vielerlei Weise sicherstellen, dass man sich mit einer vegetarischen Ernährung angemessen ernährt.

Wenn Sie sich für eine vegetarische Ernährung entscheiden, müssen Sie auf eventuelle Nährstofflücken in Ihrer Ernährung achtgeben. Ich habe zum Beispiel schon erwähnt, dass die Versorgung mit genügend Omega-3-Fettsäuren schwierig sein kann, wenn man keinen Fisch isst. Aber eine Kombination aus ALA-haltigen pflanzlichen Nahrungsmitteln wie Leinsamen, Walnüssen und Sojabohnen und einem Algenpräparat kann Abhilfe schaffen. Im achten Kapitel werden Sie auch noch sehen, dass eine pflanzliche Ernährungsweise zu einer Unterversorgung mit bestimmten Mikronährstoffen führen kann.

Wenn Sie sich für tierisches Protein entscheiden, ist es wichtig, dass Sie auf Vollmilchprodukte, Omega-3-reichen Fisch und hochwertiges Geflügel-, Schweine- und Rindfleisch setzen und nicht auf fettige Cheeseburger und frittiertes Formfleisch. Außerdem sollte Fleisch von Vollkornprodukten, Bohnen, Linsen, buntem Gemüse und anderen pflanzlichen Nahrungsmitteln begleitet werden, die Ballaststoffe und angstlösende Substanzen enthalten.

Aminosäuren: Tryptophan und Glutamat

So wie Fettsäuren die Bausteine von Fett sind, sind Aminosäuren die Bausteine von Protein. Der Körper nimmt Protein aus der Nahrung auf und zerlegt es in Aminosäuren, die viele verschiedene lebenswichtige Aufgaben erfüllen, zum Beispiel in der Verdauung, im Stoffwechsel, beim Wachstum, für die Immunabwehr und die Psyche.

Tryptophan ist eine essenzielle Aminosäure, was bedeutet, dass es nicht vom Körper selbst produziert wird, sondern nur über die Nahrung verfügbar ist. Tryptophan erfüllt gleich mehrere Aufgaben im Stoffwechsel und in der Proteinsynthese, aber uns dürfte interessieren, dass es ein Vorläufer von Serotonin ist. Wie wir aus dem zweiten Kapitel wissen, hängt die Serotoninproduktion sowohl von einer stetigen Zufuhr von Tryptophan aus der Nahrung als auch von einem gesunden Darmmikrobiom ab. Eine Darmdysbiose kann die Effizienz mindern, mit der der Körper Tryptophan in Serotonin umwandelt.[57]

Durch Untersuchung sowohl der mangelhaften als auch der ergänzten Versorgung mit Tryptophan hat man dessen Bedeutung für einen gesunden Serotoninspiegel bewiesen, aber wenn es um die direkte Wirkung von Tryptophan auf Angstzustände geht, sind die Ergebnisse nicht immer eindeutig. Manche Studien zeigen, dass Ängste bei einer Ernährung mit hohem Tryptophananteil geringer sind als bei einer Ernährung mit niedrigem Tryptophananteil.[58] Ältere Studien kamen zu dem Ergebnis, dass die Einnahme eines Tryptophanpräparats zur Verringerung von Angstzuständen beiträgt, eine Erhöhung des Tryptophangehalts in der Nahrung jedoch nicht,[59] während neuere Studien diese Schlussfolgerung infrage stellen.[60] Eine andere aktuelle Studie hat gar keinen Zusammenhang zwischen einem niedrigen Tryptophanspiegel und Angstzuständen festgestellt.[61]

Trotz der verworrenen Beweislage sehe ich aus ärztlicher Erfahrung einen ausreichend starken Zusammenhang zwischen Ängsten, Tryptophan und Darmmikrobiom, um generell zu tryptophanreichen Proteinquellen zu raten. Tryptophan ist vor allem in Geflügel enthalten (vielleicht haben Sie schon von der bekannten Schläfrigkeit nach dem Thanksgiving-Truthahn gehört), aber auch in Fischsorten wie Thunfisch und Lachs. Tryptophan kommt auch in pflanzlichen Quellen wie Sojabohnen und Tofu, Kichererbsen und Kürbiskernen vor.

Im Gegensatz zu Tryptophan ist Glutaminsäure eine nicht essenzielle Aminosäure. Der Körper kann sie also selbst synthetisieren. Dennoch kommt sie von Natur aus in Nahrungsmitteln wie Tomaten und Käse vor sowie in künstlich hergestellten Würzmitteln mit Mononatriumglutamat oder kurz Glutamat. Wahrscheinlich kennen Sie Glutamat als Geschmacksverstärker, der in vielen asiatischen Landesküchen, aber auch in Würzmischungen und Snacks auf der ganzen Welt verwendet wird, um den herzhaften Umami-Geschmack von Speisen zu verstärken. Im 20. Jahrhundert geriet Glutamat in Verruf, weil es mit dem sogenannten »Chinarestaurant-Syndrom« in Verbindung gebracht wurde, das angeblich Kopfschmerzen und andere kleinere Beschwerden verursachte. Diese Behauptung war wissenschaftlich nicht haltbar.[62]

Obwohl Glutamat heute allgemein als unbedenklich gilt, besteht die geringe Möglichkeit, dass es Angstzustände verstärkt. Wie Serotonin und GABA ist auch Glutamat ein Neurotransmitter, der im Gehirn wirkt. Serotonin und GABA sind jedoch hemmende Neurotransmitter, welche die Neuronen beruhigen und Erregung eindämmen, wohingegen Glutamat ein erregender Neurotransmitter ist, der die Neuronen in Aktion versetzt. Es gibt also Grund zu der Annahme, dass ein Überschuss davon das Gehirn daran hindern könnte, sich abzuregen. Derzeit wird die Möglichkeit erforscht, mittels Medikamenten die Glutamatwirkung zu verändern, um Ängsten entgegenzuwirken und eine Alternative zu SSRIs zu finden.[63] Außerdem ist in Tierstudien ein Zusammenhang zwischen glutamathaltiger Nahrung und erhöhten Angstzuständen entdeckt worden.[64] Andere Forscher erklären jedoch die möglichen schädlichen Auswirkungen von Glutamat damit, dass der Geschmacksverstärker oft als Zutat in industriell verarbeiteter Nahrung gegessen wird.[65]

Obwohl ich die Forschung verfolge, habe ich nicht genug Nachweise gesehen, um einen vollständigen Verzicht auf Glutamat zu empfehlen. Dennoch rate ich in meiner Praxis von mit Glutamat gewürzten Snacks und Fertiggerichten ab, denn diese Speisen sind in der Regel ungesund und können Ängste noch verschlimmern. Ich warne meine Patienten auch vor den natürlichen Glutamaten in Tomaten und Pilzen. Obwohl es sich dabei um gesunde Vollwertkost handelt, hatte ich Angstbetroffene in Behandlung, deren Zustand sich nach dem Verzehr dieser Nahrungsmittel verschlechterte. Das ist zwar selten und diese Nahrungsmittel sollte man auf der Suche nach triggernden Speisen als Letztes ausschließen – aber einen Versuch ist es wert.

Die Macht der Makros

In Teil 3 dieses Buches werden Sie konkrete Essenspläne und Rezepte erhalten, aber Sie können sich schon jetzt ein Bild davon machen, aus welchen Hauptbestandteilen Ihre Ernährung zusammengesetzt sein sollte. Wir sprechen über die Makronährstoffe, als wären sie völlig voneinander getrennt, dabei enthalten die meisten Nahrungsmittel mehr als einen von ihnen, und eine vollständige Mahlzeit sollte alle drei enthalten. Suchen Sie immer nach Lebensmitteln, die so viele gesunde Makronährstoffe wie möglich enthalten. Lachs ist zum Beispiel eine gute Quelle für Eiweiß und wichtige Omega-3-Fette. Bohnen, Linsen und Kichererbsen liefern sowohl Eiweiß als auch Kohlenhydrate und haben einen hohen Anteil an Ballaststoffen. Avocado mit Spiegelei auf Sauerteig-Toast liefert gesunde MUFAs, maßvoll glykämische Kohlenhydrate und ordentlich Protein. Wenn Sie erst einmal verstanden haben, wie Makros zusammengefügt werden, ist das Zusammenstellen einer frischen, gesunden Anti-Angst-Ernährung ein Puzzlespiel, das Spaß macht – und schmeckt.

Jede gesunde Speise besteht aus einer Kombination von Makronährstoffen, enthält aber auch noch weitere Substanzen, die für den Körper enorm wichtig sind: Vitamine und Mineralstoffe. Da diese essenziellen Nährstoffe in viel kleineren Mengen vorkommen, nennen wir sie Spurenelemente oder Mikronährstoffe, und sie sind unser nächster Schwerpunkt.

8. Kapitel: Mikronährstoffe

Indra, eine 25-jährige Journalistin, kam zu mir, um ihre anhaltenden Angst- und Erschöpfungszustände behandeln zu lassen. Wie viele von uns hatte sich Indra während der COVID-19-Pandemie daran gewöhnt, zu Hause zu bleiben und die meiste Zeit am Laptop zu recherchieren und Artikel zu schreiben. Sie blieb körperlich aktiv, indem sie den Trainingsplan einer App befolgte, war also nicht völlig bewegungsarm. Aber selbst nachdem sie geimpft war und den schlimmsten Teil der Pandemie überstanden hatte, blieb die Angst davor, im Freien Sport zu treiben. Außerdem wurde sie immer erschöpfter und konnte ihre Abgabetermine nicht mehr einhalten. Das Schreckgespenst der dräuenden Deadlines machte ihr noch mehr Sorgen, ebenso wie die Gefahr, dass ihr Kontaktnetzwerk keine Aufträge mehr hergeben könnte. All das führte dazu, dass Indra sich wie ausgehöhlt fühlte. Zunächst schrieb sie ihre Symptome einem beruflichen Burn-out zu, aber als es schlimmer wurde, suchte sie mich auf, um mögliche Ernährungsprobleme zu ergründen.

Beim Erstellen einer ausführlichen Ernährungsanamnese fiel mir auf, dass Indra im Gegensatz zu vielen meiner Patienten in ihrer Ernährung nichts offensichtlich Ungesundes hatte. Vielmehr aß sie sehr bewusst, denn als während der Pandemie die Restaurants geschlossen blieben, hatte sie sich auf eine rein pflanzliche Ernährung umgestellt. Das Verhältnis und die Menge der Makronährstoffe, die sie zu sich nahm, entsprach dem, was ich einer Frau in ihrem Alter und mit ihrem Lebensstil empfohlen hätte. Daraus schloss ich, dass die Lösung des Problems in Kleinigkeiten liegen musste.

Einige von Indras Symptomen deuteten auf einen Mangel an Vitaminen und Mineralstoffen hin. Ihr Leben in geschlossenen Räumen, das bewölkte Bostoner Klima und Indras Hautfarbe konnten allesamt dazu beitragen, dass ein Vitamin-D-Mangel ein Faktor sein könnte. Bei pflanzlicher Kost kann es auch schwierig sein, einen angemessenen Eisen- und Vitamin-B_{12}-Spiegel zu erreichen. Ich fragte mich auch, ob ihre mangelnde Vitalität mit einem Mangel an Vitamin C zusammenhängen könnte – was einen Eisenmangel noch verschlimmert hätte, da Vitamin C die Eisenaufnahme fördert. Wir prüften diese Parameter mit einer Reihe von Tests, die alle meine Vermutungen bestätigten: Indra hatte zu wenig Vitamin B_{12}, Vitamin C und Vitamin D und litt an einer Eisenmangelanämie. Bei Eisen und Vitamin B_{12} griffen wir zu Nahrungsergänzungsmitteln, damit sie diese Vitamine auch ohne tierische Nahrung in ausreichender Menge zu sich nahm, aber ich empfahl ihr auch, reichlich Spinat und anderes Blattgemüse zu essen, bis zu fünf Portionen täglich. Sie machte sich nun jeden Tag einen großen gemischtem Blattsalat mit Vitamin-C-haltiger roter Paprika, Zitronenabrieb und frischem Zitronensaft im Dressing. Ein paarmal in der Woche aß sie Kiwi zum Nachtisch, eine weitere gute Vitamin-C-Quelle. Um sich Vitamin D zu verschaffen, verbrachte sie auf meinen Rat hin jeden Tag mindestens zehn Minuten in der Sonne, sobald das Wetter wärmer wurde. Außerdem half ich ihr, sonnenbeschienene Pilze in ihren Speiseplan aufzunehmen, achtete aber auch darauf, ob das Glutamat darin ihre Ängste verschlimmerte – was nicht der Fall war. Sie fand auch eine vegane Milch, die mit Vitamin D angereichert war und keinen großen Zuckerzusatz enthielt.

Innerhalb weniger Wochen ließen Indras Ängste nach, und sie hatte auch wieder mehr Energie. Es dauerte ein paar Monate, bis ihr Vitamin-D-Spiegel wieder oben war, aber alles andere normalisierte sich schnell. Als ihre Sorgen nachließen und ihre Vitalität zurückkehrte, traute sie sich auch wieder öfter ins Freie, ging meditieren und erneuerte ihre Mitgliedschaft im Fitnessstudio. All das gab ihr wieder Feuer fürs Arbeitsleben.

Dass Stoffe, die nur in Spuren vorliegen, einen so großen Einfluss auf die Gesundheit haben können, ist unglaublich. Aber Mikronährstoffe sind unerlässlich, damit Enzyme, Hormone, Immunabwehr, Stoffwechsel und viele andere biologische Prozesse im Körper gut funktionieren.[1] Außerdem spielen sie eine wichtige Rolle im Gehirn, vor allem bei der richtigen Synthese und Freisetzung von Neurotransmittern. Wenn man weiß, wie eng diese Systeme miteinander verknüpft sind, wird klarer, warum Mikronährstoffdefizite ein Brandherd für Ängste sind.

Wie viel ist nötig?

Bei den Mikronährstoffen geht es immer darum, dass wir von bestimmten Vitaminen und Mineralstoffen *genug* zu uns nehmen. Aber was *ist* denn genug? Die Antworten darauf sind sehr unterschiedlich und hängen vom jeweiligen Mikronährstoff sowie von Ihrem Geschlecht, Ihrer Lebensphase und anderen besonderen Umständen ab. Männer und Frauen haben oft einen unterschiedlichen Bedarf an Mikronährstoffen, ebenso wie jüngere und ältere Menschen. Besondere Gruppen wie schwangere oder stillende Mütter haben oft besondere Erfordernisse. Wie Sie wahrscheinlich wissen, veröffentlichen verschiedene Gesundheitsorganisationen Richtlinien, die all diese unterschiedlichen Fälle abdecken. In diesem Buch verwenden wir die Referenzwerte der Ernährungskommission der National Academy of Medicine. Die wichtigste Messgröße ist die RDA (*recommended dietary allowance*) oder »empfohlene Tagesdosis«, die einen Anhaltspunkt dafür liefert, wie viel von einem Mikronährstoff eine durchschnittliche Person beliebigen Geschlechts und Alters optimalerweise zu sich nehmen sollte, um gesund zu bleiben. Alle RDAs finden Sie auf der Website des National Institute of Health unter den Nahrungsergänzungsmitteln: https://ods.od.nih.gov/factsheets/list-all/. In der EU spricht man offiziell von Nährstoffreferenzwerten (*dietary reference value, DRV*), und eine Datenbank ist unter https://multimedia.efsa.europa.eu/drvs/index.htm?lang=de zugänglich.

RDAs haben ihren Nutzen, aber aus meiner ärztlichen Arbeit weiß ich, dass sie nur ein Anhaltspunkt sind. Meinen Patienten erkläre ich immer, dass es bei der Angstlinderung durch Anpassung der Mikronährstoffzufuhr nicht gut ist, sich blind an die RDAs zu halten. Besser ist es, die Werte zu testen, die Ernährung umzustellen und die Angstsymptome zu beobachten.

Nährstoffaufnahme

Eine weitere Schwierigkeit beim Einpegeln der Mikronährstoffe ist, dass es nicht nur darauf ankommt, wie viel man einnimmt, sondern auch, wie viel der Körper davon aufnimmt. Es bringt nichts, sich große Mengen an Vitaminen und Mineralstoffen zuzuführen, wenn der Körper sie einfach ausscheidet. Oft nimmt sogar die Absorption ab, wenn man mehr von einem bestimmten Mikronährstoff zu sich nimmt, denn der Körper regelt von Natur aus den Vitamin- und Mineralstoffspiegel herunter, sobald der Bedarf gedeckt ist. Es kann aber auch andere Hürden geben, beispielsweise sogenannte Antinährstoffe. Das sind Verbindungen, welche die Absorption von Mikronährstoffen behindern. Vollkorngetreide zum Beispiel ist eine großartige Quelle für viele Vitamine und Mineralstoffe, aber es enthält auch sogenannte Phytate (oder Phytinsäure), die sich im Darm an Mineralstoffe wie Kalzium, Eisen, Magnesium und Zink binden können. Wenn die Nährstoffe durch Phytate gebunden sind, kann der Darm sie nicht absorbieren. Phytate sind auch in Amaranth, Hülsenfrüchten, Nüssen und Samen enthalten. Ähnliche Wirkungen haben die in Tee, Kaffee und Hülsenfrüchten enthaltenen Tannine, die Lektine und Saponine in Hülsenfrüchten und Getreide, die in Spinat und Mangold vorkommenden Oxalate sowie die Glucosinolate in Gemüsesorten wie Brokkoli und Rosenkohl.[2]

Nahrungsquellen und Wirkungen von Antinährstoffen

Antinährstoff	Nahrungsquelle	beeinträchtigt
Glucosinolate	Kohlgemüse (Brokkoli, Rosenkohl, Kohl, Blumenkohl, Grünkohl)	Absorption von Jod
Lektine	Hülsenfrüchte (Bohnen, Kichererbsen, Linsen), Vollkornprodukte	Absorption von Kalzium, Eisen und Zink
Oxalate	Blattgemüse (vor allem Spinat und Mangold), Tee, Bohnen, Nüsse, Rote Bete	Absorption von Kalzium
Phytate	Vollkorngetreide, Saaten, Hülsenfrüchte, Nüsse	Absorption von Eisen, Zink, Magnesium und Kalzium
Saponine	Vollkorngetreide, Hülsenfrüchte	Absorption der Vitamine A und E
Tannine	Tee, Kaffee, Hülsenfrüchte	Absorption von Eisen

Zu erwähnen ist, dass Antinährstoffe keine schädlichen Substanzen sind, abgesehen davon, dass sie möglicherweise die Mineralstoffaufnahme behindern. Man sollte die Lebensmittel, die sie enthalten, auf keinen Fall meiden, denn Kohlgemüse, Vollkornprodukte und Hülsenfrüchte gehören zu den wirksamsten Nahrungsmitteln gegen Ängste, die man essen kann. Die Antinährstoffe sind sogar auf verschiedene Weise nützlich für den Körper. Phytate zum Beispiel senken nachweislich den Cholesterinspiegel und regulieren den Blutzuckerspiegel,[3] und im neunten Kapitel erfahren Sie mehr über die angstlösenden Eigenschaften der Glucosinolate in Kohlgemüse.

Antinährstoffe sind nur dann ein Problem, wenn einem ein Mangel an bestimmten Vitaminen und Mineralstoffen zu schaffen macht. Wenn das der Fall ist, lässt sich das Problem in der Regel umgehen, indem man Mahlzeiten besser plant und bestimmte Zutaten nicht kombiniert, also beispielsweise phytatreiches Getreide nicht als Beilage zu ansonsten mineralstoffreichen Speisen isst. Zudem können einige Zubereitungsmethoden – Einweichen, Keimen oder Kochen – den Gehalt an Antinährstoffen reduzieren.[4]

Angereicherte Lebensmittel

Als Mitte des 20. Jahrhunderts verarbeitete und verpackte Lebensmittel immer mehr an Bedeutung gewannen, erkannte die Ernährungswissenschaft, dass die industrielle Verarbeitung den Lebensmitteln oft ihren Mikronährstoffwert raubte. So gehen zum Beispiel bei der Verarbeitung von Vollkornweizen zu Weißmehl nicht nur Ballaststoffe, sondern auch B-Vitamine und Eisen verloren. Um dem entgegenzuwirken, fügen viele Hersteller diese Mikronährstoffe nach der Verarbeitung wieder hinzu und bieten ein »angereichertes« Mehl mit erhöhtem Nährstoffgehalt an. Die US-Lebensmittelbehörde kontrolliert diese Verfahren und legt Richtlinien fest, wie welche Mengen von Mikronährstoffen den verarbeiteten Lebensmitteln wieder zugesetzt werden sollten.

In der Vergangenheit gab es Hinweise darauf, dass die Anreicherung zur Verhinderung bestimmter Krankheiten beigetragen hat, die auf einen Mangel an Mikronährstoffen zurückzuführen sind.[5] Aber zugefügte Nährstoffe machen Fertigkost nicht gesund. Da das Angebot an unverarbeiteten

Lebensmitteln heutzutage so groß ist, rate ich aus mehreren Gründen von mit Mikronährstoffen angereicherten Lebensmitteln ab, besonders von Getreideprodukten. Zwar werden einige Nährstoffe durch die Anreicherung wieder hinzugefügt, aber nicht alle. So geben die Hersteller ihrem Mehl vielleicht B-Vitamine und Eisen bei, aber weder Ballaststoffe noch Zink und Magnesium, die alle ebenfalls wertvoll sind. Aber entscheidender ist, dass angereicherte Lebensmittel meist Industrielebensmittel sind, die kein gesundes Essverhalten fördern und die mit ihren schlechten Fetten und Zuckerzusätzen Ängste verstärken können, wie wir bereits gelernt haben. So wichtig Vitamine auch sind, wenn sie gezuckerten Cornflakes oder abgepackten Snacks zugefügt sind, verhindern sie wahrscheinlich nicht, dass deren Genuss das Risiko für Angststörungen erhöht.

In manchen Fällen können angereicherte Lebensmittel auch nützlich sein. Ein Beispiel wäre die angereicherte Nussmilch, die Indra zur Erhöhung ihres Vitamin-D-Spiegels verwendet hat. Aber in den meisten Fällen sind ganze, unverarbeitete Produkte die beste Wahl, wenn man sich vollwertig und natürlich ernähren und von ungesunden Lebensmitteln fernhalten möchte.

Vitamine

Das wichtigste Ziel meiner Arbeit mit Indra war es, ihre *Vitalität* wiederherzustellen. Es ist kein Zufall, dass »Vitalität« und »Vitamin« den gleichen Wortstamm haben – das lateinische Wort für »Leben«: *vita*. Vitamine sind organische Verbindungen, die lebensnotwendig sind. Sie sind essenzielle Nährstoffe, können also vom Körper nicht selbst hergestellt werden und müssen daher über die Nahrung aufgenommen werden. Der Mensch braucht 13 Vitamine: die vier fettlöslichen Vitamine A, D, E und K; und die neun wasserlöslichen Vitamine, zu denen das Vitamin C und die acht B-Vitamine Thiamin (B_1), Riboflavin (B_2), Niacin (B_3), Pantothensäure (B_5), Pyridoxin (B_6), Biotin (B_7), Folsäure (B_9) und Cobalamin (B_{12}) zählen.

Fettlösliche Vitamine werden mit den Fetten in der Nahrung aufgenommen. Überschüssige Mengen können monatelang in der Leber und im Fettgewebe gespeichert werden, sodass sie für eine spätere Verwendung verfügbar bleiben. Überschüssige wasserlösliche Vitamine werden dagegen durch Trinken und Urinieren aus dem Körper ausgeschwemmt und können nicht gespeichert werden. Man braucht daher täglich Nachschub, um gesund zu bleiben.

Angstzustände werden durch die gesamte Palette der Vitamine beeinflusst, aber ich beschränke mich hier auf die für die Gesundheit des Gehirns wichtigsten: die Vitamine B, C, D und E.

B-Vitamine

Bei den B-Vitaminen behält man oft nur schwer den Überblick, weil es so viele von ihnen gibt, alle mit Namen und Nummer. Sie wurden in einer Welle von Vitaminforschung Anfang des 20. Jahrhunderts entdeckt und benannt und in der Reihenfolge ihrer offiziellen Anerkennung durchnummeriert. Die Lücken in der Nummerierung sind der Definition des Begriffs »Vitamin« zuzuschreiben. Ein Stoff namens Adenin wurde zwischen B_3 und B_5 entdeckt und wäre zu Vitamin B_4 geworden, wenn weitere Forschungen nicht ergeben hätten, dass Adenin vom Körper selbst produziert werden kann. Darum zählte es nicht als Vitamin, und seine Nummer wurde übersprungen. Das Gleiche betraf die Verbindungen, aus denen die Vitamine B_8, B_{10} und B_{11} geworden wären.

B-Vitamine spielen eine wichtige Rolle bei der Aufrechterhaltung einer gesunden Gehirnfunktion, denn sie tragen zur Bereitstellung von Energie und zur Synthese von wichtigen Neurotransmittern wie Dopamin und Serotonin bei, deren Fehlen Angstzustände verursachen kann.[6] Außerdem ist erwiesen, dass B-Vitamine das Gehirn bis ins hohe Alter jung halten, die kognitiven Fähigkeiten verbessern und degenerativen Erkrankungen wie Demenz vorbeugen.[7]

Forschungsarbeiten zur Rolle der verschiedenen B-Vitamine bei Angststörungen sind nicht sehr zahlreich, aber es spricht einiges dafür, dass fast alle Bs wichtig sind. Eine bevölkerungsbezogene Querschnittsstudie hat ergeben, dass eine mäßige bis hohe Gabe von B_1, B_3, B_5 und B_7 Angstzustände verringert.[8] Laut einer anderen randomisierten und kontrollierten Studie sind hohe Dosen von B_6 und B_{12} vielversprechend bei der Eindämmung von Ängsten und Depressionen.[9] Eine weitere Studie zeigt, dass

Erwachsene über 60, die bei den Vitaminen B_2, B_6 und B_9 mit ihren Werten in den untersten 20 Prozent lagen, eher depressiv waren und dass diejenigen mit B_6-Mangel mehr Angstzustände hatten.[10]

Auch wenn manche Studien und Übersichten nicht ganz so eindeutig sind,[11] bin ich der Meinung, dass Angstbetroffene die B-Vitamine auf dem Radar haben sollten, zumal diese oft reichlich in nahrhaften Lebensmitteln enthalten sind, die problemlos in jeden Speiseplan passen.

Lebensmittel, die B-Vitamine enthalten: Die B-Vitamine finden sich in vielen Lebensmitteln, oft gleich zu mehreren: zum Beispiel in Vollkornprodukten, Blattgemüse, Nüssen, Saaten, Fleisch, Geflügel und Fisch.[12]

- Vitamin B_1 (Thiamin) ist in magerem Schweine- und Rindfleisch enthalten (vor allem in Leber), aber auch in Weizenkeimen und Vollkornprodukten, in Eiern, Fisch, Hülsenfrüchten und Nüssen. Thiamin reagiert sehr empfindlich auf die Speisezubereitung, etwa aufs Mahlen und Einweichen, ja sogar aufs Garen bei hoher Hitze. Aus diesem Grund wird Thiamin bei industriell hergestellten Lebensmitteln oft zugesetzt. Aber es ist immer besser, es aus unverarbeiteter Vollwertkost zu beziehen.
- Vitamin B_2 (Riboflavin) ist in Milchprodukten enthalten (wobei fettarme Varianten einen geringeren Riboflavingehalt haben), in Fettfisch und bestimmten Obst- und Gemüsesorten, besonders in dunkelgrünem Gemüse. Viele Getreideprodukte sind auch mit B_2 angereichert, aber ich bevorzuge unverarbeitete Quellen.
- Vitamin B_3 (Niacin) findet sich in Rind- und Schweinefleisch, Geflügel, Fisch, Nüssen, Hülsenfrüchten und Getreide. Die in tierischen Produkten enthaltenen Formen von Niacin (und diejenigen, die zur Anreicherung von Mehlen verwendet werden) können vom Körper leichter verwertet werden, sodass bei pflanzlicher Ernährung ein ausreichend hoher Niacinspiegel etwas schwerer zu gewährleisten ist. Vielleicht sollte man sich hier über eine Nahrungsergänzung ärztlich beraten lassen.
- Vitamin B_5 (Pantothensäure) ist in Rindfleisch, Geflügel, Pilzen, Avocados, Nüssen, Saaten, Milch, Joghurt, Kartoffeln, Eiern, Vollkorneis, Hafer und Brokkoli enthalten.
- Vitamin B_6 (Pyridoxin) kommt in Fleisch, Fisch, Nüssen, Bohnen, Getreide, Obst und Gemüse vor. Es ist auch in vielen Multivitaminpräparaten enthalten und wird einigen Industrielebensmitteln zugesetzt.

- Vitamin B_7 (Biotin) ist in Rinderleber, Schweinefleisch, Eiern, Lachs, Avocados, Süßkartoffeln und Nüssen enthalten. Biotin wird oft als Nahrungsergänzungsmittel gegen Haarausfall und für gesunde Haut und Nägel vermarktet.
- Vitamin B_9 (Folat) steckt in Leber, Meeresfrüchten, Eiern, Vollkornprodukten, dunklem Blattgemüse, frischem Obst, Bohnen, Erdnüssen und Sonnenblumenkernen. Folat ist besonders wichtig für schwangere Frauen, denn es senkt das Risiko bestimmter Geburtsfehler. In den USA müssen deshalb angereicherte Getreideprodukte seit 1998 Folat enthalten. Die meisten Menschen dürften über die normale Ernährung genügend Folat aufnehmen, aber schwangeren Frauen wird zu einem zusätzlichen Folsäurepräparat geraten.
- Vitamin B_{12} (Cobalamin) ist in tierischen Produkten wie Fleisch, Eiern und Milchprodukten enthalten. Deshalb kann es für Menschen, die sich vegan ernähren, zum Problem werden. Auch die Absorption von B_{12} kann schwierig sein, da es von einem Protein namens Intrinsischer Faktor aufgenommen werden muss, um im Darm richtig verarbeitet zu werden. Das B_{12} in Nahrungsergänzungsmitteln ist so aufbereitet, dass es leichter aufgenommen werden kann. Es kann also sinnvoll sein, diese Möglichkeit zu nutzen.

Vitamin C

Vitamin C ist vielleicht das bekannteste Vitamin, auch weil der berühmte Chemiker Linus Pauling die Meinung vertrat, hohe Dosen von Vitamin C könnten Erkältungskrankheiten vorbeugen. Diese Behauptung ist wissenschaftlich nicht ganz haltbar: In einer bekannten Studie traten Erkältungen bei den Teilnehmenden, die Vitamin C einnahmen, nicht seltener auf, allerdings waren die Symptome nicht ganz so stark und hielten nicht ganz so lange an.[13] Kein Zweifel besteht daran, dass Vitamin C zur allgemeinen Immunfunktion beiträgt und eine Reihe von Stoffwechselprozessen unterstützt. Ein schwerer Mangel an Vitamin C führt bekanntlich zu der Bluterkrankung Skorbut, die Zahnfleischbluten und schlechte Wundheilung verursacht.

Vitamin C wirkt im Gehirn vor allem als Antioxidans und schützt das Gehirn vor oxidativem Stress durch gefährliche freie Radikale.[14] Wie die

B-Vitamine spielt auch Vitamin C eine wichtige Rolle bei der Synthese und Regulierung von Neurotransmittern, besonders von Dopamin.[15]

Studien haben ergeben, dass Vitamin C die geistige Vitalität fördert, Müdigkeit verringert und die Stimmung hebt.[16] Andere Studien haben untersucht, wie die antioxidativen Eigenschaften von Vitamin C Stresserkrankungen wie Angststörungen und Depressionen lindern können.[17] Eine randomisierte, kontrollierte Doppelblindstudie ergab, dass die Einnahme von Vitamin C Angstzustände unmittelbar reduziert.[18]

Lebensmittel, die Vitamin C enthalten: Zitrusfrüchte sind eine gute Vitamin-C-Quelle, aber überraschenderweise enthalten auch Kiwis und rote Paprika große Mengen. Auch in Beeren, Tomaten, Kartoffeln und grünem Blattgemüse findet es sich. Vitamin C kann durch große Hitze zerstört werden und beim Kochen oder Köcheln in die Kochflüssigkeit übergehen. Deshalb sollte man lieber schnellere Garmethoden wie Sautieren oder Blanchieren wählen oder, noch besser, reifes Vitamin-C-reiches Obst und Gemüse roh essen.[19]

Vitamin D

Vitamin D ist vor allem als »Sonnenvitamin« bekannt, denn tatsächlich ist es das einzige Vitamin, das der Körper selbst synthetisieren kann, und zwar durch eine Reaktion in der Haut unter UV-Bestrahlung. Wie wir jedoch bei Indra gesehen haben, steht oft einiges einem gesunden Vitamin-D-Spiegel im Weg: Hautfarbe, Klima, Breitengrad, Sonnenschutzmittel und ein Leben in Innenräumen. Infolgedessen leiden schätzungsweise 77 Prozent der Menschen in den USA an Vitamin-D-Mangel.[20] Auch in Deutschland sind nur 38,4 Prozent der Erwachsenen ausreichend mit Vitamin D versorgt.[21] Darum sollte man unbedingt so viel Vitamin D wie möglich zu sich zu nehmen, egal aus welcher Quelle, aber besten über die Nahrung. Da die besten Vitamin-D-Quellen Fisch, Fleisch und Milchprodukte sind, sollten alle, die sich vegan ernähren, ein Nahrungsergänzungsmittel in Erwägung ziehen und dies vorab ärztlich abklären.

Vitamin D erfüllt viele wichtige Funktionen im Körper: Es trägt zum Aufbau starker Knochen bei, indem es dem Körper die Aufnahme von Kalzium ermöglicht (darüber erfahren Sie in diesem Kapitel noch mehr), Entzündungen reduziert und die Immunabwehr stärkt. Im Gehirn wirkt Vitamin D nachweislich neuroprotektiv und schützt vor kognitivem Verfall.[22] Wie andere Vitamine auch ist Vitamin D an der Produktion und Regulierung von Neurotransmittern beteiligt, wovon Glutamin, Noradrenalin, Dopamin und Serotonin betroffen sind.[23]

Vitamin D reduziert nachweislich die negativen Emotionen, die Depressionen und Angststörungen mit sich bringen,[24] und mit beiden Erkrankungen korreliert ein niedriger Vitamin-D-Spiegel.[25] Bei Vitamin-D-Mangel kann eine Erhöhung des Spiegels nachweislich Ängste verringern.[26] In einer anderen Studie zeigte sich bei Menschen mit generalisierter Angststörung, die Vitamin-D-Präparate erhielten, eine Besserung im Vergleich zur Kontrollgruppe.[27]

Gegen Angstzustände wirkt Vitamin D am effektivsten bei Menschen, die bereits einen starken Vitamin-D-Mangel haben.[28] Da dies jedoch in unserer Gesellschaft sehr verbreitet ist, sollte man meiner Meinung nach bei Angstzuständen bewusst möglichst viel Vitamin D zu sich nehmen oder ein Nahrungsergänzungsmittel in Betracht ziehen.[29]

Vitamin-D-haltige Lebensmittel: Da der Körper Vitamin D unter Sonneneinstrahlung selbst herstellen kann, ist es schwer zu sagen, wie viel man davon über die Nahrung beziehen muss, aber da es so wichtig ist, sollte man so viel wie möglich aufnehmen. Die besten Vitamin-D-Lieferanten auf dem Speiseplan sind Fettfisch, Leber, Eier und bestimmte Pilze, die in der Sonne wachsen. In manchen Ländern sind außerdem Getreide- und Milchprodukte mit Vitamin D angereichert. Lebertran ist eine gute Vitamin-D-Quelle. Das Vitamin ist auch in Form von Nahrungsergänzungsmitteln erhältlich, die Sie mit Ihrem Arzt besprechen sollten, wenn Sie das Gefühl haben, dass Ihnen aufgrund mangelnder Sonneneinstrahlung ein Vitamin-D-Mangel droht.

Vitamin E

Vitamin E ist besonders wichtig für die Immunfunktion. Wie Vitamin C ist auch Vitamin E ein starkes Antioxidans, das die schädlichen freien Radikale bindet und die Zellen vor oxidativem Stress schützt. Diese antioxidativen Eigenschaften sind besonders wichtig für das Gehirn, wo oxidativer Stress besonders gefährlich ist und mit zunehmendem Alter noch gefährlicher wird. Gesichert ist, dass ein hoher Vitamin-E-Spiegel bei Älteren mit besseren Denkleistungen in Verbindung steht. Vitamin E wurde bereits als mögliches Mittel gegen Alzheimerkrankheit untersucht.[30]

Tierversuche haben außerdem ergeben, dass ein Vitamin-E-Mangel Angstzustände hervorrufen kann.[31] Obwohl eine Überprüfung von Humanstudien diesbezüglich etwas gemischt ausfiel,[32] lindert Vitamin E erwiesenermaßen chronische Entzündungen und Stoffwechselstörungen wie das metabolische Syndrom, die bekanntlich beide mit Ängsten zusammenhängen.[33]

Lebensmittel, die Vitamin E enthalten: Die reichhaltigsten Vitamin-E-Quellen sind Sonnenblumen-, Färberdistel-, Soja-, Palm- und Erdnussöl. Wie Sie im siebten Kapitel gesehen haben, sind diese Öle leider reich an Omega-6-PUFAs und daher in großen Mengen nicht gesund. Deshalb ist es wichtig, auf andere Quellen zurückzugreifen. Vitamin E ist auch in Mandeln, Erdnüssen, Haselnüssen und grünem Blattgemüse zu finden.

Mineralstoffe

Eine Freundin von mir hatte einmal einen Welpen, der in jeder Hinsicht bezaubernd war, außer dass er furchtbar gerne Steinchen fraß. Ständig stöberte er Kiesel auf und nahm sie ins Maul. Meine Freundin wollte auf keinen Fall, dass der Welpe sie verschluckte, und ärgerte sich, weil sie ständig auf den Knien rutschte, um ihrem geliebten Haustier schon wieder ein Steinchen aus der Schnauze zu fischen. Ich versuchte sie mit dem Gedanken zu trösten, dass das Hündchen es zwar falsch anging, aber eigentlich die richtige Idee hatte: Wir *alle* essen Steine, wenn auch nur in winzigen Mengen. Und diese lebenswichtigen Mineralien in der Nahrung sind entscheidend für eine gute Gesundheit.

Laut den National Institutes of Health sind ganze 15 Mineralstoffe für unsere Gesundheit wichtig, aber wir beschränken uns hier auf die fünf, die am engsten mit Ängsten zu tun haben: Kalzium, Eisen, Magnesium, Mangan und Zink.

Kalzium

Kalzium ist das im Körper am häufigsten vorkommende Mineral. Es bildet einen großen Teil der Knochen und Zähne und sorgt für deren Festigkeit. Auch im Blut und im Gewebe ist Kalzium in geringen Mengen enthalten. Dort unterstützt es die Funktion der Blutgefäße, Muskeln, Nerven und Hormone. Kalzium ist an verschiedenen Aspekten der Gehirnfunktion beteiligt, unter anderem an der Synthese und Ausschüttung von Neurotransmittern wie Serotonin.

Studien – im Jahr 2022 an 1233 amerikanischen Studierenden[34] und 2020 an jordanischen Studierenden[35] – haben ergeben, dass eine höhere Kalziumzufuhr mit weniger Stress, positiverer Stimmung und geringeren Ängsten zusammenhängt. Eine geringere Kalziumversorgung wird auch mit schlechter Schlafqualität in Verbindung gebracht, die wiederum mit Angstzuständen korreliert.[36]

Lebensmittel, die Kalzium enthalten: Die besten Kalziumquellen sind Milchprodukte, beispielsweise Milch, Joghurt und Käse. Natürlich sind manche Menschen laktoseintolerant und können keine Milchprodukte verzehren, während andere sie meiden, weil sie sich vegan ernähren. Zum Glück gibt es viele andere Kalziumquellen: Nüsse, Saaten, Erbsen, Bohnen und Fisch. In den USA und Westeuropa stammt weit mehr als die Hälfte der Kalziumzufuhr aus Milchprodukten, in China dagegen nur etwa 7 Prozent, während der Löwenanteil aus Gemüse und Hülsenfrüchten stammt.

Eisen

Eisen ist einer der bekanntesten Mineralstoffe in der Ernährung, und das aus gutem Grund: Eisenmangel ist der häufigste Nährstoffmangel der Welt. Die daraus resultierende Eisenmangelanämie ist eine ernste Gefahr für die Gesundheit, besonders bei Frauen und Kindern.

Eisen liegt uns bekanntlich im Blut, wo das eisenhaltige Hämoglobin dafür sorgt, dass die roten Blutkörperchen Sauerstoff durchs Gewebe transportieren können. Aber auch im Gehirn spielt Eisen eine wichtige Rolle. Bei schwangeren Müttern kann Eisenmangel zu einer Frühgeburt oder zu niedrigem Geburtsgewicht führen, was beides langfristig Komplikationen nach sich ziehen kann. Eisen ist auch sehr wichtig für einen gesunden Neurotransmitter-Stoffwechsel. Der Eisenspiegel ist entscheidend für die Verfügbarkeit von Neurotransmittern wie Serotonin und Dopamin und beeinflusst auch den GABA-Spiegel.[37]

In Human- und Tierstudien hat sich ein Zusammenhang zwischen Eisenmangel und Angststörungen sowie anderen psychiatrischen Erkrankungen herausgestellt, besonders bei Säuglingen, Kindern und Jugendlichen.[38] Eisenmangel in der frühen Kindheit kann Probleme im Gehirn verursachen, die viele Jahre anhalten, selbst wenn der Eisenspiegel längst wieder ein gesundes Niveau erreicht hat.[39]

Erwähnenswert ist, dass einigen Tierstudien zufolge ein *Überschuss* an Eisen im Gehirn zu Angstsymptomen führen kann.[40] Dies ist bei der Einnahme von Eisenpräparaten zu berücksichtigen (die deshalb unter ärztlicher Betreuung geschehen sollte), aber so viel Eisen lässt sich nur schwer mit der Nahrung aufnehmen – noch ein Beispiel dafür, dass es besser ist, Nährstoffe aus dem Essen und nicht aus Präparaten zu beziehen.

Lebensmittel, die Eisen enthalten: Fleisch ist die beste Eisenquelle, da es viel Eisen in Form von Hämoglobin enthält, das vom Körper leicht aufgenommen wird. Leber ist das eisenreichste Fleisch, aber wer Innereien nicht mag, findet das meiste Eisen in Rindfleisch, gefolgt von Schwein. Auch Huhn und Fisch enthalten Eisen, wenn auch in etwas geringeren Mengen.

Wie wir bei Indra gesehen haben, kann Eisen bei einer pflanzlichen Ernährung etwas schwieriger zu beziehen sein. Das Pflanzenreich hat viele Eisenquellen, darunter Blattgemüse wie Spinat und Mangold, Vollkorngetreide, Nüsse und Beeren. Leider ist das Eisen in pflanzlichen Lebensmitteln für den Körper schwerer zu absorbieren. Deshalb kann ein Eisenmangel vorkommen, selbst wenn man reichlich pflanzliches Eisen isst. Erschwerend kommt hinzu, dass die Eisenaufnahme durch Antinährstoffe und andere in Milch- und Sojaprodukten enthaltende Substanzen gehemmt werden kann. Glücklicherweise fördern Nährstoffe wie Vitamin C die Eisenaufnahme.

Da es schwierig ist, bei einer pflanzlichen Ernährungsweise genügend Eisen aufzunehmen, rate ich Patienten, die sich vegetarisch ernähren, so wie Indra (besonders den Frauen im gebärfähigen Alter), zur Einnahme von Eisenpräparaten. Da Eisenpräparate manchmal Nebenwirkungen haben, vor allem Magenverstimmungen, sollte die richtige Dosierung am besten ärztlicherseits abgeklärt werden.

Magnesium

Magnesium ist im ganzen Körper aktiv und unterstützt mehr als drei verschiedene Enzymaktivitäten, die dazu beitragen, dass starke Knochen aufgebaut, Energie erzeugt und Blutzucker und Blutdruck reguliert werden. Weil Magnesium für den Stoffwechsel so wichtig ist, hängt Magnesiummangel oft mit Krankheiten wie Typ-2-Diabetes zusammen.[41] Der Stand der Magnesiumversorgung lässt sich nur schwer feststellen, weil es größtenteils in Knochen und Zellen gebunden ist und nicht frei im Blut schwimmt, wo es leicht gemessen werden könnte. Man vermutet jedoch, dass Magnesiummangel weitverbreitet ist und dass bis zu 60 Prozent der Menschen in den USA nicht genug davon zu sich nehmen.[42]

Im Gehirn ist Magnesium an der Myelinisierung beteiligt (der Bildung und Bewahrung der die Nervenzellen verbindenden Synapsen) sowie an der Regulierung von Neurotransmittern wie Glutamat und Serotonin.[43] Die Erforschung der Rolle des Magnesiums bei Stimmungsstörungen konzentrierte sich anfangs auf Depressionen. Verschiedenen Studien zufolge kann ein niedriger Magnesiumspiegel zu Depressionen führen, die sich durch Supplementierung bessern.[44] Es gibt auch Hinweise darauf, dass der Magnesiumspiegel die Stressreaktion beeinflusst und dass Stress dem Körper Magnesium entziehen kann.[45] Eine systematische Überprüfung der Studienlage zur Wirkung von Magnesium auf Ängste ergab bei etwa der Hälfte der betreffenden Studien, dass die Gabe von Magnesium Angstsymptome verbessert.[46] Die Forschungsergebnisse sind in Bezug auf Angststörungen zwar recht durchwachsen, aber da Magnesium bei so vielen verwandten Erkrankungen eine große Rolle spielt, rate ich dazu, auf eine ausreichende Versorgung mit magnesiumhaltiger Nahrung zu achten.

Lebensmittel, die Magnesium enthalten: Magnesium ist vor allem in Vollkorngetreide, Hülsenfrüchten, Nüssen und dunkler Schokolade enthalten. Gemüse, Obst, Fleisch und Fisch enthalten ebenfalls Magnesium, wenn auch in geringeren Mengen.

Der Verzehr von Vollkornprodukten zur Angstlinderung ist vor allem wegen des Magnesiums besonders wichtig. Beim Ausmahlen und Verarbeiten von Getreide wird der Magnesiumgehalt drastisch gesenkt: Weißmehl und geschälter Reis enthalten etwa 80 Prozent weniger Magnesium als Vollkornmehl und -reis.[47]

Mangan

Bei vielen Enzymaktivitäten im Körper spielt auch Mangan eine Rolle. Es ist an der Knochenbildung, dem Stoffwechsel und antioxidativen Prozessen beteiligt. Magnesium und Mangan ähneln sich nicht nur vom Namen her, ihre Eigenschaften sind so ähnlich, dass viele Enzyme mit beiden funktionieren. Manche Aufgaben erfüllt aber nur das Mangan.[48]

Anders als beim Magnesium ist Manganmangel extrem selten. Tatsächlich ist eine *Über*dosierung die größere Sorge. Ein Manganüberschuss im Gehirn wurde sowohl in Tier- als auch in Humanstudien mit neurologischen Störungen wie Parkinson in Verbindung gebracht,[49] aber auch mit vermehrten Ängsten.[50] Eine zu starke Manganbelastung liegt eher an Umweltfaktoren, etwa an der Arbeit in manganreicher Umgebung. Ob man über eine normale Ernährung zu viel Mangan aufnehmen kann, ist zweifelhaft. Dennoch ist dies ein weiteres Beispiel dafür, dass bei Nahrungsergänzungsmitteln die Gefahr besteht, zu viel von bestimmten Mikronährstoffen aufzunehmen.

Lebensmittel, die Mangan enthalten: Mangan ist vor allem in Vollkorngetreide, Reis und Nüssen enthalten. Ebenfalls reich an Mangan sind dunkle Schokolade, Tee, Muscheln, Hülsenfrüchte, Obst, Blattgemüse (Spinat), Saaten (Leinsamen und Sesam, Kürbis-, Sonnenblumen- und Pinienkerne) und Gewürze (Chili, Nelken und Safran).

Zink

Zink ist ein weiterer im ganzen Körper wirksamer Mineralstoff, der die Enzymaktivität unterstützt und das Immunsystem stärkt. Sie kennen Zink vielleicht als Wirkstoff in rezeptfreien Erkältungsmitteln.

Zink spielt eine wichtige Rolle im Gehirn und trägt zu einer optimalen Gehirnfunktion bei, indem es Entzündungen und Oxidation hemmt und zur Bildung neuer Neuronen anregt – vor allem in Angstzentren wie dem Hippocampus.[51] Zink ist auch wichtig für die Hypophyse, die als Teil der HHN-Achse zur Stimmungsregulierung beiträgt. Zinkmangel kann zu einer Reihe von Verhaltensstörungen führen.[52]

Zink hat sich bei der Behandlung bestimmter Arten von Depressionen als wirksam erwiesen und kann auch die Wirkung von Antidepressiva bei behandlungsresistenten Patienten verstärken.[53] Außerdem hat man in Studien bei Angstbetroffenen einen niedrigeren Zinkspiegel gemessen als bei Kontrollpersonen.[54] In einer Studie an Schülern[55] und einer an Erwachsenen über 60[56] wurde Zinkmangel mit Depressionen und Angststörungen in Verbindung gebracht, was darauf hindeutet, dass Zink in allen Phasen der Gehirnentwicklung wichtig ist.

Lebensmittel, die Zink enthalten: Die reichhaltigsten Zinklieferanten sind Fleisch, Fisch und Meeresfrüchte. Austern enthalten mehr Zink pro Portion als jedes andere Lebensmittel. Wenn keine frischen Austern zur Verfügung stehen, sind Konserven eine gute Alternative. Auch in Eiern und Milchprodukten ist Zink enthalten. Bohnen, Nüsse und Vollkorngetreide enthalten ebenfalls Zink, das aber aufgrund des Phytatgehalts von pflanzlicher Nahrung nicht so leicht aufgenommen werden kann, wie ich weiter oben im Kapitel bereits ausgeführt habe.

Nahrungsergänzungsmittel

Wenn es um die Versorgung mit der richtigen Menge an Mikronährstoffen geht, gilt bei mir die Devise *food first*. Solange man sich gesund und vollwertig ernährt, muss man sehr wahrscheinlich keine Nahrungsergänzungsmittel einnehmen. Wegen Ernährungseinschränkungen, Wechselwirkungen mit Medikamenten oder physiologischen Unterschieden kann es jedoch vorkommen, dass die Nahrung allein nicht ausreicht, um bestimmte Mikronährstoffe in ausreichender Menge zuzuführen. Wenn solche Versorgungslücken auftreten, können Nahrungsergänzungsmittel einen wichtigen Teil zur Angstbekämpfung beitragen.

Meine goldene Regel für die Supplementierung lautet: »lieber testen als raten«. Bevor Sie Nahrungsergänzungsmittel nehmen, sollten Sie Ihre Mikronährstoffwerte messen lassen. Wenn Sie einen Vitamin- oder Mineralstoffmangel feststellen, versuchen Sie erst, das Defizit über die Nahrung auszugleichen. Wenn dann bei Folgeuntersuchungen die gewünschten Ergebnisse ausbleiben, können Sie ein Ergänzungsmittel in Betracht ziehen. Die Mikronährstoffdefizite, die mir in meiner ärztlichen Tätigkeit am häufigsten unterkommen, sind in der folgenden Tabelle aufgeführt. Bedenke, dass die RDAs je nach Geschlecht, Alter und anderen Faktoren variieren können.

Mikronährstoff	Wer sich testen lassen sollte	Tipps
B-Vitamine	Wer sich vorwiegend pflanzlich ernährt, hat eher niedrige Werte bei den B-Vitaminen, besonders beim Vitamin B_{12}, da es meist tierischen Ursprungs ist.	Es gibt Nahrungsergänzungsmittel, die sämtliche B-Vitamine abdecken. Fragen Sie Ihren Arzt, ob Sie ein B-Komplex-Präparat oder ein bestimmtes B-Vitamin einnehmen sollten. Da B-Vitamine wasserlöslich sind, scheidet der Körper überschüssige Mengen mit dem Urin aus, sodass das Risiko einer Überdosierung relativ gering ist. Dennoch kann eine Überdosis an B-Vitaminen gefährlich sein und mit

Mikronährstoff	Wer sich testen lassen sollte	Tipps
		bestimmten Medikamenten in Wechselwirkung treten, also sprechen Sie mit Ihrem Arzt über diese Risiken.
Vitamin D	Der Hauptrisikofaktor für einen Vitamin-D-Mangel ist mangelnde Sonnenbestrahlung, vor allem bei Menschen mit dunklerer Hautfarbe. Auch vegetarisch oder vegan Lebende sind gefährdet, denn Vitamin D stammt hauptsächlich aus Meeresfrüchten und angereicherten Milchprodukten.	Vitamin D wird im Körperfett gespeichert und kann im Übermaß giftig sein. Wegen der Wechselwirkungen mit Vitamin D, Magnesium und Kalzium empfehle ich oft, diese Mikronährstoffe kombiniert einzunehmen.
Magnesium	Magnesium ist schwer zu messen, da der größte Teil davon in den Knochen gebunden ist und nur etwa 1 Prozent im Blut zirkuliert. Besprechen Sie die Möglichkeiten eines Tests mit Ihrer Ärztin.	Es gibt unterschiedliche Magnesiumpräparate, aber für die Psyche empfehle ich im Allgemeinen Magnesiumbisglycinat oder Magnesium-L-Threonat. Magnesium kann mit bestimmten Medikamenten interagieren, also sprechen Sie mit Ihrem Arzt über solche Risiken.
Kalzium	Kalziummangel tritt am häufigsten bei Menschen auf, die keine Milchprodukte konsumieren. Frauen sind häufiger von Kalziummangel betroffen als Männer.	Kalzium kann mit Medikamenten wie Antibiotika und Blutdruckmitteln in Wechselwirkung treten, also sprechen Sie mit Ihrem Arzt über diese Risiken.
Eisen	Bei vegetarisch und vegan Lebenden ist das Risiko von Eisenmangelerscheinungen erhöht, weil Eisen aus pflanzlicher Nahrung vom Körper nicht so leicht	Weil Eisenpräparate weniger gut verträglich sind als andere Mittel, sollten Sie gemeinsam mit Ihrem Arzt die richtige Zusammensetzung und Dosierung finden.

Mikronährstoff	Wer sich testen lassen sollte	Tipps
	aufgenommen wird wie Eisen aus tierischem Ursprung.	Vitamin C kann die Eisenaufnahme aus pflanzlicher Kost verbessern. Studien zufolge ist es jedoch nicht notwendig, zusätzlich zu einem Eisenpräparat noch Vitamin C einzunehmen.[57]

Große Wirkung in winziger Menge

Über die Effekte der Mikronährstoffe auf die Psyche könnte ich ein ganzes Buch schreiben. Hier kann deshalb kein erschöpfender Überblick stehen. So gibt es Hinweise darauf, dass auch die Vitamine A[58] und K[59] sowie die Mineralstoffe Kupfer[60] und Selen[61] mit Ängsten zu tun haben. Wichtig ist jedenfalls, dass selbst in winzigen Spuren vorhandene Stoffe einen massiven Einfluss auf die Psyche haben und Ihrem Essen eine beruhigende Wirkung verleihen können.

Vitamine und Mineralstoffe sind nicht die einzigen Stoffe, die bei der Angstbekämpfung entscheidend sein können. Im nächsten Kapitel lernen Sie die Welt der Bioaktivstoffe, der sekundären Pflanzenstoffe und der pflanzlichen Ergänzungsmittel kennen.

9. Kapitel: Bioaktivstoffe und pflanzliche Arzneien

Mit ihren 23 Jahren litt Naomi unter einer Vielzahl von Symptomen, darunter Verdauungsprobleme, Kopfschmerzen, Müdigkeit und Schlaflosigkeit. Sie erzählte mir, dass sie oft das Gefühl hatte, körperlich auseinanderzufallen. Nachdem Ihr Hausarzt ernsthafte körperliche Erkrankungen ausgeschlossen hatte, überwies er sie an mich, weil er vermutete, dass eine Angststörung die Ursache für ihre Beschwerden sein könnte. Naomi war skeptisch, da sie keine starken Angstgefühle hatte, aber ich erklärte ihr, dass somatische Ängste Probleme im Körper verursachen können, selbst wenn die klassischen psychischen Symptome fehlen. Nach einiger Zeit sah sie ein, dass sich eine Behandlung gegen Angstzustände lohnen würde.

Naomis Ernährungsweise war bereits gesund. Makro- wie Mikronährstoffe waren gut austariert, sodass keine großen Veränderungen nötig waren. Sie war absolut dagegen, irgendwelche Medikamente auszuprobieren. Weder SSRIs noch Benzodiazepine kamen für sie infrage, denn sie wollte keine Medikamente gegen eine Krankheit nehmen, die sie gar nicht mit Sicherheit hatte. Mir wurde klar, dass wir ein bisschen kreativ werden mussten.

Wenn sich Menschen mit Angstsymptomen an mich wenden, verschreibe ich als Erstbehandlung in der Regel keine pflanzlichen Präparate, aber weil in Naomis Fall kaum etwas übrig blieb, schien mir ein Versuch geboten. Ich schlug ihr die orale Einnahme von Lavendelöl vor, einem natürlichen pflanzlichen Präparat, das nachweislich somatische Angstsymptome lindert, ohne ernsthafte Nebenwirkungen oder Schläfrigkeit zu verursachen.[1]

Lavendel wird in der Küche meist nur zum Aromatisieren von Tees und Backwaren verwendet, aber als Duftstoff kommt er seit dem Mittelalter in Parfüms und Seifen zum Einsatz und ist ein beliebter Bestandteil von alternativen Behandlungsmethoden wie der Aromatherapie-Massage. Es gibt zwar anekdotische Hinweise darauf, dass Lavendelduft Ängste lindern kann, aber die Beweise sind nicht stichhaltig.[2] Lavendelöl ist jedoch auch als Präparat zur oralen Einnahme erhältlich. Der Wirkstoff nennt sich Silexan und ist in Deutschland ein zugelassenes Medikament. Silexan hat in klinischen Studien vielversprechende Resultate bei der Behandlung von Angstzuständen gezeigt,[3] was wahrscheinlich darauf zurückzuführen ist, dass es sich an die Serotoninrezeptoren im Gehirn bindet.[4]

Naomi erkundigte sich selbst über diesen Wirkstoff und bekam dadurch ein Gefühl von Selbstbestimmung. Sie entschied sich für ein reines Nahrungsergänzungsmittel, das nur Lavendelöl enthielt. Wir waren uns einig, dass es mit Sicherheit unschädlich für sie war. Nachdem sie zwei Wochen lang Lavendelölkapseln in mittlerer Dosis eingenommen hatte, begannen sich Naomis Symptome zu bessern und verschwanden bald ganz. Das ist nicht immer so – ich hatte schon Fälle, bei denen pflanzliche Arzneien erst nach sechs bis acht Wochen Wirkung zeigten, wobei die Dosierung oft angepasst werden musste. Jedenfalls war ich sehr erfreut, dass Naomi so schnell Linderung erfuhr, ohne Medikamente zu nehmen. Sie begann auch wieder mit Akupunktur und Tai-Chi, und beides half ihr, sich zu entspannen und sich wohler zu fühlen. Aber die erste Besserung trat nach der Einnahme des Arzneimittels ein und war die Grundlage für alles Weitere. Als sie merkte, wie wirksam die Kräutermedizin war, war sie umso entschlossener, ihre Ängste mit einem integrierten und ganzheitlichen Behandlungsansatz zu bekämpfen.

Was sind Bioaktivstoffe?

Auch wenn Lavendelöl aus der traditionellen Heilkunde stammt, ist seine Wirksamkeit nicht auf Mystik oder Magie zurückzuführen. Genau wie pharmazeutische Arzneien wirkt es, weil es Chemikalien enthält, die biologische Vorgänge im Gehirn oder im Körper beeinflussen. Diese Chemikalien werden als Bioaktivstoffe bezeichnet und haben in den letzten Jahren in Forschung und Medizin an Bedeutung gewonnen. Da es sich bei den Bioaktivstoffen um eine breite, vielfältige Kategorie von Chemikalien handelt, können wir nur an der Oberfläche kratzen. In diesem Kapitel erkunden wir ihr Potenzial zur Linderung von Ängsten, egal, ob sie in Lebensmitteln oder in Nahrungsergänzungsmitteln enthalten sind.

Bioaktivstoffe kommen nur in Spuren in Lebensmitteln und Kräutern vor, können aber eine enorme Wirkung auf die Gesundheit haben. Wenn Sie das an die Mikronährstoffe aus dem achten Kapitel erinnert, ist das kein Zufall. Unter den Experten herrscht darüber keine Einigkeit, aber einige stufen Vitamine und Mineralstoffe als Arten von Bioaktivstoffen ein. Andere dagegen machen eine wichtige Unterscheidung: Anders als Mikronährstoffe werden Bioaktivstoffe nicht vom Körper *benötigt*. Wenn sie da sind, tragen sie zur Gesunderhaltung bei, aber ihr Fehlen hindert den Körper nicht daran, normal zu funktionieren. So wird der Körper zum Beispiel bei einem starken Mangel an Eisen oder Vitamin C mit der Zeit an Anämie beziehungsweise Skorbut erkranken. Das Lavendelöl, das Naomi geholfen hat, war hingegen nicht essenziell für ihre Gesundheit, aber es hat ihrem Gehirn und ihrem Körper gegen die somatischen Ängste geholfen.

Während Vitamine und Mineralstoffe aus allen möglichen pflanzlichen und tierischen Quellen stammen, sind fast alle Bioaktivstoffe Phytochemikalien, also Substanzen pflanzlicher Herkunft (*phyto* ist das griechische Wort für »Pflanze«). Da uns eine große Vielfalt an Pflanzen zum Essen oder zur Arzneimittelherstellung zur Verfügung steht, gibt es auch eine Vielzahl von Bioaktivstoffen, die unterschiedliche biologische Wirkungen haben – von den Antioxidantien in Beeren über das Koffein in Kaffee und Tee bis hin zu den Opioiden in Suchtmitteln. Wenn man bei jeder einzelnen bioaktiven Substanz verstehen will, welches ihre Besonderheiten sind, wie sie wirkt und in welchen Lebensmittel sie enthalten ist, kann sich das wie eine Sisyphosaufgabe mit einem Haufen verwirrender Terminologie anfühlen. (Zum Beispiel werden die Flavonoide, eine Klasse von Phytochemikalien, weiter in Flavone, Flavonole, Flavanone, Flavanonole und Flavanole und noch weitere Gruppen unterteilt[5] – da hat man sich nicht gerade leicht zu merkende Bezeichnungen ausgedacht.)

Aber statt uns im Fachjargon zu verheddern, werden wir das Potenzial der Bioaktivstoffe zur Angstbekämpfung in zwei Varianten erörtern: Erst behandeln wir die Phytochemikalien, die reichlich in bestimmten Nahrungsmitteln vorkommen, und dann diejenigen, bei denen sich eine regelmäßige Einnahme in Form eines Präparats lohnen könnte.

Bioaktivstoffe in der Nahrung

Dass wir Gemüse essen sollen, wissen wir alle. In den beiden vorigen Kapiteln haben Sie erfahren, dass Obst und Gemüse nicht nur reich an nützlichen Makro- und Mikronährstoffen sind, sondern auch eine wichtige Quelle für Bioaktivstoffe darstellen. Noch ein Grund, warum frisches Obst und Gemüse als Hauptbestandteil einer gesunden Ernährung so wichtig ist. Die häufigste Art von Bioaktivstoffen in Obst und Gemüse sind die Polyphenole, eine Gruppe von Phytochemikalien mit starken antioxidativen Eigenschaften. Polyphenole haben nachweislich positive Auswirkungen auf die Gesundheit. Zum Beispiel senken sie das Risiko für Herzkrankheiten und Schlaganfälle, schützen vor neurodegenerativen Erkrankungen und verbessern Stoffwechselkennzahlen wie Blutdruck und Blutfettanteil.[6] In diesem Buch haben Sie bereits an einigen Fällen sehen können, dass Nahrungsmittel, die den Stoffwechsel austarieren und entzündliche Erkrankungen lindern, auch Ängste eindämmen. Polyphenole fördern außerdem nachweislich das Darmmikrobiom, das bekanntlich eine wichtige Rolle bei der Beruhigung der Psyche spielt.[7]

Die Studien zur Wirkung von supplementierten Polyphenolen auf Angstzustände sind etwas uneinheitlich: Eine Meta-Analyse aus dem Jahr 2021 hat ergeben, dass Polyphenole bei Depressionen helfen können,[8] aber bei Angststörungen keine starke Besserung erbringen, während eine andere Metaanalyse aus dem Jahr 2022 bei beiden Erkrankungen positive Wirkungen feststellte.[9] Auf jeden Fall sollte man den in umfangreichen Forschungsarbeiten belegten Zusammenhang berücksichtigen, der zwischen dem Verzehr von viel Obst und Gemüse und einem besseren seelischen Wohlbefinden und niedrigeren Angstwerten besteht. In einer Studie namens »Lettuce Be Happy« zum Beispiel haben britische Forscher sieben Jahre lang die Ernährung und die psychische Gesundheit der Teilnehmenden beobachtet. Die, die am meisten Obst und Gemüse aßen, wahren tendenziell am glücklichsten, und sogar kleine Anstiege im Obst- und Gemüseverzehr hatten große positive Effekte.[10] Zwar führen diese Studien die nachgewiesenen Wirkungen nicht direkt auf Polyphenole zurück, aber ich gehe davon aus, dass diese daran beteiligt sind, neben Vitaminen, Mineralien und Ballaststoffen.

Da in Obst und Gemüse so viele verschiedene Polyphenole enthalten sind, sollte man nicht zu sehr herumrätseln, welche Substanz in welchem Nahrungsmittel steckt. Man sollte lieber darauf achten, ein möglichst breites Spektrum an Polyphenolen zu sich zu nehmen, indem man sich abwechslungsreich ernährt und viele verschiedene Obst- und Gemüsesorten genießt. Eine gute Faustregel ist, Obst und Gemüse in vielerlei Farben zu essen, denn die Sorten mit kräftigen Farben sind besonders reich an Polyphenolen. Da wären die Rot- und Blautöne von Beeren, das Orange und Gelb von Zitrusfrüchten und Karotten, das satte Grün von Grünkohl und Spinat und das leuchtende Violett von Auberginen.

Beeren sind besonders bekannt für ihre antioxidativen Eigenschaften, die das Gehirn vor oxidativem Stress schützen.[11] Die meisten Forschungen über die positiven Auswirkungen von Beeren drehen sich um ihre potenzielle Fähigkeit, vor neurodegenerativen Krankheiten wie Alzheimer und Parkinson zu schützen. Aber da Nahrungsmittel mit neuroprotektiven Eigenschaften oft auch Angstzustände zu verbessern scheinen, kann ich Beeren getrost empfehlen – zumal sie auch noch einen niedrigen glykämischen Index haben. Sie sind eine süße, sättigende Nascherei, die der Stoffwechselgesundheit nicht schadet, wenn sie in Maßen gegessen wird, etwa ein bis zwei Handvoll am Tag.

Ein neues Lieblingsgemüse von mir ist Knospenkohl, eine wunderschöne lila Brokkolisorte, die ich bei meiner Londonreise kennengelernt habe. Dank der Anthocyane, die ihm seine lila Farbe verleihen, hat er fast doppelt so viele antioxidative Polyphenole wie normaler grüner Brokkoli, der ohnehin schon eine erstaunliche Nährstoffquelle ist[12] (siehe das Rezept für sautierten Knospenkohl auf Seite 256).

Alle Kohlsorten – violetter und grüner Brokkoli, Rosenkohl, Blattkohl, Grünkohl und viele andere – enthalten Bioaktivstoffe, die sogenannten Glucosinolate, die ihnen ihre Bitterkeit verleihen.[13] Forschungen haben ergeben, dass Glucosinolate eine wichtige Rolle bei der Vorbeugung und Behandlung einiger chronischer Krankheiten spielen. Studien zufolge kann Kohlgemüse die Blutzuckerregulierung und den Blutdruck verbessern, was wiederum Stoffwechselstörungen entgegenwirken kann. Glucosinolate helfen auch bei Depressionen, Angststörungen, Autismus, Alzheimer und anderen psychiatrischen Leiden sowie bei Immunkrankheiten wie Multipler Sklerose, und ein Glucosinolat namens Sulforaphan hat sich als wirksam bei der Krebsbekämpfung erwiesen.[14] Die unglaublichen Vorteile dieser Art von Gemüse wurden mir zum ersten Mal bewusst, als ich gegen Brustkrebs kämpfte. In Humanstudien hat sich gezeigt, dass die Einnahme von Sulforaphan das Fortschreiten von Brustkrebs verlangsamt, indem es den Zellzyklus des Krebses abbremst und die Metastasierung hemmt.[15]

Um lila Knospenkohl zu finden, müssen Sie unter Umständen auf den Wochenmarkt gehen (oder selbst welchen anbauen!). Ich hoffe, dass dieses schöne, köstliche und hirngesunde Gemüse besser erhältlich sein wird, wenn seine positiven Auswirkungen erst gründlicher erforscht sind. Bis dahin empfehle ich Ihnen, sich über Kohlsorten wie Brokkoli, Blumenkohl und Rosenkohl mit Polyphenolen, Glucosinolaten und anderen Bioaktivstoffen zu versorgen.

Neben den diversen Obst- und Gemüsesorten gibt es noch allerlei Nahrungsmittel und Getränke, die vor Polyphenolen und anderen nützlichen Bioaktivstoffen strotzen, darunter Tee, Schokolade, Wein und bestimmte Kräuter und Gewürze. Anders als bei Obst und Gemüse kann man es mit manchem davon leicht übertreiben, darum geht es im Folgenden um die Vor- und Nachteile im Einzelfall.

Tee

Tee wird seit Tausenden von Jahren verwendet, um die Stimmung zu heben und Trost zu spenden. Mir hilft eine dampfende Tasse Tee immer, den Geist zu beruhigen. Diese Assoziation ist von der neueren medizinischen Forschung bestätigt worden, denn Tee enthält Polyphenole, die zur Angstlösung beitragen können. Natürlich ist Tee nicht gleich Tee, und Schwarz-, Grün- und Kräutertee haben je nach Zubereitung unterschiedliche Auswirkungen auf die Psyche.

Schwarztee ist in den Vereinigten Staaten und Europa die bekannteste Teesorte und wird auf der ganzen Welt gerne getrunken. Die wichtigsten Polyphenole im schwarzen Tee sind die Theaflavine, die nachweislich antioxidative und antibakterielle Eigenschaften haben. Im Tierversuch hat sich außerdem erwiesen, dass Theaflavine Angstsymptome lindern, wahrscheinlich durch die Anregung der Dopaminausschüttung.[16] Schwarztee hilft zudem nachweislich bei der Erholung von Stress und fördert die Entspannung.[17] Schon der Duft von schwarzem Tee lindert nachweislich Stressgefühle und reduziert die Stressmarker im Speichel.[18]

Grüntee ist in Asien als traditionell aufgebrühter Tee beliebt, aber auch in Form eines Pulvers namens Matcha. Grüntee wird weltweit immer mehr getrunken, weil er für seine positiven gesundheitlichen Auswirkungen bekannt ist und auch die Stimmung und Denkfähigkeit verbessert.[19] Der wichtigste bioaktive Stoff in grünem Tee ist das L-Theanin, eine Aminosäure, die nachweislich Stress und Angstzustände reduziert.[20]

Zu beachten ist, dass sowohl schwarzer als auch grüner Tee den bekannten Bioaktivstoff Koffein enthält, der zur Gruppe der Alkaloide gehört. Koffein hat ein etwas kompliziertes Verhältnis zur Psyche. Viele von uns können sicherlich bestätigen, dass in Maßen genossenes Koffein uns hilft, in einer geschäftigen, schnelllebigen Welt zu funktionieren. Aber man darf es damit nicht übertreiben. Ein hoher Koffeinkonsum kann Angstsymptome befördern und sogar zu Panikattacken und anderen Anfällen führen, vor allem bei Menschen, die bereits unter Angst- oder Panikstörungen leiden.[21] Meine Empfehlung ist, den Koffeinkonsum unter 400 Milligramm pro Tag zu halten. Da eine Tasse Schwarztee etwa 47 Milligramm Koffein und eine Tasse Grüntee etwa 28 Milligramm enthält,[22] ist es unwahrscheinlich, dass Sie den Grenzwert allein durch Teetrinken überschreiten. Aber seien Sie vorsichtig, wenn Sie auch Kaffee oder andere koffeinhaltige Getränke trinken.

Ich möchte auch darauf hinweisen, dass sich meine Tee-Empfehlungen auf normalen Teeaufguss beziehen und nicht auf Teegetränke mit ungesunden Fetten, Zucker oder nährstofflosen Süßungsmitteln. Solche Zusatzstoffe können die positiven Wirkungen des Tees leicht überlagern. Eine Studie aus dem Jahr 2021 hat ergeben, dass Leute, die regelmäßig zuckrigen Bubble Tea trinken, eher an Depressionen und Angststörungen leiden.[23] Dieses Ergebnis deckt sich mit meiner ärztlichen Erfahrung, wie wir im dritten Kapitel an meiner Patientin Mary sehen konnten, die Bubble Tea liebte. (Eine Alternative wäre mein Rezept für Bubble-Matcha auf Seite 263).

Kräutertees enthalten in der Regel kein Koffein, und bestimmte Sorten wirken nachweislich angstlösend. Bei Rosmarintee zum Beispiel wurden vielversprechende angstlösende Wirkungen festgestellt.[24] Wenn wir an Naomi denken, die ihre Angstzustände erfolgreich mit Lavendelöl bekämpft hat, ist es keine Überraschung, dass auch Lavendeltee helfen soll.[25] Nachgewiesen ist auch, dass der klassische Kamillentee die Symptome einer generalisierten Angststörung deutlich reduziert.[26] Und der südafrikanische Rooibostee hat nachweislich starke antioxidative Eigenschaften, vor allem wenn man ihn lange ziehen lässt und dadurch den Polyphenolgehalt erhöht.[27]

Schokolade

Schokolade ist ein weiteres Nahrungsmittel, das als Stimmungsaufheller gilt, dient aber meist noch mehr dem Genuss als Tee. Reichhaltige, süße, schokoladige Kalorienbomben gelten als Nervennahrung, bei der Geschmack und Befriedigung schwerer wiegen als gesundheitliche Bedenken. Dass die meisten Schokoladen nicht gesund sind, liegt aber eher am Zucker und den ungesunden Fetten als an der Schokolade selbst. Dunkle Schokolade mit weniger Zuckergehalt und höherem Kakaoanteil enthält eine Fülle von Polyphenolen, die Ängste lindern können.

Eine Metaanalyse aus dem Jahr 2022 kommt zu dem Schluss, dass kakaohaltige Produkte kurzfristig eine deutliche Besserung der Angstsymptome herbeiführen – für eine Aussage über die Langzeitwirkung ist die Studienlage aber zu spärlich.[28] Bei Angstbetroffenen senkt dunkle Schokolade nachweislich den Stresshormonspiegel und reguliert das Darmmikrobiom.[29] Darüber hinaus kann Schokolade gute Laune fördern[30] und vor Depressionen schützen.[31] In meiner Praxis hatte ich Angstpatienten, die gern Süßspeisen aßen und damit ihre Ängste verschlimmerten. Indem sie sich an dunkle Schokolade als Ersatz für den süßen Nachtisch gewöhnten, trugen sie zur Linderung ihrer Symptome bei.

Ich möchte betonen, dass diese Erkenntnisse nicht als Ausrede gelten, wenn Sie sich jeden Schokoriegel gönnen, den Sie in die Finger bekommen.

Die negativen Auswirkungen eines zu hohen Zuckerkonsums können die positiven Wirkungen von Schokolade überwiegen, zumal die süßere Milchschokolade auch weniger nützliche Polyphenole enthält. Sogar Bitterschokolade enthält manchmal viel Zucker. Greifen Sie also zu hochwertiger, sparsam gesüßter dunkler Schokolade mit hohem Kakaoanteil.

Rotwein

Wein ist reich an Polyphenolen und Antioxidantien, die positive Auswirkungen auf die Gesundheit haben können. Maßvolles Rotweintrinken wird seit Langem mit verbessertem Denkvermögen und Neuroprotektion in Verbindung gebracht.[32] Das Polyphenol Resveratrol kann die Ausschüttung von Neurotransmittern wie Serotonin und Dopamin regulieren helfen.

Auch hier kommt es auf das richtige Maß an. Der übermäßige Konsum von Alkohol ist ein ernstes Problem. Erwiesen ist, dass Alkoholmissbrauch in hohem Maße mit Angststörungen einhergeht, und eins kann das andere verschlimmern. Keine noch so große Menge an Polyphenolen kann den Schaden ausgleichen, den übermäßiger Alkoholkonsum anrichtet. Wenn Sie also trinken, sollten Sie Ihre Menge begrenzen und genau darauf achten, wie Sie sich nach dem Trinken fühlen. Wenn Sie lieber auf Wein verzichten möchten, aber nicht auf die hilfreichen Wirkungen von Resveratrol, können Sie mit Ihrer Ärztin über ein Resveratrol-Präparat sprechen.

Kräuter und Gewürze

Kurkuma wird in der ayurvedischen Küche und als pflanzliches Heilmittel verwendet. Das Gewürz gilt als gut fürs Hirn, weil es viel Kurkumin enthält, eine leuchtend gelbe Phenolverbindung. Kurkumin wird als potenzielles Antidepressivum gehandelt, weil es den Spiegel von Gehirnchemikalien wie den Monoaminen und dem Wachstumsfaktor BDNF erhöht, Entzündungen hemmt und Stoffwechselanomalien behebt.[33] Neuere Studien belegen jedoch auch positive Auswirkungen auf Angstzustände, wobei einige zu dem Ergebnis kommen, dass Kurkumin gegen Ängste sogar noch wirksamer ist als gegen Depressionen.[34] Wenn Sie mit Kurkuma kochen, sollten

Sie unbedingt auch schwarzen Pfeffer verwenden, da dieser die Aufnahme von Kurkumin im Körper erleichtert und dessen Wirkung vervielfacht.[35]

Safran ist ein weiteres Gewürz, das als möglicher Angstlöser für Aufmerksamkeit sorgt. Safran enthält rund 150 sekundäre Pflanzenstoffe mit antioxidativen und entzündungshemmenden Eigenschaften, darunter mehrere, die nachweislich zur Verringerung von Angstzuständen beitragen.[36] Eine Meta-Analyse von 23 Studien über die Wirkung von Safran auf Depressionen und Angststörungen hat ergeben, dass Safran eine erhebliche positive Wirkung auf beide Erkrankungen hat.[37]

Auch andere Kräuter wie Rosmarin,[38] die indische Basilikumart Tulsi, auch »heiliges Basilikum« genannt,[39] und Oregano[40] helfen nachweislich beim Stressabbau und bei der Linderung von Angstzuständen. Beim Kochen diese Kräuter und Gewürze zu wählen, kann also nie schaden, aber wenn man sie in ausreichender Menge mit der Nahrung aufnehmen will, wird es schwierig. Da Bioaktivstoffe nur in winzigen Mengen vorkommen und wir unser Essen in der Regel mit kleinen Mengen an Kräutern und Gewürzen verfeinern, ist es zwecklos, beim Kochen eine wirksame Menge unterbringen zu wollen. Einmal freute sich eine Patientin von mir sehr, als ich die positive Wirkung von Safran erwähnte, denn sie kochte gerne mit Safran gewürzte Nudel- und Reisgerichte. Aber dann rechneten wir aus, wie viel Safran sie essen müsste, um auf die empfohlene Dosis zu kommen: Es waren etwa 21 Safranfäden, um die gleiche Wirkung zu erzielen wie ein Safranpräparat mit 50 Milligramm. Da sah sie ein, dass ein Präparat sinnvoller sein würde – und kostengünstiger, da Safran sehr teuer ist. Sie reagierte positiv auf das Präparat, konnte ihre Ängste innerhalb von sechs Wochen abbauen und kochte zusätzlich weiterhin mit Safran.

Aus diesem Grund empfehle ich Ihnen zwar, mit einer breiten Palette von Kräutern und Gewürzen zu kochen, um ihre phytochemischen Vorteile zu nutzen, aber wenn Sie mit einer bestimmter Substanz gegen Ihre Angstzustände vorgehen möchten, ist es oft ratsam, zusammen mit einer Fachkraft für Naturheilkunde oder integrative Medizin ein wirksames Präparat und die richtige Dosis zu finden. Das ist ein gutes Stichwort, um auf das Thema Kräuterheilkunde zu sprechen zu kommen.

Bioaktivstoffe in der Kräuterheilkunde

Die Kräuterheilkunde hat tiefe Wurzeln auf der ganzen Welt, denn Kräuter spielen in der allopathischen, ayurvedischen und fernöstlichen Medizin eine wichtige Rolle. Viele wissen gar nicht, dass 59 Prozent der Arzneimittel in den USA noch im Jahr 1890 auf Kräutern oder Kräutermixturen basierten.[41] Auch heute noch ist die Kräuterheilkunde die am weitesten verbreitete Form der Alternativmedizin. Schätzungsweise 20 Prozent der Amerikaner nehmen pflanzliche Medikamente zur Behandlung oder Vorbeugung von Krankheiten ein.[42] In der deutschsprachigen Bevölkerung ab 14 Jahre stimmten rund 10,13 Millionen Menschen der Aussage »Ich bevorzuge nach Möglichkeit Medikamente, die natürliche Bestandteile haben« zu.[43] Auch wenn manche Schulmediziner die Wirksamkeit und Zuverlässigkeit der Kräuterheilkunde anzweifeln, habe ich immer wieder bei Patienten erlebt, dass sie ihnen geholfen hat. Ich würde daher nicht ausschließen, dass sie zur Linderung von Ängsten beitragen kann.

Aufgrund von weniger strengen Regulierungen sind für die Zulassung von traditionellen pflanzlichen Arzneimitteln weniger Wirknachweise erforderlich als für pharmazeutische Medikamente. Darum muss man sich in dieser Welt natürlich erst einmal informieren und orientieren. Eines der Hauptargumente für pflanzliche Arzneien ist, dass Naturheilmittel ungefährlicher sind als pharmazeutische Produkte und dass es daher weniger riskant ist, sie auszuprobieren. Oft stimmt das – beispielsweise hatte ich keine Bedenken, Naomi ein Lavendelölpräparat zu verschreiben, das keine ernsthaften negativen Nebenwirkungen hatte. Aber nur weil eine Substanz in der Natur vorkommt, ist sie nicht automatisch ungefährlich. Jedes pflanzliche Präparat sollte nur unter fachlicher Aufsicht eingenommen werden. Dazu gehen Sie entweder in Ihre hausärztliche Praxis oder zu einem dafür qualifizierten und erfahrenen Heilpraktiker.

Schauen Sie sich nun einige bekannte pflanzliche Mittel gegen Angststörungen und die Forschungsergebnisse zu ihrer Wirksamkeit an.

Ashwagandha

Ashwagandha, manchmal auch als Schlafbeere oder Indischer Ginseng bezeichnet, ist ein Mittel aus der ayurvedischen Medizin, deren Wurzeln bis ins 6. Jahrtausend v. Chr. zurückreichen. Man sagt, die Wurzel rieche nach Pferd und verleihe auch die Kraft eines Pferdes (*ashwa* ist das Sanskrit-Wort für »Pferd«). Tatsächlich haben Tierversuche ergeben, dass Ashwagandha die Ausdauer und das Durchhaltevermögen erhöht.[44] Für uns ist aber interessanter, dass jüngste Studien über die Verwendung von Ashwagandha zum Stressabbau und zur Angstbewältigung vielversprechende Ergebnisse hatten.[45] Außerdem kam eine Übersichtsarbeit zu dem Schluss, dass alle qualifizierenden Studien bei Ashwagandha eine bessere Wirkung gegen Ängste feststellten als bei einem Placebo.[46] Die gängige Erklärung dafür ist, dass die Pflanze eine mäßigende Wirkung auf die HHN-Achse hat und dadurch Stress und Ängste abbaut.[47]

In meiner Praxis habe ich die Erfahrung gemacht, dass dieses Präparat meinen Angstpatienten geholfen hat. Es ist also einen Versuch wert, wenn andere Mittel nicht wirken. Da Ashwagandha von Natur aus einen bitteren Geschmack hat, müssen Sie vielleicht verschiedene Marken ausprobieren, bis Sie eine reine Zubereitung mit neutralem Geschmack und ohne Zuckerzusatz finden.

Berberin

Ich werde oft nach Berberin gefragt, einem Ergänzungsmittel, das in Berichten gerne als »Ozempic aus der Natur« bezeichnet wurde. Wie schon erwähnt sind Ozempic und Wegovy beides verschreibungspflichtige Medikamente, die wegen ihrer gewichtsreduzierenden Wirkung berühmt wurden.

Berberin ist ein natürliches Isochinolin-Alkaloid, das aus der Berberitze (*Berberis vulgaris*), der Orangenwurzel (*Hydrastis canadensis*) und anderen Pflanzen gewonnen wird. Schon um 3000 v. Chr. wurde es nachweislich in der traditionellen asiatischen Medizin verwendet. Einigen Forschungen zufolge kann Berberin den Blutzuckerspiegel senken und wirkt ähnlich wie das beliebte Diabetes-Medikament Metformin. Außerdem hat eine systematische Übersichtsarbeit ergeben, dass Berberin die Insulinresistenz reduziert. Zwar ist nicht ganz geklärt, ob Berberin ein »Ersatz« für Ozempic sein kann, aber in einer Metaanalyse hat es eine gewisse gewichtsreduzierende Wirksamkeit bewiesen. Dabei wurde in Verbindung mit der Einnahme von Berberin eine signifikante Verringerung von Körpergewicht, BMI, Taillenumfang und C-reaktivem Protein festgestellt. Es besteht auch die Vermutung, dass dieser Effekt eine indirekte Rolle bei der Behandlung von Stoffwechselstörungen spielen könnte. Und durch die Verbesserung der Stoffwechselgesundheit könnte Berberin möglicherweise zum Abbau von Ängsten beitragen.

In Tierstudien hat sich gezeigt, dass Berberin eine positive Wirkung auf Angstzustände hat. Dies könnte mit seinem Einfluss auf die Monoamine im Hirnstamm und der Verringerung der Serotoninausschüttung zusammenhängen. Darüber hinaus hemmt Berberin die Glutamatrezeptoren und kann die Spiegel von Glutamat, 5-HT (5-Hydroxytryptamin) und NE (Norepinephrin) senken.

Da die Gesundheit des Stoffwechsels, wie Sie aus dem sechsten Kapitel wissen, mit der seelischen Gesundheit zusammenhängt, könnte Berberin eine Behandlungsoption sein, wenn Sie Ängste und/oder eine Gewichtszunahme in den Griff bekommen möchten, die bei Ihnen als Nebenwirkung von Psychopharmaka auftreten. Auch hier gilt: Besprechen Sie jedes Nahrungsergänzungsmittel mit Ihrem Arzt, bevor Sie es ausprobieren.

Ginkgo und Ginseng

Ginkgo und Ginseng spielen seit der Antike eine wichtige Rolle in der asiatischen Medizin und werden für zahlreiche Heilzwecke eingesetzt. Ginkgo wird wegen seiner antimikrobiellen, entzündungshemmenden und neuroprotektiven Wirkung geschätzt.[48] Er enthält viele Bioaktivstoffe, darunter Polyphenole und Terpene, die verschiedene Neurotransmittersysteme modulieren. Ginseng ist reich an Antioxidantien und wird traditionell zur Stärkung des Immunsystems eingesetzt. Die meisten Studien über die Wirkung von Ginkgo und Ginseng auf das Gehirn drehen sich um den Schutz vor Neurodegeneration. Studien haben aber auch ergeben, dass Ginkgo die Angstsymptome bei GAD-Betroffenen verbessert[49] und dass Ginseng die

Auswirkungen von Stress mildert und möglicherweise auch Depressionen und Angstzustände lindern kann.[50]

Ich habe bei meinen Patienten gemischte Erfahrungen damit gemacht, diese beiden traditionellen Heilmittel zur Bekämpfung von Angstzuständen zu verwenden. Da sie aber auch andere gesundheitliche Vorteile haben, lohnt es sich vielleicht, Ihren Arzt darauf anzusprechen.

Kava

Kava, auch Rauschpfeffer genannt, ist eine Pflanze, die in den Kulturen der Pazifikinseln als zeremonieller Trunk genossen wird. Inzwischen wird es auf der ganzen Welt als alternatives Heilmittel gegen Stress und Ängste immer beliebter, allerdings ist es in Deutschland und anderen europäischen Ländern nicht zugelassen. Kava wirkt ähnlich sozial enthemmend wie Alkohol, aber seine Befürworter beteuern, dass es Ängste lindert und die Entspannung fördert, ohne die Denkfähigkeit zu beeinträchtigen.

Einige neuere medizinische Studien zur Wirksamkeit von Kava haben eine Besserung der Angstsymptome bei Teilnehmenden mit oder ohne diagnostizierte Angststörung gezeigt,[51] andere haben dagegen nicht genug Wirknachweise gefunden, um einen eindeutigen Schluss zu ziehen.[52] Angesichts dieser Ungewissheit und aus Besorgnis wegen möglicher Leberschäden würde ich es nicht als Mittel gegen Angstzustände empfehlen.

Passionsblume

Die Winterharte Passionsblume *Passiflora incarnata* ist in Südamerika, Australien und Südostasien beheimatet und wird in vielen verschiedenen Kulturen als pflanzliches Heilmittel gegen allerlei Beschwerden eingesetzt, darunter auch gegen Angstzustände. Sie ist reich an Vitaminen und Mineralstoffen sowie an bioaktiven Alkaloiden und Polyphenolen. Mehrere neuere Studien haben versucht, ihre Wirksamkeit bei der Behandlung von Angststörungen und anderen psychischen Erkrankungen zu belegen.

Auch wenn sich nicht alle Studien einig sind, deutet eine Übersicht über neuere Studien darauf hin, dass Passionsblumenkraut bei der schnellen

Linderung von Angstzuständen eine vergleichbare Wirkung hat wie starke Benzodiazepine. Diese Medikamente können Schläfrigkeit und Abhängigkeit mit sich bringen, während die Passionsblume keine solchen Nebenwirkungen hat. Das macht sie in bestimmten Fällen zu einem idealen Ersatz.[53] Wenn Sie unter akuten Angstzuständen wie Panikattacken leiden, könnte es einen Versuch wert sein.

Passionsblume ist auch als Tee erhältlich, und ich empfehle diese Verabreichungsart zu probieren, bevor man sich für ein Nahrungsergänzungsmittel entscheidet (mein Rezept für Passionsblumentee finden Sie auf Seite 263 f.).

Rhodiola

Rhodiola rosea oder Rosenwurz wächst in Europa und Asien in Höhenlagen und kalten Klimazonen und wird in Skandinavien und Russland seit Jahrhunderten als pflanzliche Arznei verwendet. Die Wurzel der Pflanze enthält Adaptogene – Stoffe, die dem Körper helfen, sich an Stress anzupassen, und neuroprotektive und angstlösende Eigenschaften haben.[54] In Studien hat die Behandlung mit Rhodiola zu einer deutlichen Besserung der Angstsymptome bei GAD-Betroffenen[55] und bei Patienten mit nur leichten Ängsten geführt.[56] Wenn bei Patienten eine Ernährungsumstellung nicht zum Erfolg führt, empfehle ich ihnen oft ein Rhodiola-Präparat.

Cannabinoide

Cannabinoide sind Terpene, die in der Cannabispflanze vorkommen. Cannabis ist als Droge bekannt, wird aber auch in der Medizin zur Behandlung von chronischen Schmerzen und anderen Krankheiten immer beliebter. Die beiden bekanntesten Cannabinoide sind Delta-9-Tetrahydrocannabinol (THC) und Cannabidiol (CBD). Die beiden Substanzen haben ganz unterschiedliche Wirkungen, gerade auf Angststörungen. Cannabis wird manchmal als Mittel gegen Angstzustände angepriesen, dabei kann THC tatsächlich Angstzustände verursachen und zu Panik und Paranoia führen, vor allem in hohen Dosen. CBD hat sich als vielversprechendes Mittel gegen Ängste erwiesen.[57]

CBD und andere Cannabinoide haben zwar Potenzial bei der Angstbekämpfung, aber die Debatte darüber muss noch etwas abklingen, bevor ich mich traue, medizinische Behandlungsempfehlungen abzugeben. Allzu oft dringen in der Debatte um Cannabisprodukte entweder positive oder negative Vorurteile durch, je nach persönlicher Einstellung. Ich halte mich mit Empfehlungen auf jeden Fall zurück, denn ich bin zu oft zur Behandlung drogeninduzierter Psychosen und der damit verbundene Komplikationen in die Bostoner Notaufnahmen gerufen worden, als dass ich Cannabis uneingeschränkt befürworten könnte. Ich bleibe jedoch offen für neue Forschungsergebnisse und bin grundsätzlich der Meinung, dass man Wissenschaft mit einer Portion Demut betreiben sollte – wir wissen einfach nicht alles!

Bioaktive Angstbekämpfung

Ich möchte noch einmal betonen, dass die in diesem Kapitel besprochenen Bioaktivstoffe zwar das Potenzial haben, Angstzustände zu lindern, dass aber keiner von ihnen als Wundermittel angesehen werden sollte. Wie alle Mittel gegen Angstzustände haben auch sie ihre Stärken und Schwächen sowie von Mensch zu Mensch unterschiedliche Wirkungen. Aber wenn Sie sich bereits ausgewogen mit Makro- und Mikronährstoffen ernähren, können Ihnen bestimmte Bioaktivstoffe im Essen und in Nahrungsergänzungsmitteln manchmal den letzten Schubs geben, den Sie brauchen, um Ihre Ängste zu besiegen.

Da Sie nun wissen, wie die Bestandteile einzelner Nahrungsmittel bei der Bewältigung von Ängsten helfen können, ist es an der Zeit, einen ausgewogenen, praktikablen Ernährungsplan voller leckerer Speisen zu entwickeln, die Ihre Ängste lösen.

10. Kapitel: Einkaufen gegen die Angst

Ich liebe es, einkaufen zu gehen. Ich verstehe, warum viele Leute den Einkauf als lästig empfinden, aber für mich war es nie so. Der Anblick einer solchen Fülle an frischen Lebensmitteln zu sehen, die nur darauf warten, zu köstlichen Speisen verarbeitet zu werden, hat etwas Berauschendes. Wenn mich niemand drängelt, verweile ich viel zu lange in gut sortierten Gemüseabteilungen und male mir die Zubereitungsmöglichkeiten aus. Logischerweise haben während der COVID-19-Pandemie die Abhol- und Lieferdienste an Bedeutung gewonnen, aber ich war hocherfreut, als ich wieder mit Maske in den Supermarkt durfte, um mir Produkte auszusuchen, mir Rezepte auszudenken und Lebensmittel aufzustöbern, die ich noch nie probiert hatte.

Gute Zutaten auszuwählen, ist ein hervorragender Trick, um sich für eine gesunde, angstlösende Ernährung zu begeistern. Wenn Sie aber gerade erst mit dem Kochen anfangen und eigentlich lieber auswärts essen, kann der Supermarkt zugegebenermaßen ein wenig einschüchternd wirken – vor allem, wenn Sie schon in anderen Bereichen Ihres Lebens Angstgefühle haben. Wenn Sie noch kein festes Repertoire an Gerichten haben, die Sie kochen können, oder Ihnen der Mut zum Experimentieren fehlt, fühlen Sie sich vielleicht etwas überfordert. Anstatt zu rohen, vollwertigen Produkten zu greifen, die etwas mehr Planung und Vorbereitung erfordern, lassen Sie sich womöglich von Fertiggerichten und Tiefkühlkost verlocken – das ist vielleicht billiger als ein Restaurantbesuch, aber wohl kaum gesünder.

In diesem Kapitel nehme ich Sie auf einen Ausflug in den Supermarkt mit, auf einen Streifzug durch die Abteilungen, bei dem wir eine gute

Mischung aus gesunden, vollwertigen Lebensmitteln zusammenstellen, die den Kern Ihrer Anti-Angst-Ernährung bilden können. Natürlich reicht es nicht zu wissen, welche Produkte man kaufen soll, ebenso wichtig ist es zu wissen, welche Artikel zu vermeiden sind. So toll Supermärkte auch sind, sie treffen keine verantwortungsvollen Entscheidungen für Sie. Selbst im »gesündesten« Bioladen gibt es jede Menge zuckerhaltige Fertigprodukte, die Ihre Angstzustände verschlimmern können. Sie müssen also sorgfältig auswählen, was Sie in Ihren Einkaufswagen packen.

Der erste Schritt ist die Frage, wo Sie einkaufen wollen. Meine Empfehlung ist ganz einfach: Gehen Sie in irgendeinen Supermarkt, der bequem erreichbar ist, Ihrer Preisklasse entspricht und eine gute Auswahl an frischem Obst und Gemüse bietet. Manchmal nervt mich diese irrige Idee, man müsse in teuren Spezialgeschäften einkaufen, um sich gesund zu ernähren. Das ist nicht der Fall! Ein Biosupermarkt ist etwas Wunderbares, aber wenn er Ihnen zu teuer oder zu weit weg ist, kann ich Ihnen versichern, dass Sie in jedem normalen Lebensmittelladen gesundes Essen finden, auch bei den Discountern.

Übrigens: In den Vereinigten Staaten ist der Zugang zu frischen Nahrungsmitteln nicht selbstverständlich. In vielen einkommensschwachen Gegenden gibt es kaum erschwingliche, frische und gesunde Lebensmittel. Im Jahr 2019 lebten schätzungsweise 23,5 Millionen Menschen in einer solchen »Lebensmittelwüste«.[1] Es wurde festgestellt, dass dort allgemein ein schlechterer Gesundheitszustand vorherrscht, auch bei der psychischen Gesundheit.[2]

Obst und Gemüse

Obst und Gemüse ist meist das Erste, was man beim Betreten des Supermarkts erblickt. Mich durchströmt jedes Mal Freude, wenn ich all die prächtig aufgestapelten Obst- und Gemüsesorten sehe, die so farbenfroh und nahrhaft sind. Sie wissen ja bereits, dass diese leuchtenden Farben nicht nur ein Augenschmaus sind, sondern auch ein Ausdruck der vielen gesunden Nährstoffe, welche die Mosaiksteinchen unserer Anti-Angst-Ernährung bilden.

Wie wichtig ist bio?

Meine Patienten fragen mich oft, ob es sich lohnt, bei Gemüse, Getreide, Fleisch und Milchprodukten den Aufpreis für Bioqualität zu bezahlen. Die Antwort ist etwas kompliziert. Aus ernährungswissenschaftlicher Sicht gibt es Hinweise darauf, dass Bio-Nahrungsmittel ein wenig gesünder sind. So scheinen Bio-Obst und -Gemüse einen höheren Polyphenolgehalt zu haben als konventionelle Ware, und Beobachtungsstudien haben ergeben, dass sich der Verzehr von Bio-Lebensmitteln beim metabolischen Syndrom, bei Krebs, Unfruchtbarkeit und anderen Erkrankungen positiv auswirkt.[3] Fleisch und Milchprodukte von Bio-Höfen haben in der Regel ein etwas ausgewogeneres Verhältnis zwischen Fett und Protein.[4] Deshalb empfehle ich, bio zu kaufen, wenn möglich. Aber die Beweislage ist nicht überzeugend genug, um zu einer Ernährung *nur* mit Bio-Lebensmitteln zu raten. Wenn der Kauf von Bio-Lebensmitteln bedeutet, dass Sie sich weniger Frischware leisten können, ist das kein guter Kompromiss. Es gibt viele Bio-Snacks und -Fertiggerichte, die stark verarbeitet sind und große Mengen an ungesunden Fetten und Zuckerzusätzen enthalten. Egal, ob Sie kontrolliert biologisch oder konventionell einkaufen: Achten Sie darauf, dass Sie sich für vollwertige Produkte entscheiden, die möglichst wenig verarbeitet sind.

Blattgemüse ist wegen seines Gehalts an Mikronährstoffen und Ballaststoffen wichtig. Es ist eine gute Quelle für Polyphenole wie das Antioxidans Lutein, das bei Mäusen depressionsähnliche Symptome reduziert.[5] Es ist sinnvoll, Blattgemüse als Rohkost oder Salat zu essen, denn durch das Garen können wertvolle Nährstoffe verloren gehen. Wenn Sie Lust auf Salat haben, dann lassen Sie den Eisbergsalat weg und greifen Sie stattdessen zu dunkleren Grüntönen und komplexeren Aromen, wie Sie sie in Romanasalat, Rucola, Feldsalat und Spinat finden. Wenn Sie Ihr Grünzeug lieber warm essen, sind Blattkohl, Rübstiel und Grünkohl eine gute Quelle für Vitamine und Mineralstoffe. Und wenn Sie sich an die Zubereitung von Blattgrün gewöhnt haben, können Sie auch ungewöhnliche Sorten wie Pak Choi, Mangold oder Löwenzahn probieren.

Wie Sie aus dem achten Kapitel wissen, liebe ich Kohlgemüse und halte es wegen seines hohen Gehalts an Mikronährstoffen und sekundären

Pflanzenstoffen für einen wichtigen Bestandteil einer Anti-Angst-Ernährung. Kohl kann nicht nur Ängste eindämmen, sondern ist auch reich an Sulforaphan, das sogar schwere psychische Erkrankungen wie Schizophrenie nachweislich lindert, den Hormonhaushalt ausgleicht, das Immunsystem stärkt, Insulinresistenz entgegenwirkt, PMS-Symptome mildert und die Verdauung fördert.[6] Zur Kohl-Familie – genauer gesagt zu den Kreuzblütlern – zählen einige meiner liebsten Blattgemüse wie Rucola und Grünkohl, aber Sie sollten auch Sorten wie Brokkoli, Rosenkohl, Weißkohl und Blumenkohl in den Einkaufswagen packen (siehe Tabelle unten). Alle können roh oder auf vielerlei Weise gegart verzehrt werden. Wenn Ihr Händler besonders gut sortiert ist, finden Sie vielleicht sogar meinen neuen Liebling, den lila Brokkoli oder Knospenkohl.

Blattgrün oder Kohlgemüse?		
Blattgemüse	**Blattkohl**	**Kohlgemüse**
Rote-Bete-Blätter	Brunnenkresse	Blumenkohl
Feldsalat	Chinakohl	Brokkoli
Löwenzahn	Grünkohl	Kohlrabi
Petersilie	Mangold	Knospenkohl
Romanasalat	Pak Choi	Radieschen
Spinat	Rotkohl	Rettich
	Rucola	Rosenkohl
	Spitzkohl	Steckrübe
	Weißkohl	

Andere Gemüsesorten, die Sie sich merken sollten: Rote Paprikaschoten sind eine hervorragende Vitamin-C-Quelle. Artischocken sind reich an Ballaststoffen, Vitamin C und Magnesium. Rote Bete enthält viel Ballaststoffe, Folsäure, Nitrate und antioxidative Pflanzenstoffe. Spargel hat einen Wirkstoff, der in der traditionellen chinesischen Medizin gegen Ängste eingesetzt wird und sich auch in der modernen Forschung als vielversprechend erwiesen hat.[7] Knoblauch, Lauch und Zwiebeln sorgen für Geschmack und sind reich an Präbiotika, die ein gesundes Mikrobiom begünstigen.

In besseren Geschäften können Sie auch Sprossen kaufen. Das sind alle möglichen Gemüse, etwa Brokkoli, Radieschen, Erbsen und Rucola – aber quasi als Baby. Sprossen sind in den letzten Jahren auch unter dem Namen »Microgreens« sehr populär geworden, weil sie eine höhere Nährstoffkonzentration bieten als ihre ausgewachsenen Versionen. Die aktuelle Forschung zu den gesundheitlichen Vorteilen von Sprossen befasst sich zwar nicht direkt mit Angststörungen, aber da Sprossen so reich an Mikronährstoffen und Bioaktivstoffen sind, spricht vieles dafür, sie in den Speiseplan aufzunehmen.[8] Sprossen sind oft verzehrfertig abgepackt erhältlich, aber man kann auch Schalen mit lebenden Sprossen kaufen, die man bei Bedarf abschneiden und dann wieder austreiben lassen kann. Als hätte man einen Minigarten in der Küche!

Beim Obst steht Ihnen die volle Vielfalt an Farben zur Verfügung, und mit ihr lauter Mikronährstoffe und Polyphenole. Beeren habe ich ja bereits erwähnt, aber ich muss noch einmal betonen, dass sie eine köstliche Süßigkeit sind, die relativ wenig Zucker und haufenweise Antioxidantien und andere hilfreiche Bioaktivstoffe enthält. Äpfel enthalten das Flavonoid Quercetin, das stark antioxidativ und entzündungshemmend wirkt,[9] und sind eine gute Quelle für Ballaststoffe. Da Äpfel jedoch relativ viel Zucker enthalten, greift man am besten zu grünen Sorten, die etwas weniger süß sind. Und die Schale isst man tunlichst mit, denn darin steckt der größte Teil der Phenole.

Beim Obst und Gemüse sticht die Avocado ein wenig heraus – genau genommen gehört sie zum Obst –, da sie viel mehr Fett und weniger Kohlenhydrate enthält, weshalb ihr Geschmacksprofil eher herzhaft als süß ist. Bei den Fetten in Avocados handelt es sich hauptsächlich um gesunde MUFAs, die bei regelmäßigem Verzehr nachweislich Oxidationsprozesse aufhalten und metabolische Risikofaktoren reduzieren. Zudem ist Avocadoöl, wie Sie gleich sehen werden, beim Garen mit hohen Temperaturen eine gute Alternative zu Olivenöl.[10] Avocados sind außerdem reich an B-Vitaminen, Vitamin E, Ballaststoffen und Magnesium, was sie zu einem wertvollen Bestandteil der Anti-Angst-Ernährung macht.

In der Gemüseabteilung gibt es kaum etwas, was Sie meiden müssten, deshalb habe ich nur ganz wenige Warnhinweise für Sie. Einige süße Früchte wie Wassermelonen und Weintrauben können Ihnen viel Zucker unterjubeln, wobei sie relativ wenig Nährstoffe liefern. Das bedeutet nicht, dass Sie sie komplett meiden sollten – lieber eine Handvoll Trauben als ein Stück Kuchen. Aber naschen Sie nur gelegentlich davon, nicht regelmäßig.

Beachten Sie auch, dass stärkehaltige Beilagen wie Kartoffeln einen hohen glykämischen Index haben und nur etwa einmal pro Woche gegessen werden sollten.

Tiefkühlware und Konserven

Frisches Obst und Gemüse sollte zwar ein wichtiger Bestandteil des Speiseplans sein, aber es ist leicht verderblich. Wenn man es nicht wie geplant verbraucht, entstehen womöglich Müll und Ärger.

Obst und Gemüse aus der Konserve kann ich nicht empfehlen. Zwar kann man bei anderen Produkten aus der Dose oder dem Glas für die lange Haltbarkeit und schnelle Verfügbarkeit kleine Einbußen beim Nährstoffgehalt in Kauf nehmen, aber bei Obst oder Gemüse ist das nicht sinnvoll. Frischware und Konserve unterscheiden sich in Geschmack und Nährwert beträchtlich. Zudem enthalten Obst- und Gemüsekonserven oft Zusätze wie Zucker, Fruchtsaft, Salz oder Konservierungsstoffe. Ich empfehle deshalb Dosenobst gar nicht und beim Dosengemüse nur Hülsenfrüchte und Tomaten für die Soße.

Wenn es Ihnen nicht gelingt, frisches Obst und Gemüse zu essen, bevor es verdirbt, sind Tiefkühlprodukte eine viel bessere Lösung. Nicht alle, aber die meisten Nährstoffe bleiben im tiefgefrorenen Zustand gut erhalten, und einige Gemüsesorten haben als Tiefkühlprodukt sogar mehr Nährwert als in marktfrischem Zustand, denn sie werden bei maximaler Reife schnell eingefroren, statt unreif geerntet und dann lange transportiert.[11] Vor allem Erbsen, Brokkoli und Blumenkohlröschen aus der Truhe eignen sich hervorragend als schnelle Beilage zu Mahlzeiten, und gefrorene Beeren lassen sich wunderbar mit ungesüßtem Joghurt zu einem Smoothie mixen.

Sosehr ich die Obst- und Gemüseabteilung im Supermarkt liebe, so sehr empfehle ich Ihnen, auch mal auf dem Wochenmarkt einzukaufen, wo Sie saisonale Produkte bekommen. Abgesehen davon, dass Sie damit die Landwirte aus der Umgebung unterstützen und sich nachhaltiger ernähren, sind Obst und Gemüse am nahrhaftesten (und köstlichsten), wenn sie voll gereift sind und so frisch wie möglich bei Ihnen ankommen. Kleine Höfe haben oft auch noch ein Herz für alte Sorten, die mehr Nährstoffe enthalten als die von Großbetrieben angebauten.

Fisch, Fleisch, Soja, Eier und Milchprodukte

Nachdem Sie Ihren Einkaufswagen mit Gemüse beladen haben, steuern Sie als Nächstes die Fischtheke an. Wie bereits erfahren haben, sind Meeresfrüchte eine wunderbare Quelle für gesundes Protein und der Hauptlieferant für die Omega-3-Fettsäuren EPA und DHA. Makrele, Hering, Thunfisch, Forelle und verschiedene Schalentiere enthalten allesamt Omega-3-Fettsäuren, aber mein Lieblingsfisch ist der Lachs. Lachs ist überall erhältlich, lässt sich auf viele verschiedene Arten zubereiten und ist sehr schmackhaft.

Es ist strittig, ob man lieber Wildlachs oder Zuchtlachs kaufen sollte. Pazifischer Lachs wird in der Regel wild gefangen und ist magerer, hat mehr Eiweiß und einen höheren Gehalt an Mikronährstoffen. Atlantischer Lachs stammt in der Regel aus Aquakultur und ist etwa dreimal so fett, wobei das meiste Fett nicht in Form von nützlichen Omega-3-Fettsäuren vorliegt.[12] Dennoch sind beide Arten ausgezeichnete Quellen für EPA und DHA. Ich würde Wildfang bevorzugen, aber Zuchtfisch ist billiger und leichter erhältlich. Wenn Ihnen das gelegen kommt, ist es auch eine gute Wahl.

Frischer Fisch sollte ziemlich neutral riechen; wenn er auffällig »fischig« riecht, ist er wahrscheinlich schon etwas älter. An einer guten Supermarkt-Fischtheke oder im Fischgeschäft werden Ihnen die benötigten Filets zugeschnitten und sorgfältig entgrätet, sodass Sie damit keine Mühe haben. Falls Sie keinen Frischfisch besorgen können oder falls Ihnen Aufwand und Kosten dafür zu hoch sind, ist Tiefkühlfisch eine bequeme und kostengünstige Alternative ohne Einbußen beim Nährwert.[13] Fisch und Meeresfrüchte in Dosen sind ebenfalls eine gute Wahl. Anders als bei Gemüsekonserven, die deutlich weniger nahrhaft sind als Frischware, haben Fisch und Meeresfrüchte aus der Dose ungefähr den gleichen Nährwert wie frische Produkte, auch beim Omega-3-Gehalt. Einige Nährstoffe, beispielsweise Kalzium, sind in Fischkonserven sogar in größerer Menge enthalten. Wenn Sie sich für Fischkonserven entscheiden, dann nehmen Sie am besten solche, die in Wasser eingelegt sind oder, etwas höherpreisig, in Olivenöl. In anderen

Pflanzenölen eingelegter Fisch enthält wahrscheinlich entzündungsfördernde PUFAs – also bitte immer das Etikett lesen.

Weiter zur Fleischtheke: Sie haben bereits etwas über den Sinneswandel bei der Beurteilung von gesättigten Fetten erfahren. Vor einigen Jahren hätte ich Ihnen wahrscheinlich noch von rotem Fleisch abgeraten, aber angesichts der veränderten Forschungslage zu gesättigten Fettsäuren halte ich es für es sinnvoll, eine gewisse Menge Rindfleisch in den Speiseplan aufzunehmen, weil es eine hervorragende Quelle für Protein, B-Vitamine, Eisen und andere wichtige Nährstoffe ist. Ich empfehle Weiderind aus nachhaltiger Aufzucht, wie es immer häufiger im Handel erhältlich ist. Wenn Sie an Ihrem Wohnort nichts finden, können Sie Fleisch direkt bei artgerecht wirtschaftenden Viehhöfen bestellen.

Nachhaltig essen

Patienten fragen mich oft, wie sie sich nachhaltig ernähren können, vor allem, wenn sie Fleisch und Milchprodukte essen wollen. Jeder Mensch muss für sich selbst einen Ausgleich zwischen Gesundheit, Essensvorlieben und Umweltbelastung zu finden. Die Medizin und die Ökologie ähneln sich insofern, als dass sie voller Widersprüche, Missverständnisse und festgefahrener Positionen sind.[14] Die meisten Wissenschaftler sind sich einig, dass die Menschheit sowohl gesundheitlich als auch ökologisch vor kolossalen Herausforderungen steht. Beides sind äußerst komplexe Systeme, für die es im Einzelfall kein Patentrezept gibt. Genauso wie ich finde, dass jede und jeder einen eigenen Weg zur psychischen und körperlichen Gesundheit finden muss, meine ich auch, dass bei individuellen Ernährungsentscheidungen die Auswirkungen auf die Umwelt mitgedacht werden müssen.

Vielen meiner Patienten ist eine nachhaltige Ernährungsweise sehr wichtig, und das begrüße ich. Jüngste Studien haben ergeben, dass bestimmte Ernährungsgewohnheiten bei großen ökologischen Herausforderungen wie dem Klimawandel durchaus eine Rolle spielen.[15] Das Entscheidende dabei ist, mehr pflanzliche und weniger tierische Produkte zu essen, wobei der Schwerpunkt auf vollwertigen, unverarbeiteten Nahrungsmitteln liegt. Das müsste Ihnen bekannt vorkommen! Glücklicherweise schließen sich Essen gegen Ängste und Essen gegen den Klimawandel nicht gegenseitig aus. Tatsächlich verringert sich Ihr ökologischer Fußabdruck, wenn Sie bisher eine typisch westliche Ernährung mit viel Fleisch und Fertigkost bevorzugt haben und ab jetzt den Empfehlungen dieses Buches folgen.

Wenn Sie Fleisch- und Milchprodukte essen, sollten Sie diese möglichst aus kontrolliert biologischer oder wenigstens artgerechter Tierhaltung beziehen, bei der das Vieh grasen kann und kein Industriefutter kriegt.[16]

Geflügelarten wie Huhn und Pute sind eine weitere gute Quelle für Protein und B-Vitamine und liefern außerdem Tryptophan. Alle Geflügelsorten enthalten ungefähr die gleiche Menge an Tryptophan. Es wird vom Körper am besten in Kombination mit Kohlenhydraten aufgenommen. Hühnerfleisch aus Massentierhaltung kann zwar günstiger sein, ist aber weniger nahrhaft. Ich empfehle, möglichst Bio-Huhn zu kaufen, das ohne Antibiotika aufgezogen wurde.

Nicht vergessen: Auch bei Fleischessenden sollte der Großteil der Makronährstoffe pflanzlicher Herkunft sein. Meine Faustregel lautet, dass am Tag zwei Mahlzeiten rein pflanzlich sein sollten, nur eine sollte Fleisch enthalten. Manche Fleischsorten sollte man ganz meiden. Lassen Sie Ihren Einkaufswagen an den Regalen mit verarbeitetem oder gepökeltem Fleisch vorbeifahren, einschließlich Speck, Würstchen, Hotdogs, Aufschnitt und Wurstwaren. Verarbeitetes Fleisch enthält oft Zucker und viel ungesundes Fett, und die Nitrate und Nitrite, die zur Konservierung von Aufschnitt verwendet werden, stehen mit einem erhöhten Krebsrisiko in Verbindung.[17]

Fleischersatzprodukte wie Beyond Meat sind stark verarbeitet und eher auf Geschmack und Konsistenz als auf Gesundheit ausgelegt. Stark verarbeitete Fleischersatzprodukte auf Sojabasis, etwa Nuggets aus Hähnchenimitat oder vegane Würstchen, sollten ebenfalls gemieden werden. Dabei hat sich Soja als klassische pflanzliche Proteinquelle als vielversprechend bei der Bekämpfung von Angstzuständen erwiesen.

Sojazubereitungen wie Tofu werden in Asien schon seit Jahrtausenden gegessen. Dennoch wurde in den späten 1990er-Jahren die Gesundheit von Sojaprodukten infrage gestellt. Damals sah man die Gefahr, dass die in Soja enthaltenen Isoflavone – sekundäre Pflanzenstoffe, die im Körper die Wirkung des Hormons Östrogen nachahmen – das Brustkrebsrisiko erhöhen und andere Gesundheitsschäden verursachen könnten.[18] Inzwischen ist diese These weitgehend widerlegt: Die Isoflavone in Soja wirken nachweislich entzündungshemmend und können sogar vor Krebs schützen.[19] Trotzdem haftet Sojaprodukten immer noch ein gewisses Stigma an, vor allem bei den Älteren. Das ist schade, denn Soja ist eine gute Proteinquelle und hat in Tierversuchen bewiesen, dass es Ängste lindern kann.[20] Entscheiden Sie sich bei den Sojaprodukten für Edamame, ungesüßte Sojamilch, Tofu und fermentierte Sojaprodukte wie Miso, Tempeh und Natto.

Eier sind eine weitere gute Proteinquelle und enthalten außerdem Vitamin A, B-Vitamine, Cholin und andere wichtige Nährstoffe. Wie Soja hatten auch Eier gegen Ende des 20. Jahrhunderts Probleme mit dem guten Ruf, denn sie enthalten Cholesterin, von dem man lange Zeit annahm, dass es den Cholesterinspiegel im Blut erhöht. Es hat sich jedoch herausgestellt, dass das Cholesterin aus der Nahrung gar keinen so deutlichen Einfluss auf den Cholesterinspiegel im Blut hat. Neuere Studien sehen keinen Zusammenhang zwischen dem Verzehr von Eiern und einem Anstieg von Herzerkrankung, Cholesterinspiegel oder Bluthochdruck.[21] Ganz unumstritten sind Eier noch nicht, aber vieles deutet darauf hin, dass es unbedenklich ist, Eier in Maßen zu essen, also bis zu ein Stück am Tag.[22] Wenn Sie Eier essen, sollten Sie möglichst welche aus Freilandhaltung kaufen, also von Hühnern, die frei herumlaufen dürfen.

Milch ist eine gute Quelle für Protein sowie Vitamine und Mineralstoffe, besonders Kalzium. Kaufen Sie am besten Milchprodukte aus Weidehaltung, die einen höheren Anteil an Omega-3-Fettsäuren enthält als konventionelle Milch.[23] Fermentierte Milchprodukte wie Joghurt und Kefir liefern Probiotika, die zu einem gesunden Mikrobiom beitragen. Vermutlich haben sie deshalb nachweislich das Potenzial, Ängste zu reduzieren und die Stressreaktion zu verbessern.[24] Was Käse angeht, empfehle ich Hartkäse (wie Parmesan) und Schafskäse, die beide in der mediterranen Ernährung eine wichtige Rolle spielen.

Beim Kauf von Milchprodukten sollten Sie darauf achten, dass sie möglichst wenig verarbeitet sind und keinen Zuckerzusatz enthalten. Stark verarbeitete Käseprodukte sollten vermieden werden, ebenso wie gesüßter Joghurt (auch mit Fruchtzusatz), Kakao und Eiscreme. Ich würde auch pflanzliche Buttersatzprodukte meiden, da diese oft ungesunde Omega-6-PUFAs enthalten.

Wenn Sie sich vegan ernähren oder Milchprodukte aus anderen Gründen ersetzen möchten, gibt es eine breite Palette an alternativen Milchprodukten aus Soja, Hafer und Nüssen. Ich habe nicht grundsätzlich etwas dagegen, aber sie sind oft stark mit Zucker gesüßt. Achten Sie darauf, dass Sie ungezuckerte Sorten kaufen. Man kann Pflanzenmilch auch selbst herstellen (wie in meinem Rezept für hausgemachte Hanfmilch auf Seite 262).

Hülsenfrüchte, Nüsse, Saaten und Getreide

Bohnen sind eine hervorragende Quelle für pflanzliches Protein, komplexe Kohlenhydrate, Ballaststoffe und viele Mikronährstoffe. Sie sollten auf jeden Fall zu den Grundnahrungsmitteln einer Anti-Angst-Ernährung gehören. Getrocknete Bohnen sind kostengünstig und leicht zuzubereiten. Sie können sie nach Belieben würzen, bis die ganze Küche köstlich duftet. Aber weil sie so lange brauchen, um gar zu werden, erfordern sie ein wenig Voraussicht und Planung und passen vielleicht nicht immer in Ihren Zeitplan. Zum Glück gibt es eine fast unendliche Vielfalt an leckeren Dosenbohnen, bei denen der Nährstoffverlust gering ist. Dosenbohnen eignen sich hervorragend als Grundlage für eine schnelle, gesunde Mahlzeit – achten Sie nur darauf, dass Sie, wenn möglich, eine Bio-Sorte kaufen und dass Sie sie gut abtropfen lassen und die Flüssigkeit abspülen.

Das Gleiche gilt für andere Hülsenfrüchte wie Kichererbsen und Linsen, die beide in der indischen und nahöstlichen Küche häufig verwendet werden. Kichererbsen schmecken auch aus der Dose gut, aber Linsen garen schneller als die meisten anderen Hülsenfrüchte und werden deshalb lieber getrocknet gekauft und zu Hause gekocht.

Nüsse und Saaten sind wahre Kraftpakete, die viel gesundes Protein und Fett sowie Ballaststoffe, Vitamine und Mineralstoffe enthalten. Walnüsse, Chiasamen und Leinsamen sind gute Quellen für die Omega-3-Fettsäure ALA. Mandeln, Pekannüsse, Pistazien, Cashews und Paranüsse enthalten eine Fülle von Nährstoffen wie Vitamin E, Magnesium, Mangan und Zink. Neben ganzen Nüssen sind auch Nussbutter und Nussmus eine gute Möglichkeit, sich nussige Nährstoffe zunutze zu machen. Achten Sie nur darauf, dass Sie reines Nussmus ohne Zusatz von Zucker oder gehärtetem Pflanzenöl essen.

Die meisten Kohlenhydrate sollten Sie aus Nahrungsmitteln mit niedrigem glykämischen Index beziehen, wie Hülsenfrüchte. Wenn Sie aber gerne Brot essen, sollten Sie zu Brot mit niedrigerem glykämischem Index greifen, zum Beispiel zu frisch gebackenem Sauerteigbrot, und höchstens einmal pro Woche eine Scheibe essen. Denken Sie daran, dass Vollkornbrot ungefähr den gleichen glykämischen Index hat wie Weißbrot – auch wenn es als ballaststoffreicher angepriesen wird – und daher auch nicht häufiger gegessen werden sollte. Noch einmal: Am wichtigsten ist es, stark verarbeitetes Industriebrot zu meiden, dem oft Zucker zugesetzt ist und das mit angereichertem Mehl hergestellt wird. Meiden Sie auch Backwaren, die dazu einladen, sich mit Weißmehl vollzustopfen. Bagels zum Beispiel mögen zwar lecker sein, aber sie sind oft die reinsten Kohlenhydratbomben mit hohem glykämischem Index. Wer Zöliakie oder eine Glutensensitivität hat, sollte Weizenbrot komplett meiden.

Nudeln sind schwierig, denn für viele von uns ist eine dampfende Schüssel Spaghetti bolognese oder Tagliatelle mit Käse ein Wohlfühlessen, auf das man sich freut. Aber wenn Sie viel Pasta essen, nehmen Sie auch viele raffinierte Kohlenhydrate zu sich, und das tut Ihren Angstzuständen bekanntlich nicht gut. Wenn Sie Pasta lieben, habe ich drei Tipps für Sie.

Der erste Tipp besteht aus einem zusätzlichen Schritt beim Kochen, der italienischen Gourmets zuwider sein mag: Neueren Forschungen zufolge verändert das Abkühlen von Nudeln nach dem Kochen ihre Stärkestruktur derartig, dass der glykämische Index sinkt. Kalte Nudeln sind zwar nicht besonders verlockend, aber dieser positive Effekt bleibt auch nach dem Aufwärmen erhalten.[25] Sie können Ihre Pasta also vorkochen, abgießen, abkühlen lassen und dann vor dem Servieren wieder aufwärmen. Dieser Trick funktioniert auch mit Kartoffeln und anderen stärkehaltigen Beilagen – wie in meinem Rezept für coole Ofenkartoffeln auf Seite 248 f. Nutzen Sie diesen Trick so oft wie möglich.

Zweitens können Sie Ihren Nudelgerichten mehr Gemüse zufügen, denn das erhöht den Ballaststoff- und Nährstoffgehalt. Probieren Sie zum Beispiel meine ziemlich gesunden Käsenudeln auf Seite 241 f., bei der Blumenkohl als Basis für die Soße verwendet wird.

Drittens: Ein großes Problem bei Nudeln ist, dass wir gerne viel zu viel davon auf einmal essen. Planen Sie Ihre Mahlzeiten so, dass eine kleine Portion Pasta als Vorspeise serviert wird, etwa wie in Italien üblich, oder als

Beilage zu einem Hauptgericht dient, das gesunde Proteine, Fette und Gemüse enthält. Wie Brot sollte auch Pasta höchstens einmal pro Woche auf den Tisch kommen.

Wenn Sie nach Herzenslust Nudeln essen möchten, sollten Sie sich nach Nudelersatzprodukten umsehen. Ich mag zum Beispiel Shirataki, das sind Nudeln aus der Konjakwurzel. Konjak ist eine in Ost- und Südostasien heimische Pflanze. Ihre stärkehaltige Wurzel hat viele positive Auswirkungen auf den Stoffwechsel: Sie senkt den Cholesterinspiegel und den Blutdruck, mildert Entzündungen und liefert Präbiotika, welche die Darmgesundheit fördern.[26] Ich empfehle, diese Nudeln gründlich unter kaltem Wasser abzuspülen und sie dann ein bis zwei Minuten lang in siedendem Wasser ziehen zu lassen. Ein weiterer beliebter Nudelersatz sind Nudeln aus Zucchini oder Spaghettikürbis (wie in meinem Rezept für Kürbis-Spaghetti mit Walnusspesto auf Seite 247 f.).

Reis ist ein interessanter Fall. Weißer Reis hat einen ähnlich hohen glykämischen Index wie ausgemahlenes Weizenmehl, ist aber gleichzeitig ein Grundpfeiler vieler gesunder, angstlindernder Landesküchen, einschließlich der traditionellen indischen und japanischen Küche. Forschungen zufolge ist der glykämische Index niedriger, wenn der Reis als Teil einer vollständigen Mahlzeit verzehrt wird. In einer Untersuchung der japanischen Küche wurde festgestellt, dass der glykämische Index von weißem Reis um 20 bis 40 Prozent sinkt, wenn er mit Essig, Milchprodukten und Bohnenspeisen kombiniert wird.[27] Wird weißer Reis also in geringen Mengen und zusammen mit anderen gesunden Nahrungsmitteln verzehrt, ist er eine gute Wahl. Vollkornreis hat ein ähnliches Nährwertprofil wie weißer Reis und kann in Maßen gegessen werden, ist aber nicht so gesund wie manchmal behauptet. Wildreis hat mehr Ballaststoffe, Proteine und Antioxidantien als geschälter Reis und Vollkornreis, daher kann er eine gute Alternative sein. Die Konjakwurzel wird auch zur Herstellung eines Reisersatzes verwendet, der als Shirataki- oder Konjak-Reis verkauft wird. Auf jeden Fall gilt für Reis das Gleiche wie für Pasta: Betrachten Sie ihn als Beilage und nicht als Hauptsache einer Mahlzeit, und essen Sie ihn nicht öfter als einmal pro Woche.

Hafer ist eine hervorragende Quelle für Ballaststoffe und fördert die Darmgesundheit. Haferbrei kann zwar ein gesundes Frühstück sein, aber die Daten von Blutzuckermessgeräten deuten darauf hin, dass Porridge den Blutzuckerspiegel deutlich in die Höhe treibt.[28] Die Art der verwendeten Haferflocken und eventuelle Beilagen können diesen Effekt noch verstärken. Entscheiden Sie sich erstens für geschrotete Hafergrütze, die zwar etwas länger köcheln muss, aber weniger verarbeitet ist und einen niedrigeren glykämischen Index hat als kernige oder zarte Haferflocken. Zweitens ist es wichtig, dass Sie Haferbrei nicht mit braunem Zucker oder Ahornsirup süßen, sondern mit Beeren, Zimt oder Nüssen verfeinern. Trotzdem empfehle ich Hafergrütze nicht als tägliches Frühstück, und meinen Patienten geht es am besten, wenn sie etwa einmal in der Woche Hafer essen.

Weil mich meine Patienten immer nach Alternativen fragen, habe ich gelernt, als Köchin noch mehr über den Tellerrand zu schauen. In den letzten Jahren sind einige Getreidesorten immer beliebter geworden – wobei sie keineswegs neu entdeckt wurden, denn viele von ihnen sind traditionelle Grundnahrungsmittel aus vergangenen Epochen oder anderen Kulturen. Vollkorngetreide wie Amaranth, Gerste, Bulgur, Dinkel, Emmer und Quinoa sind reich an Ballaststoffen, Proteinen, komplexen Kohlenhydraten und Mikronährstoffen. Ich kann nur empfehlen, sie zu auszuprobieren, entweder in speziellen Rezepten oder als Ersatz für gängige Getreide wie Reis. Probieren Sie mal mein selbst gemachtes Quinoa-Porridge auf Seite 238), ein warmes und von Ängsten befreiendes Frühstück.

Immer vorrätig: Öle, Eingelegtes, Soßen und Gewürze

Ihre wichtigsten Speiseöle sollten Avocadoöl und Olivenöl sein, die beide voll von gesunden MUFAs sind und einen geringen Anteil an Omega-6-PUFAs enthalten. Ich mache mein Salatdressing am liebsten mit nativem Olivenöl extra, da diese Sorte nur minimal verarbeitet ist und daher die meisten Mikronährstoffe und Bioaktivstoffe enthält. Zum Braten verwende ich Avocadoöl, da Olivenöl einen niedrigen Rauchpunkt hat und leicht verbrennen kann. Avocadoöl hat ein etwas weniger günstiges MUFA/PUFA-Verhältnis als Olivenöl, aber es ist immer noch viel besser als die meisten anderen Pflanzenöle.[29]

Einige Würzmittel können Speisen wirklich aufpeppen, und manche davon sind auch ziemlich gesund. Vor allem Eingelegtes jeder Art – ob Essiggurken, Peperoni, Kimchi oder Sauerkraut – fördert die Darmgesundheit, indem es die Bakterienkolonien stärkt und die bereits im Darm lebenden Bakterien nährt.[30] Ich kaufe fermentierte Lebensmittel lieber aus dem Kühlregal als im Glas, weil Gekühltes weniger verarbeitet und konserviert werden muss und eher seine lebenden, aktiven Kulturen behält.

Senf, zuckerarme Soßen, salzreduzierte Sojasoße (oder glutenfreie wie Tamari, wenn es glutenfrei sein muss) und Chilisoße sind ebenfalls von Nutzen. Verzichten Sie auf stark mit Zucker versetzte Soßen wie Ketchup, BBQ- oder Hoisinsoße, süßen Senf und manche Salatdressings.

Kräuter und Gewürze verleihen dem Essen nicht nur Geschmack, sondern auch viele Mikronährstoffe und Bioaktivstoffe. Es spricht wirklich nichts gegen ihre Verwendung, außer dass man womöglich mal ein Gericht überwürzt. Also trauen Sie sich ruhig, mit verschiedenen Geschmacksprofilen zu experimentieren. Zur Bekämpfung von Angstzuständen empfehle ich Kurkuma (mit einer Prise schwarzem Pfeffer) und Safran – obwohl man, wie Sie aus dem neunten Kapitel wissen, von diesen Gewürzen kaum genug essen kann, um die Werte eines Nahrungsergänzungsmittels zu erreichen –, aber auch Paprikapulver, Oregano, Rosmarin, Minze, Petersilie und Thymian.

Getränke

Das wichtigste Getränk, das Sie trinken sollten, ist Wasser. Da Flüssigkeitszufuhr in vielerlei Hinsicht wichtig ist, überrascht es nicht, dass es einen Zusammenhang zwischen vermehrtem Wassertrinken und verringerten Depressionen und Ängsten gibt.[31] Es besteht kein Grund, Wasser in Flaschen zu kaufen, die umweltfreundlichere Wahl ist einfaches oder gefiltertes Leitungswasser. Die Behauptung, Elektrolyt- oder Mineralwässer seien gesundheitsfördernd, entstammt eher dem Marketing als echten wissenschaftlichen Nachweisen.

Wenn Sie merken, dass Sie nicht genug Wasser trinken, kann Sprudel helfen. Dabei ist Sprudelwasser ohne Aroma immer die beste Wahl, denn man weiß nie, was für Aromastoffe die Hersteller verwenden. Und natürlich sollte man gesüßte Limonaden meiden, egal, ob sie echten Zucker, kalorienreiche Süßstoffe wie Maissirup oder künstliche Süße enthalten. Wir wissen, dass große Mengen Zucker jede gute Ernährung zunichtemachen und Angstzustände verursachen können. Bedenken Sie auch, dass künstliche Süßstoffe im Körper zwar nicht kalorisch verwertet werden, aber dennoch das Darmmikrobiom beeinflussen. Hüten sollten Sie sich vor Energydrinks, denn sie sind nicht nur voller Süßstoffe, sondern enthalten auch viel Koffein und anderen Substanzen, die Angstzustände verschlimmern können. Jüngste Studien haben die naheliegende Vermutung bestätigt, dass Energydrinks schlecht bei Angstzuständen sind.[32]

Koffein genieße ich zwar mit Vorsicht, aber in einer Anti-Angst-Ernährung ist durchaus Platz für ein gewisses Maß an Kaffee und Tee. Wegen des geringen Koffeingehalts und der hilfreichen Polyphenole, die in Schwarz- wie Grüntee enthalten sind, ist Tee vorzuziehen. Wenn Sie lieber Kaffee trinken, sollten Sie Ihren Input in Grenzen halten. Studien zufolge können schon fünf Tassen Kaffee Panikattacken auslösen und Angstzustände verstärken, und zwar nicht nur bei Menschen, die bereits an einer Panikstörung leiden, sondern auch bei gesunden Erwachsenen.[33] Die meisten Menschen kippen zwar keine fünf Tassen Kaffee auf einmal hinunter, aber so viel über den Tag verteilt zu trinken, ist nicht ungewöhnlich. Wenn Sie also gewohnheitsmäßig den ganzen Tag über Kaffee trinken, sollten Sie sich bewusst machen, dass Sie vielleicht mehr trinken, als Sie denken, und sich möglichst auf zwei bis drei Tassen beschränken.

Alkohol hat ebenfalls eine komplizierte Beziehung zu Ängsten. Manche Ängste, beispielsweise soziale Hemmungen, laden zu erhöhtem Alkoholkonsum ein,[34] aber umgekehrt kann Alkoholkonsum auch zu Angstzuständen führen.[35] Andererseits legen einige Studien nahe, dass die Wahrscheinlichkeit, an einer Angststörung zu erkranken, höher ist, wenn man keinen Alkohol trinkt.[36] Wenn Sie Alkohol trinken, sollten Sie sich lieber Rotwein gönnen als Bier oder Schnaps, und als Mann nicht mehr als sechs Gläser pro Woche, als Frau höchstens vier genießen. Wenn es ein Mixgetränk sein soll, suchen Sie auf der Karte am besten nach einem »sauberen« Cocktail ohne Zucker, Likör oder Fruchtsaft. Achten Sie darauf, wie Sie sich unter Alkohol fühlen. Wenn Sie hibbelig oder unruhig sind, ist es im Hinblick auf Ihre Ängste vielleicht am besten, gar keinen Alkohol zu trinken.

Snacks, Knabber- und Naschzeug

Dies ist der Teil des Lebensmitteleinkaufs, bei dem Sie sich wirklich in Selbstbeherrschung üben müssen. Knabberzeug ist in der Regel ungesund. Es spricht den Teil des Gehirns an, der Sie mit Salzigem, Süßem und Fettigem mästen will. Die Snack-Hersteller optimieren ihre Produkte vor allem auf Suchtfaktor und niedrige Herstellungskosten. Deshalb werden Knabbereien und Süßigkeiten oft aus minderwertigen Zutaten hergestellt, die dazu verleiten, noch mehr zu essen. Das ist eine gefährliche Kombination, und wenn ich die Gänge voller Chips, Kekse und Süßwaren in bunten, glänzenden Verpackungen sehe, verstehe ich, warum viele diesem Überangebot nicht widerstehen können.

Aber Sie müssen widerstehen. Gehen Sie an den Chips vorbei. Schauen Sie weg, wenn Sie vor den Keksen stehen. Öffnen Sie nicht die Kühltruhe mit dem Speiseeis. Lassen Sie das Knuspermüsli im Regal. Selbst viele vermeintlich gesunde Nahrungsmittel wie Müsliriegel können viel Zucker enthalten. Und auch Bio- oder Veggie-Chips von Naturkostherstellern sind immer noch stark verarbeitet und nicht viel gesünder als normale Kartoffelchips, wenn Sie die Tüte leer futtern.

Viele gesunde Nahrungsmittel können ebenso als leckere Snacks dienen: ein Stück Obst oder Gemüse, in Hummus, frische Salsa oder Guacamole getunkt. Eine Handvoll Nüsse sind ein toller Snack, ebenso wie Naturjoghurt. Wenn Sie ein bisschen Süße im Joghurt brauchen, empfehle ich Ihnen einen Tropfen Manuka-Honig, das ist eine Honigsorte, die aufgrund ihres hohen Phenolgehalts und ihrer antimikrobiellen Eigenschaften für medizinische Zwecke verwendet wird.[37] Wenn es Zeit für den Nachtisch ist, können beispielsweise Beeren den Jieper lindern, und ein Stückchen dunkle Schokolade passt immer.

Die richtige Schokolade zu kaufen kann schwierig sein, denn auch stark zuckerhaltige Schokoriegel werden oft als »dunkle« Schokolade getarnt. Ich empfehle immer extraherbe, reine Bitterschokolade, die ein Maximum an hirnfördernden Wirkungen bietet – idealerweise in einzelnen Stückchen, nicht als Tafel. In letzter Zeit mehren sich Bedenken, dass Bitterschokolade ungesunde Mengen an Kadmium und Blei enthalten könnte. Am besten sucht man eine Marke aus, die möglichst wenig von diesen Schwermetallen aufweist, und verzehrt nicht mehr als 30 Gramm pro Tag, was mehr als genug ist, um gesundheitliche Wirkungen zu entfalten.[38]

Ich hoffe, dieser imaginäre Streifzug durch den Supermarkt hat Ihnen Lust gemacht, sich tatsächlich auf den Weg zu machen und Ihren Einkaufswagen mit leckeren, angsthemmenden Lebensmitteln zu füllen. Aber bis Ihnen der Einkauf von Anti-Angst-Lebensmittel zur Gewohnheit geworden ist, tun Sie sich vielleicht schwer damit, sich alles zu merken. Deshalb halten Sie sich beim Erstellen Ihres Einkaufszettels am besten an folgende Liste, oder Sie fotografieren sie einfach ab, um im Laden wenigstens eine grobe Erinnerungshilfe auf dem Handy zu haben.

Einkaufsliste für angstlösende Lebensmittel

Ganze, unverarbeitete Frischware, die reich ist an Mikronährstoffen wie die Vitamine A, B_1, B_6, C und E, an Mineralstoffen wie Kalzium, Eisen und Magnesium und an Ballaststoffen: Gemüse, Hülsenfrüchte, Fleisch und Milchprodukte.
Kohlgemüse: Rucola, Pak Choi, Brokkoli, Rosenkohl, Weißkohl, Blumenkohl, Grünkohl.
Blattgemüse: Rucola, Mangold, Römersalat, Spinat.
Hülsenfrüchte: Bohnen, Kichererbsen, Linsen.
Entzündungshemmend und antioxidativ: Beeren, Nüsse, Saaten sowie Tee (schwarzer, grüner und Kräutertee).
Fermentiertes: Kimchi, Miso, Sauerkraut, Joghurt.
Omega-3-Fettsäuren: Lachs, Nüsse und Saaten.
Öl: natives Olivenöl extra für Dressings und zum Beträufeln, Avocadoöl zum Braten.
Gewürze und Kräuter: Kurkuma (mit schwarzem Pfeffer), Safran, Paprikapulver, Oregano, Rosmarin, Minze, Petersilie und Thymian.
Bitterschokolade: extra dunkel.

Nachdem Sie reichlich gesunde Zutaten mit nach Hause gebracht haben, können Sie damit beginnen, leckere Mahlzeiten zu kreieren, die Sie auf Ihrem Weg zur Angstfreiheit dabei unterstützen, ruhiger zu werden.

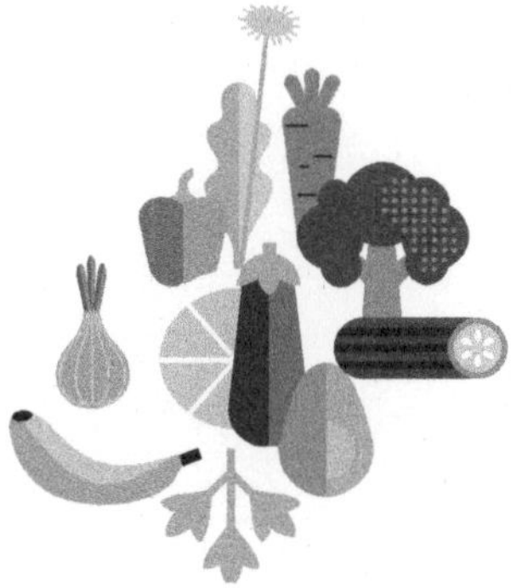

TEIL III:

Der Plan

11. Kapitel: Sechs Säulen der inneren Ruhe

Im Jahr 2004 ging der Reporter Dan Buettner für die Zeitschrift *National Geographic* der Frage nach, an welchen Orten auf der Welt die Menschen am längsten lebten. Er hoffte, damit die Geheimnisse der Langlebigkeit zu lüften. Sein Team recherchierte die fünf Orte mit dem höchsten Bevölkerungsanteil an Über-Hundertjährigen: Loma Linda in Kalifornien, Nicoya in Costa Rica, die Mittelmeerinsel Sardinien, die griechische Insel Ikaria und die japanische Insel Okinawa. Sie nannten diese Gegenden »Blaue Zonen« (im Englischen »Blue Zones«)und untersuchten die dortigen Essgewohnheiten, Lebensarten und Denkweisen, um daraus Richtlinien für ein langes Leben abzuleiten, die sogenannten »Power 9«. Dazu gehören Faktoren wie Bewegung, Lebensperspektiven, Beziehungen zu anderen und natürlich eine gesunde Ernährung.[1]

Die Blauen Zonen haben Bestseller und beliebte TED-Talks inspiriert und wurden zu einer Art Grundlagenforschung für ein gesundes Leben. Eine Initiative, bei der in der Stadt Albert Lea in Minnesota Aspekte der »Power 9« umgesetzt wurden, führte in der Gesundheit der Bevölkerung zu erheblichen Besserungen, darunter Gewichtsverlust und Kostensenkung im Gesundheitswesen.[2]

Bei den Blauen Zonen geht es um höhere Lebenserwartung und nicht um geringere Ängste. Wir wissen jedoch, dass Leiden wie chronische Entzündungen und Stoffwechselstörungen, die ein langes Leben verhindern, auch erheblich zu Angstzuständen beitragen. Studien, die vom Blaue-Zonen-Projekt angestoßen wurden, haben ergeben, dass eine den »Power 9« folgende Lebensweise die Ängste reduzieren kann. Während der COVID-19-Pandemie nahm zum Beispiel eine Gruppe von Angestellten der Northern Arizona University an einer Studie teil, bei der sie ein achtwöchiges Blaue-Zonen-Programm absolvierten, das Videobotschaften, Kochanleitungen und Wellnessberatung umfasste. Selbst in dieser nervenaufreibenden Zeit schliefen die Studienteilnehmenden besser und hatten am Ende des Kurses weniger Depressionen und Angstsymptome.[3]

Ich bin mir sicher, dass ein Leben nach den »Power 9« in vielerlei Weise Ängste reduzieren könnte, denn Faktoren wie mehr Bewegung, mehr Gemeinschaft und mehr Mut zum Ausruhen wirken sich positiv auf die Psyche aus. Aber wie auch anderswo interessiert mich bei den Blauen Zonen am meisten, was wir dort in Bezug auf Ernährung lernen können. Drei der »Power 9«-Punkte beziehen sich direkt auf die Ernährung, und von jeder Zone können wir etwas lernen:

- **Mehr Pflanzliches:** In einer der Blauen Zone, dem kalifornischen Loma Linda, wird größtenteils vegan gelebt, während in den anderen Gegenden auch etwas Fleisch und Milchprodukte gegessen werden. Aber *alle* Bewohner der Blauen Zonen ernähren sich überwiegend pflanzlich – vor allem von Bohnen, die dank des hohen Gehalts an Ballaststoffen, Mikronährstoffen und einer idealen Balance aus Kohlenhydraten mit niedrigem glykämischem Index und pflanzlichem Protein ein Superfood gegen Ängste sind.
- **80-Prozent-Regel:** Diese Devise stammt aus Okinawa, wo man *hara hachi bu* sagt, was so viel bedeutet wie »Iss, bis du zu acht Teilen satt bist«. Mit anderen Worten: Man sollte aufhören zu essen, wenn man zu 80 Prozent satt ist. Alle Bewohner der Blauen Zonen halten es ähnlich: Sie essen oft morgens und mittags den Großteil ihres Tagesverzehrs, gefolgt von einer kleinen Mahlzeit am späten Nachmittag oder frühen Abend, und essen dann erst am nächsten Morgen wieder.[4] Ich schließe mich diesem Ratschlag an und glaube gerne, dass man alles in Maßen essen sollte.
- **Wein darf sein:** Dies ist die einzige Regel der »Power 9«, die Sie sich nicht ohne meine Warnung zu eigen machen sollten. Die Bewohner der Blauen Zonen – mit Ausnahme von Loma Linda, wo man aus religiösen Gründen abstinent ist – trinken Rotwein in Maßen: Frauen nicht

mehr als vier Gläser pro Woche, Männer nicht mehr als sechs. Rotwein ist bekanntlich reich an nützlichen Polyphenolen und Antioxidantien, die erwiesenermaßen kognitive Vorteile haben. Wenn man jedoch seinen Alkoholkonsum nicht gut im Zaum hat, ist Wein kein Muss. Besser, man trinkt gar keinen Alkohol als zu viel.

An der Blaue-Zonen-Studie gefällt mir ein Ergebnis besonders, nämlich dass es mehr als eine Art gibt, sich gesund zu ernähren – solange man bestimmte Ernährungsprinzipien befolgt. Zwar ernährten sich alle Bevölkerungen der Blauen Zonen überwiegend pflanzlich, mit viel Getreide, Gemüse und Hülsenfrüchten, aber in den Einzelheiten gibt es viele Unterschiede der einzelnen Völker. In Okinawa werden wenig bis gar keine Milchprodukte verzehrt, während die sardische und griechische Küche reich an Milchprodukten ist, vor allem an reifen Käsesorten. Allerdings wird an beiden Orten eher Ziegen- und Schafsmilch anstelle von Kuhmilch verwendet. Die sardische und costa-ricanische Bevölkerung isst mehr Kartoffeln, allerdings meist so zubereitet, dass der glykämische Index gesenkt wird, zum Beispiel durch Kochen statt Braten.

Ich würde mir wünschen, dass eine ähnliche Studie über Ängste herausfindet, wo auf der Welt die Menschen mit der größten seelischen Gelassenheit und inneren Zentriertheit leben. Aber auch ohne groß angelegte weltweite Feldforschung können wir aus unserem ernährungspsychiatrischen Wissen einige Grundregeln zur Angstbekämpfung und Selbstberuhigung ableiten. Basierend auf den Forschungsergebnissen aus Teil I dieses Buches und dem Wissen über Nahrungsmittel aus Teil II, stelle ich Ihnen nun »Doc Umas sechs Säulen der inneren Ruhe« vor.

1. Säule: Vollwertig ist hochwertig

Der erste und wichtigste Schritt auf dem Weg zu einer Anti-Angst-Ernährung ist der Umstieg auf Vollwertkost. Dazu verwenden Sie Zutaten, die unverarbeitet oder kaum verarbeitet sind. Vollkornprodukte, Hülsenfrüchte, frisches Obst und Gemüse, Nüsse und Saaten sowie Fleisch, Eier und Milchprodukte in unverarbeitetem Zustand sollten den Großteil Ihres Einkaufs ausmachen, denn:

- Vollwertige Nahrungsmittel wie Gemüse, Obst, unverarbeitetes Getreide und Hülsenfrüchte liefern Ballaststoffe, die für die Darmgesundheit wichtig sind und ein gutes Umfeld für das Gedeihen hilfreicher Bakterien schaffen.
- Vollwertige Nahrungsmittel sind gut für den Stoffwechsel. Unverarbeitete Kohlenhydrate haben einen niedrigeren glykämischen Index, werden also vom Körper langsamer verwertet und treiben den Blutzucker nicht empor. Der Verzehr von Vollwertkost steht in engem Zusammenhang mit verbesserten Stoffwechselfaktoren und einem geringeren Risiko für Herzkrankheiten und Typ-2-Diabetes.
- Vollwertkost ist fast schon ein Wundermittel, das Ihnen auch bei allen anderen Säulen hilft, da die industrielle Verarbeitung den Nahrungsmitteln oft Nährstoffe entzieht und ungesundes Fett und Zucker hinzufügt.

2. Säule: Vielfalt auf dem Teller

Abwechslung hilft. Erweitern Sie Ihr Gemüsevokabular, indem Sie viele verschiedene und verschiedenfarbige Pflanzen, Kräuter und Gewürze in Ihren Speiseplan aufnehmen. Ihr Teller sollte wie ein Kaleidoskop aussehen, voller leuchtender Farben, die das Gehirn anregen und den Gaumen verzaubern. Das Dunkelgrün von Brokkoli und Spinat, das leuchtende Orange und Gelb von Karotten und Kürbis oder die kräftigen Rottöne von Himbeeren und Roter Bete und das tiefe Blauviolett von Blaubeeren, Knospenkohl und Auberginen – Farbenvielfalt im Essen trägt zur Versorgung mit gesunden Nährstoffen bei, die beruhigend wirken.

- Bunte Gemüse- und Obstsorten sind die Hauptquelle für Polyphenole und andere Bioaktivstoffe, die antioxidative und entzündungshemmende Eigenschaften haben, die Gesundheit fördern und die mikrobielle Vielfalt im Darm begünstigen.
- Nicht nur Gemüse und Obst können Ihren Speisen Farbe, Geschmack und angstlösende Substanzen schenken. Auch Kräuter und Gewürze wie Safran, Rosmarin, Kurkuma und Basilikum bringen einen Schub Bioaktivstoffe mit sich und machen Ihre Mahlzeiten noch leckerer.

- Der Verzehr einer großen Vielfalt an Pflanzen trägt auch zur Versorgung mit Vitaminen und Mineralstoffen bei. Das ist wichtig für eine gute Gehirnfunktion, womit wir schon bei der nächsten Säule wären.

3. Säule: Mehr Mikronährstoffe

Auch wenn wir sie nur in winzigen Mengen brauchen, spielen Mikronährstoffe eine große Rolle bei allerlei Körperfunktionen, auch bei Prozessen, die für Ruhe und Ordnung im Gehirn sorgen. Weil es so viele wichtige Vitamine und Mineralstoffe gibt, sollte man eine große Vielfalt an Nahrungsmitteln essen, mögliche Nährstofflücken durch Tests feststellen lassen und gegebenenfalls eine Supplementierung in Betracht ziehen. Die wichtigsten Vitamine, die gegen Ängste helfen, sind die B-Vitamine sowie die Vitamine C, D und E. Die wichtigsten Mineralstoffe sind Kalzium, Eisen, Magnesium und Zink.

- Mikronährstoffe sind wichtig für das Funktionieren der Neurotransmitter und helfen bei der Produktion und Regulierung von stimmungsverändernden Stoffen wie Dopamin und Serotonin.
- Viele Mikronährstoffe haben antioxidative und entzündungshemmende Eigenschaften, die das Gehirn vor langfristigen Schäden schützen.
- Lieber testen als raten: Lassen Sie ärztliche Tests durchführen, um Mikronährstoffdefizite festzustellen. Wenn Sie nach einer Ernährungsumstellung Lücken in der Mikronährstoffversorgung haben, sollten Sie die Defizite eventuell durch ein Nahrungsergänzungsmittel ausgleichen.

4. Säule: Gesunde Fette bevorzugen

Ihr Gehirn besteht zu 60 Prozent aus Fett, und um es gesund und angstfrei zu halten, ist einer der wichtigsten Faktoren eine stetige Zufuhr von gesunden Fetten. Aber Fett ist nicht gleich Fett. Wenn man Fette aus möglichst gesunden Quellen bezieht, ist ein weiterer Schritt in Richtung innerer Gelassenheit getan.

- Unverarbeitete, an MUFAs reiche Öle wie Olivenöl und Avocadoöl wirken entzündungshemmend und fördern die Gesundheit des Darms und des Stoffwechsels. Sie sollten bei der Zubereitung von Speisen die wichtigsten Öle sein und den Großteil der Fettzufuhr ausmachen.
- Omega-3-PUFAs, wie in Fisch, Nüssen und Saaten enthalten, sind wichtig, um Angstzustände zu reduzieren, Neuroinflammation zu verhindern und vor Neurodegeneration zu schützen. Essen Sie darum fetten Fisch wie Lachs (liefert EPA und DHA) sowie Nüsse und Saaten (liefert ALA).
- Gesättigte Fette aus Fleisch und Vollmilchprodukten sollten zwar keinen großen Anteil an der Ernährung haben, sind aber nicht mehr so schädlich, wie man früher dachte, und können in moderaten Mengen genossen werden.

5. Säule: Auf Angstmachendes verzichten

Wenn Sie Ihre Ernährung positiv verändern wollen, ist es auch wichtig, Nahrungsmittel zu meiden, die Ihre Bemühungen untergraben und Ängste auslösen können. Verzichten Sie lieber auf industriell verarbeitete Lebensmittel, die Darmdysbiosen auslösen, Entzündungen verursachen und die Stoffwechselgesundheit verschlechtern können.

- Kohlenhydrate mit hohem glykämischen Index (GI) wie Weißmehl, geschälter Reis und andere stärkehaltige Nahrungsmittel treiben den Blutzuckerspiegel in die Höhe, was sich in einem Energieschub mit anschließendem Absacken äußern kann.
- Zuckerzusätze erhöhen den glykämischen Index und haben wenig bis gar keinen gesundheitlichen Nutzen. Sie bekommen natürlichen Zucker aus Obst und Gemüse, sollten aber zugesetzten Zucker auf ein Minimum beschränken. Ersetzen Sie ihn jedoch nicht einfach durch künstliche Süßstoffe, denn die haben zwar nicht so viel Kalorien wie Zucker, können aber genauso leicht zu einer Darmdysbiose führen und Angstzustände verschlimmern.
- Omega-6-PUFAs in Pflanzenölen wie Färberdistel-, Soja- und Sonnenblumenöl haben den unverdienten Ruf, gesund zu sein, wirken aber

entzündungsfördernd. Darum sollten Sie so weit wie möglich darauf verzichten. Hüten Sie sich besonders vor Knabberzeug, frittierten Speisen und Fast Food, da viele ungesunde Fette, auch entzündungsfördernde PUFAs und manchmal sogar Transfette, enthalten sind.

6. Säule: Beständigkeit und Balance finden

Unsere Seele begleitet uns unser ganzes Leben lang. Um Ängste einzudämmen, langfristig Ruhe zu finden und die seelische Gesundheit dauerhaft zu optimieren, ist es wichtig, nachhaltige Ernährungs- und Verhaltensänderungen vorzunehmen, statt auf schnelle Tricks und Wunderdiäten hereinzufallen. Die beste Ernährungsweise fürs Gehirn ist eine mit viel gesunder Nahrung, aber auch eine, die man *genießen* kann. Beim Essen geht es nicht nur um Energieversorgung, sondern auch um die Freude an einer köstlichen Mahlzeit.

- Ihr Speiseplan sollte aus gesunden Nahrungsmitteln, die Sie lieben, aufgebaut sein, egal, ob sie in Ihrer Landesküche eine zentrale Rolle spielen oder ob es sich einfach um Lieblingsspeisen handelt, die Ihnen ein Gefühl von Frieden und Geborgenheit geben. Wir alle haben Gerichte, die für uns wichtig sind. Sie müssen sich nicht zwangsweise an eine völlig neue Ernährungsweise gewöhnen. Halten Sie sich lieber an gesunde Speisen, die Ihren Geschmacksprofilen und Essgewohnheiten entsprechen, und passen Sie diese den sechs Säulen an.
- Hören Sie auf Ihren Körper, um festzustellen, wie sich Ernährungsumstellungen auf Ihre Ängste auswirken. Wenn Sie sich nach dem Verzehr bestimmter Speisen launisch, gereizt, hungrig oder hibbelig fühlen, sollten Sie sie aus dem Speiseplan streichen. Wenn Ihnen der Verzehr von etwas kein Wohlgefühl bereitet, ist es wahrscheinlich nicht gut für Sie.
- Seien Sie nett zu sich selbst, wenn Sie hin und wieder etwas Ungesundes essen. Bei manchen meiner Patienten verschlimmern sich die Ängste durch Schuldgefühle wegen des Kuchenessens beim Kindergeburtstag oder wegen des Pommes-Snacks im Freundeskreis. Wenn Sie sich ansonsten eine gesunde Ernährung zur Gewohnheit machen, brauchen Sie sich wegen gelegentlicher Abweichungen nicht zu schämen.

Die Macht der Säulen

So wie die »Power 9« eine Blaupause für Langlebigkeit sind, eröffnen die sechs Säulen die Möglichkeit, Angststörungen durch Ernährung in den Griff zu kriegen. Angst ist kein Problem, das oberhalb des Halses stattfindet. Darum ist es so wichtig, zur Angstlinderung die Darm-Hirn-Verbindung zu nutzen. Falls Sie sich bereits gesund ernähren und keine Gewichtsprobleme haben und falls bei Ihnen Stoffwechselwerte wie Blutdruck und Cholesterin im grünen Bereich sind, reicht es womöglich schon, wenn Sie bestimmte Nahrungsmittel durch angstlösende Alternativen ersetzen, beispielsweise gewöhnliche Pflanzenöle durch Oliven- oder Avocadoöl, oder wenn Sie Ihr Gemüserepertoire erweitern oder auf Zucker verzichten. Beim Essen für die Psyche gilt nicht das Prinzip »alles oder nichts«. Jede kleine Entscheidung, mit der Sie Ihre Essgewohnheiten näher an die sechs Säulen rücken, kann bereits Ihre Ängste vermindern.

Sollten Sie in Absprache mit Ihrer Ärztin jedoch das Gefühl haben, dass eine tiefgreifende Ernährungsumstellung nötig ist, empfehle ich Ihnen, bei null anzufangen und Ihre Essgewohnheiten im Hinblick auf die Macht der sechs Säulen gründlich zu überdenken. Gehen Sie mit Bedacht und Zuversicht neue Wege, damit Sie endlich gesundes Essen planen, kochen und genießen können, das Ihnen innere Ruhe verschafft. In den nächsten beiden Kapiteln werden wir Ihnen ebendiese neuen Wege bahnen.

12. Kapitel: Ein Speiseplan gegen die Angst

Wenn Menschen zum ersten Mal in meine Praxis kommen, wissen sie oft gar nicht, was sie essen sollen. Das ist nicht verwunderlich. In der Debatte um die richtige Ernährung übertönt man einander gerne mit immer neuen Ratschlägen und überschüttet das Publikum mit Inhalten, die allesamt Patentlösungen versprechen. Wenn ich meinen Patienten dann sage, dass es keine Zauberdiäten und keine geheimen Tricks gibt, die alle Ängste sofort und für immer zerstreuen, sind sie verständlicherweise ein wenig enttäuscht. Es wäre tröstlich, wenn es ein Rezept gäbe, mit dem sich das Problem ohne jeden Anflug von Ungewissheit lösen ließe.

Aber auch wenn keine Ernährungsweise das Wundermittel für alle ist, haben einige der Diättrends, über die in den Medien berichtet wird, ihr Gutes. Tatsächlich sind die beiden Ernährungsweisen, nach denen meine Patienten am häufigsten fragen, auch die beiden, die am besten wissenschaftlich fundiert sind: die mediterrane und die ketogene Ernährung. Obwohl die Prinzipien der beiden Ernährungsweisen recht unterschiedlich sind, können beide auf den sechs Säulen fußen und das Fundament für einen individuellen Ernährungsplan gegen Ängste bilden, der auch zu Ihnen passt. In diesem Kapitel geht es um die Stärken und Schwächen dieser beiden Ernährungstrends und wie sie am besten ins Regelwerk der sechs Säulen passen. Außerdem erhalten Sie Tipps für praktische Ernährungsgewohnheiten, die unabhängig von bestimmten Ernährungsplänen anwendbar sind.

Ausgangspunkt für fast alle: Die mediterrane Ernährung

Die mediterrane Ernährungsweise basiert auf den rund ums Mittelmeer verbreiteten traditionellen Essgewohnheiten, also auf den Landesküchen von Griechenland, Italien, Südfrankreich, Spanien und Teilen des Nahen Ostens – die Blauen Zonen auf Sardinien und Ikaria gehören dazu. Mitte der 1950er-Jahre wollte der Forscher Ancel Keys wissen, warum die arme Bevölkerung Süditaliens so viel gesünder war als die viel reichere Bevölkerung von New York. Aus seiner Wissbegierde erwuchs die berühmte Sieben-Länder-Studie, in der die Ernährungsgewohnheiten der USA, Finnlands, Jugoslawiens, Japans, der Niederlande, Italiens und Griechenlands erforscht wurden. Sie gilt als die erste große Studie, die einen Zusammenhang zwischen Ernährung und Herz-Kreislauf-Erkrankungen herstellte und ergab, dass die Mittelmeerküche die fürs Herz gesündeste ist.[1]

In den 1960er-Jahren entwickelte man daraus eine von der mediterranen Kultur inspirierte »Diät« mit viel Olivenöl, Obst, Gemüse, Hülsenfrüchten, Vollkornprodukten und Fisch. Im Laufe der Jahre wurde die mediterrane Ernährung verfeinert und modifiziert und gilt immer noch als ein Ideal des gesunden Essens. Obwohl Langzeitstudien zu komplexen Ernährungsformen aufgrund der langen Zeiträume und der unzähligen Variablen notorisch schwer durchführbar sind, wurden die entzündungshemmenden Eigenschaften der mediterranen Ernährung und ihre positiven Auswirkungen auf die kardiovaskuläre und metabolische Gesundheit bereits mehrfach nachgewiesen. Ein Beispiel: Laut einer Studie aus dem Jahr 2020 verbessert eine mediterrane Ernährungsweise bei Typ-2-Diabetikern die Stoffwechselgesundheit und reduziert die Zahl der Herzinfarkte und anderer schwerer kardiovaskulärer Vorfälle um satte 30 Prozent.[2] Sie führt auch zu einem vielfältigeren Darmmikrobiom als die gewöhnliche US-amerikanische Ernährung.[3]

Die Zutaten der mediterranen Ernährung stimmen mit den sechs Säulen überein. Dazu gehört neben Vollwertkost eine große Vielfalt an Gemüse, Mikronährstoffen und gesunden Fetten. Gering sind dagegen die Mengen an Angstmachern wie Zucker und anderen Kohlenhydraten mit hohem glykämischem Index. Wie alle Verbindungen zwischen Ernährung und Psyche wurden auch die Auswirkungen der mediterranen Ernährung auf Angststörungen erst kürzlich ernsthaft untersucht. Es überrascht nicht, dass die mediterrane Ernährung bei Depressionen und Angststörungen offenbar von Vorteil ist.[4] In einer schwedischen Langzeitstudie wurde die Ernährung von fast 100.000 schwedischen Frauen über 20 Jahre hinweg beobachtet. Bei den Teilnehmern, die sich mehr an die mediterrane Ernährung hielten, wurden seltener Depressionen diagnostiziert, besonders weniger schwere Depressionen.[5] Zu Angststörungen gibt es zwar keine vergleichbare Langzeitstudie, aber da diese beiden Erkrankungen so eng miteinander verbunden sind, bin ich überzeugt, dass die mediterrane Ernährung auch für die Angstlinderung eine gute Wahl ist.

Mit anderen Worten: Der Theorie nach ist das Befolgen eines mediterranen Ernährungsplans eine praktikable Lösung, wenn man sich mit allem versorgen möchte, was nötig ist, um Ängste zu lösen. Tatsächlich kommt die mediterrane Ernährungsweise wohl einem breit gefächerten Wundermittel für allumfassende Gesundheit näher als alles andere. Dennoch muss auch ihre Schwäche beachtet werden: die mangelnde Flexibilität. Die mediterrane Ernährung mag generell in all ihren Elementen gesund sein, aber deshalb ist sie nicht für alle Menschen problemlos zu befolgen und zu genießen. Weil sie auf Fisch und Milchprodukte setzt, können sich vegetarisch und vegan Lebende nicht problemlos daran halten. Außerdem ist eine Ernährung, die sich stark an den traditionellen Zutaten und Geschmacksnoten des Mittelmeerraums orientiert, einfach nicht jedermanns Sache. Nach einem Vortrag über die Vorteile der mediterranen Ernährung fragte mich eine meiner sehr klugen Medizinstudentinnen vom ernährungswissenschaftlichen Institut in Harvard, warum diese Ernährungsweise so universell empfohlen wird, obwohl doch viele Kulturen ganz anders essen. Als Asiatin hatte sie keine Lust, ihre Ernährung nach mediterranem Vorbild umzustellen, und sie fühlte sich auch nicht wohl dabei, ihren Patienten aus den unterschiedlichsten Kulturen dazu zu raten. Da wurde mir klar, dass es mir genauso geht: Ich liebe zwar viele traditionelle Speisen der Mittelmeerküche, aber ich würde mich weder von der südasiatischen Küche meiner Kindheit abbringen lassen noch von anderen Landesküchen.

Wenn sich Patienten mit der mediterranen Ernährung schwertun, sehe ich die Ursache meist in Schwierigkeiten mit der sechsten Säule: Beständigkeit und Balance finden. Wenn die mediterrane Ernährungsweise aus kulturellen Gründen, wegen bestimmter Speisevorschriften oder aus Geschmacksgründen Ihren Vorlieben zuwiderläuft, kann es schwierig sein, sie konsequent durchzuhalten. Und auch wenn Ihnen keine starke Bindung zur eigenen traditionellen Esskultur im Weg steht, sollten Sie darauf achten, gesunde Nahrungsmittel aus aller Welt zu sich zu nehmen – zum Beispiel Avocados und Schwarzbohnen aus der lateinamerikanischen Küche, Nori und Miso aus der ostasiatischen Küche sowie Dhal und Gewürze aus der südasiatischen Küche. All diese Nahrungsmittel eignen sich hervorragend dazu, Ängste zu bekämpfen. Es gibt also keinen Grund, sie zu meiden, nur weil sie nicht zur traditionellen Mittelmeerküche gehören.

Glücklicherweise lässt sich die mediterrane Ernährungsweise gut um andere Nahrungsmittel erweitern, ohne dabei die sechs Säulen zu vernachlässigen. So haben Forscher und Rezeptentwickler zum Beispiel »mediterrasiatische« Hybrid-Diäten erforscht, in denen die Basics der mediterranen Küche mit Speisen aus der traditionellen asiatischen Ernährung kombiniert werden. Dadurch wird Platz geschaffen für noch mehr Geschmacksnoten sowie für die Bioaktivstoffe von Soja, Algen, grünem Tee und Kurkuma, welche die Wirkung der traditionellen mediterranen Ernährung noch verstärken können.[6] In meiner eigenen kulinarischen und medizinischen Arbeit habe ich der mediterranen Ernährung mit großem Erfolg gesunde südasiatische Zutaten, koreanische und japanische Aromen und andere Raffinessen hinzugefügt – was sich auch in den Rezepten in diesem Buch niederschlägt.

Um zu sehen, wie dies in der Praxis ausschaut, erhalten Sie nun einen Ernährungsplan, der die mediterrane Ernährung mit allerlei Speisen und Aromen aus der ganzen Welt kombiniert und dabei den sechs Säulen gerecht wird. Da die Vorteile der mediterranen Ernährungsweise so universell sind, empfehle ich diesen Plan allen, die gerade erst anfangen, ihre Ängste durch Essen zu lösen – er ist zudem die Inspiration für die Rezepte im 14. Kapitel.

Mediterran inspirierter Anti-Angst-Ernährungsplan

Täglich

Die folgenden Tagesportionen bilden die Grundlage Ihrer Anti-Angst-Ernährung und versorgen Sie mit Makronährstoffen, Mikronährstoffen, gesunden Fetten und Ballaststoffen in einem ausgewogenen Verhältnis.

- Essen Sie zu jeder Hauptmahlzeit mindestens zwei verschiedene frische Gemüsesorten, also insgesamt sechs bis acht Portionen Gemüse pro Tag. Am besten wären vier Handvoll rohes Blattgemüse (Spinat, Rucola, Romanasalat) und eine Portion (eine Handvoll) knackig gegartes Kohlgemüse (Brokkoli, Rosenkohl, Blumenkohl). Mischen Sie buntes Gemüse wie Paprikaschoten, Tomaten, Karotten, Gurken und Zucchini sowie Knoblauch, Lauch und Zwiebeln darunter.
- Essen Sie täglich zwei Portionen Obst, entweder als Teil einer Mahlzeit, als Snack oder als Dessert. Unter einer leckeren Portion verstehe ich eine Handvoll Blaubeeren, eine Handvoll Beerenmischung aus Himbeeren, Brombeeren und Erdbeeren, einen kleinen bis mittleren Apfel, eine Clementine oder eine kleine Orange.
- Der tägliche Proteinbedarf kann mit dem Nährstoffrechner der EU unter https://multimedia.efsa.europa.eu/drvs/index.htm ermittelt werden. Etwas komfortabler, aber auf Englisch, ist der Rechner des US-Landwirtschaftsministeriums: https://www.nal.usda.gov/human-nutrition-and-food-safety/dri-calculator. Aber Sie sollten sich mit Ihrem Arzt absprechen, da sich der Proteinbedarf je nach Gesundheitszustand ändern kann. Die besten Proteinquellen sind pflanzlicher Herkunft, zum Beispiel 110 Gramm Bio-Tofu (das sind circa 9 Gramm Protein); eine halbe Tasse Linsen (circa 9 Gramm Protein), eine halbe Tasse Bohnen (circa 8 Gramm Protein) oder eine halbe Tasse Kichererbsen (circa 6 Gramm Protein).
- Wenn Sie tierisches Protein essen möchten, sollten dennoch zwei Mahlzeiten am Tag pflanzlich bleiben, während die dritte Mahlzeit eine Portion Fleisch, Fisch, Geflügel oder Ei enthält. Mögliche Portionen

sind 90 bis 110 Gramm Wildlachs (circa 30 Gramm Protein), 110 bis 140 Gramm Huhn oder Pute aus Weidehaltung (circa 30 Gramm Protein), 110 Gramm Weiderind (circa 33 Gramm Protein) oder ein bis zwei Eier aus Weidehaltung (12 Gramm Protein).
- Natives Olivenöl extra: ein bis zwei Esslöffel voll für Salatdressings und zum Garen bei geringer Hitze; Avocadoöl zum Braten.
- Nüsse (Walnüsse, Pekannüsse, Mandeln): circa eine Handvoll.
- Saaten (Leinsamen, Chiasaat, Hanfsaat): circa eine Handvoll.
- Eingelegtes (Gurken, Kimchi, Sauerkraut): eine Vierteltasse.
- Tee (Lavendel, Passionsblume, Kamille, Golden Chai): 240 bis 470 Milliliter.

Mehrmals wöchentlich

Diese Nahrungsmittel sollten nicht jeden Tag gegessen werden, aber sie sind trotzdem gute Bestandteile einer Anti-Angst-Ernährung und können zwei- bis viermal pro Woche gegessen werden.

- Milchprodukte, am besten aus Weidehaltung: 120 Milliliter Milch, Hüttenkäse oder Joghurt oder 30 Gramm Parmesan (pflanzliche Milch-, Joghurt- und Käsealternativen, auch selbst gemacht, eignen sich für alle, die sich lieber vegan ernähren).
- Avocado: ein Viertel einer mittelgroßen Avocado.
- Schokolade: 40 Gramm dunkle Bitterschokolade als Nachtisch für die Hirngesundheit.

Nicht öfter als drei- bis viermal pro Monat

Diese Speisen gehören zwar nicht zu den Grundnahrungsmitteln, können aber in moderaten Portionen höchstens einmal pro Woche gegessen werden. Hören Sie nach dem Essen auf Ihren Körper. Wenn Sie sich nach dem Verzehr von stärkehaltigem Gemüse oder Getreide nervös, hibbelig oder schlecht gelaunt fühlen, sollten Sie sie lieber ganz weglassen.

- Brot oder Nudeln: eine Scheibe Brot (vorzugsweise Sauerteig) oder 60 Gramm getrocknete Nudeln (kochen, gründlich abkühlen lassen, dann wieder aufwärmen).
- Geschälter oder Vollkornreis: eine Vierteltasse oder weniger gekochter Reis.
- Kartoffeln oder Süßkartoffeln: eine mittelgroße Kartoffel, gebacken, gekocht oder gebraten (kochen, gründlich abkühlen lassen, dann wieder aufwärmen).
- Fleischersatzprodukte: eine Portion nach Packungsangabe.

Immer meiden

Diese Lebensmittel und Getränke verlocken Sie immer und überall, aber Sie sollten sich vor ihnen hüten, weil sie allesamt große Angstmacher sein können.

- Verarbeitete und verpackte Lebensmittel wie Knuspermüsli, Müsliriegel, Chips und Cracker.
- Wurst- und Käseaufschnitt.
- Kekse, Kuchen, Bonbons und andere Süßigkeiten, auch solche mit künstlichen Süßstoffen.
- Süße Getränke wie Limonade (normal und light), Fruchtsäfte, Energydrinks und Sportgetränke.

Muster-Speiseplan

Spaß macht es erst, wenn aus den Regeln lauter echte Mahlzeiten werden. Hier ist ein siebentägiger Muster-Speiseplan, der sich an den sechs Säulen orientiert und die gesunden Zutaten der mediterranen Ernährung mit Speisen und Aromen aus aller Welt kombiniert.

Snacks (1- bis 2-mal pro Tag):
- 2 EL **Brain-Food**-Knuspermüsli (Seite 237 f.) mit Joghurt oder Hüttenkäse
- 1 Handvoll Heidelbeeren oder Beerenmischung

- ½ Tasse Bio-Hüttenkäse mit 1 Prise Zimt
- ½ Tasse Bio-Joghurt oder veganer Joghurt mit Zimt oder Apfelmus und 1 Tropfen Manuka-Honig
- 1 Apfel (z. B. Fuji), in Scheiben geschnitten, mit 30 g Parmesan
- 2 EL Hummus mit Staudensellerie

Montag

- Frühstück: Pudding aus Basilikumsaat (Seite 235 f.) mit Blaubeeren und Mandeln
- Mittags: Garnelen koreanisch inspiriert (Seite 243 f.) mit einer Beilage aus sautiertem Knospenkohl (Seite 256)
- Abends: Festlicher Brokkoli-Braten (Seite 246 f.) mit gedämpftem Knoblauchspinat

Dienstag

- Frühstück: Omelette aus 2 Eiern oder Kichererbsen-Omelett (Seite 236 f.) mit Spinat, Frühlingszwiebeln und Pilzen
- Mittags: Doc Umas knackiger Kaleidoskop-Salat (Seite 253 f.), garniert mit Shiitake-Speck (Seite 257)
- Abends: Sambar (Seite 245 f.) mit Gemüse; Salat für innere Ruhe (Seite 252 f.) mit Gemüse, Nüssen und Samen

Mittwoch

- Frühstück: (veganer) Joghurt und Beeren mit Zimt und einem Tropfen Manuka-Honig
- Mittags: Koreanisch-indisches Brathähnchen (Seite 242 f.) mit pikantem Gurkensalat (Seite 257 f.); wahlweise auch mit Bio-Tofu oder birmanischem Kichererbsen-Tofu (Seite 239 f.) statt Hähnchen
- Abends: Gemischter Salat mit geraspeltem Rotkohl, Karotten, Gurkenscheiben und Cherrytomaten; dazu coole Ofenkartoffeln (Seite 248 f.) mit Frühlingszwiebeln, Crème fraîche und geriebenem Parmesan

Donnerstag

- Frühstück: Quinoa-Porridge (Seite 238) mit Beeren
- Mittags: Ziemlich gesunde Käsenudeln (Seite 241 f.) mit grünem Salat als Beilage

- Abends: Kürbis-Spaghetti mit Walnusspesto (Seite 247 f.), wahlweise auch mit gebratenem Putenhack; Gemüseragout mit knusprigem Tikka-Masala-Tofu (Seite 240 f.)

Freitag

- Frühstück: Gehackte Avocado mit Tomaten und Salat auf Sauerteigtoast, dazu 1 Handvoll Heidelbeeren
- Mittags: 170 Gramm Birmanischer Kichererbsen-Tofu (Seite 239 f.) mit sautiertem Gemüse und gewürztem Konjak-Reis
- Abends: Blumenkohl mit südasiatischem Tikka Masala gewürzt (Gewürzmischung aus dem Tofurezept auf Seite 240 f.), dazu knusprige Okra-Pommes (Seite 251 f.) aus dem Ofen und Rucolasalat

Samstag

- Frühstück: Tofu-Spinat-Paprika-Pfanne (wahlweise mit 2 Bio-Eiern statt Tofu) und Erdbeerscheiben
- Mittags: Aubergine mediterrasiatisch inspiriert (Seite 254 f.), dazu Cipollini-Zwiebeln und grüne Bohnen mit Miso (Seite 255 f.)
- Abends: Cannellini-Cremesuppe (Seite 249 f.), dazu zarter Pak Choi und Romanasalat

Sonntag

- Frühstück: Doc Umas beruhigender Kirsch-Smoothie (Seite 261)
- Mittags: Blumenkohl-Kokoscurry-Suppe (Seite 250 f.) mit Sprossen, dazu knusprig geröstete Kichererbsen
- Abends: Konjak-Nudeln mit Erdnusssoße und Gemüse oder mit Grillhähnchenstreifen, Tofu, Kichererbsen oder Rindfleisch

Das ist ein Wochenplan mit Mahlzeiten, die sowohl angstlösend sind als auch Gaumenfreuden versprechen. Er entspricht den sechs Säulen sowie den Prinzipien der mediterranen Ernährung, ohne auf die Zutaten und Geschmacksnoten einer bestimmten Region festgelegt zu sein.

Wenn's Low Carb sein soll

Viele meiner Patienten interessieren sich für kohlenhydratarme Ernährung, weil diese den Ruf hat, beim Abnehmen zu helfen. Besonders oft werde ich nach der ketogenen Diät gefragt, einer kohlenhydratarmen, fettreichen Ernährungsweise, welche die Diätszene im Sturm erobert hat. Ich glaube nicht, dass eine strenge Ketodiät für die meisten Menschen notwendig ist, aber wenn die mediterrane Ernährung nichts an den Ängsten eines Patienten ändert oder wenn eine Gewichtsabnahme gewünscht ist, ist eine Ketodiät – zumindest in Übereinstimmung mit unseren sechs Säulen – einen Versuch wert, denn es gibt überzeugende Nachweise für ihre positiven Auswirkungen auf die Psyche.

Da die ketogene Ernährung gerade einen rasanten Popularitätsschub erfährt, könnte man meinen, sie sei eine Erfindung der letzten Jahre. Dabei wurde sie bereits in den 1920er-Jahren zur Behandlung von Epilepsie entwickelt, und ihre Wurzeln reichen bis in die Antike zurück. Ziel der ketogenen Ernährung ist es, das Fasten zu imitieren, indem man dem Körper vorgaukelt, er bekäme nicht genug Nahrung, sodass er glaubt, Fett als Brennstoff verwenden zu müssen. Wenn man den Anteil der Kohlenhydrate an der Kalorienzufuhr auf weniger als 15 Prozent reduziert, versiegt der gewohnte Glukosenachschub, mit dem der Körper die Lebensprozesse betreibt. In Ermangelung seines Lieblingsbrennstoffs geht der Körper dazu über, zwecks Energiegewinnung Fett zu verbrennen. Wird dies durch sorgfältiges Essverhalten gesteuert, beginnt ein Prozess namens Ketose. (Eine unkontrollierte Ketose wird als Ketoazidose bezeichnet und kann schädlich und sogar lebensbedrohlich sein.) Die Leber bildet dann sogenannte Ketone, das sind Moleküle, die in Gehirn und Körper die Glukose als Energiequelle ersetzen. Wenn man gar nichts isst, ist eine Ketose nicht durchzuhalten, denn sobald die Fettreserven irgendwann erschöpft sind, kommt man in große Schwierigkeiten. Bei der Ketodiät hingegen nimmt man deutlich weniger Kohlenhydrate zu sich, dafür aber Kalorien aus Fett – und in geringerem Maße aus Protein –, sodass der Körper die Ketose auf Dauer aufrechterhalten kann. Im Prinzip stellt man die Brennstoffversorgung des Körpers von Glukose auf Fett um.

Die Verbrennung von Fett im Ketosezustand ist der Grund, warum die Ketodiät so effektiv beim Abnehmen ist. Inzwischen wissen wir aber auch mehr über ihre Auswirkungen auf das Gehirn und über ihr Potenzial,

Ängste abzubauen.[7] Es gibt Hinweise darauf, dass ketogene Ernährung Entzündungen und oxidativen Stress verringert.[8] Das ließe sich dadurch erklären, dass bei der Verstoffwechslung von Ketonen weniger schädliche freie Radikale entstehen als beim Glukosestoffwechsel, was das Risiko für chronische Entzündungen senkt.

Die Studien darüber, wie eine ketogene Ernährung auf die Psyche wirkt, sind ermutigend: Eine umfassende Übersichtsstudie über die Auswirkungen der Ketodiät auf psychiatrische Erkrankungen wie Depression, bipolare Störung und Schizophrenie – Angststörungen wurden leider nicht berücksichtigt –, hat bei jeder einzelnen Studie positive Ergebnisse für die Psyche festgestellt.[9] Eine andere Studie hat ergeben, dass diese Ernährungsweise Depressionen und Angstzustände bei Parkinson-Patienten deutlich verbessert.[10] Allerdings sind die langfristigen Auswirkungen der ketogenen Ernährung auf die seelische und körperliche Gesundheit noch relativ unerforscht, weil sie erst vor Kurzem an Bedeutung gewonnen hat. So sind die Erkenntnisse über den Einfluss der Ketodiät auf das Darmmikrobiom bisher unentschieden: Einige Studien befinden, dass sie die Vielfalt der Darmbakterien fördert, andere, dass sie sie beeinträchtigt.[11]

Da eine derart fettlastige Ernährung den herkömmlichen Ernährungsempfehlungen zuwiderläuft, kann ich verstehen, warum sich viele Mediziner mit Empfehlungen zurückhalten. Ich bin trotz allem neugierig auf neue Forschungsergebnisse und glaube, dass sich Keto als wirksames Mittel etablieren wird, um Ängste kurzfristig zu lindern.

Clean Keto

Anders als die mediterrane Ernährungsweise ist die ketogene nicht durch bestimmte Nahrungsmittel definiert, sondern beruht auf einem bestimmten Verhältnis von Makronährstoffen. Eine typische Ketodiät sieht zum Beispiel vor, dass man 55 bis 60 Prozent der Kalorien aus Fett bezieht, 30 bis 35 Prozent aus Protein und nur 5 bis 10 Prozent aus Kohlenhydraten.[12] Aber da in Keto-Diätplänen nicht immer die Quellen dieser Makronährstoffe angegeben werden, lassen sich unaufgeklärte Abnehmwillige womöglich zu ungesunden Nahrungsmitteln verleiten – besonders zu ungesunden Fetten wie den entzündungsfördernden Omega-6-PUFAs. Erschwerend kommt hinzu, dass viele Hersteller an der Ketomode mitverdienen wollen und Fertignahrung als »keto-kompatibel« verkaufen, obwohl sie stark verarbeitet ist und oft künstliche Süßstoffe enthält.

Daher empfehle ich Patienten, die Keto ausprobieren möchten, eine Variante, die sich »Clean Keto« nennt. Dabei wird das Nährstoffverhältnis der Ketodiät eingehalten, aber auch Wert auf gesunde Zutaten gelegt. Wie bei der mediterranen Ernährung sollte der Fettanteil hauptsächlich aus Olivenöl, Fettfisch, Avocados, Nüssen und Eigelb stammen. Protein wird aus Milchprodukten, unverarbeitetem Fleisch und Eiern bezogen. Der geringe Anteil an Kohlenhydraten stammt aus komplexen Quellen mit geringem GI und reichlich Ballaststoffen, zum Beispiel aus Spargel, Spinat, Pilzen, Salat und Tomaten.

Damit unser mediterran inspirierter Ernährungsplan die Anforderungen von Clean Keto erfüllt, sind einige Änderungen nötig, um den Fettanteil zu erhöhen und Kohlenhydrate loszuwerden.

- Die größte Streichung aus der mediterran inspirierten Einkaufsliste betrifft die Hülsenfrüchte. Bohnen, Kichererbsen und Linsen sind zu kohlenhydratlastig, um unter der Ketodiät zu bestehen. Die meisten anderen Proteinquellen wie Tofu, Geflügel, Fleisch und Fisch sind jedoch erlaubt.
- Eine große Vielfalt an Gemüse ist bei Clean Keto nach wie vor wichtig – vor allem, weil gute Ballaststoffquellen wie Bohnen oder Linsen fehlen. Blatt- und Kohlgemüse, Spargel, Paprika, Pilze, Zwiebeln, Knoblauch und andere kohlenhydratarme Gemüsesorten sind erlaubt. Stärkehaltige Gemüsesorten wie Kartoffeln, Süßkartoffeln, Mais, Rote Bete und Erbsen muss man allerdings komplett weglassen.
- Obst ist nicht erlaubt. Manche Ketoprogramme sehen zwar kleine Mengen an Beeren vor, aber sonst keinerlei Früchte.
- Um mehr gesunde Fette aufzunehmen, sollte man mehr Olivenöl, Nüsse, Saaten und Avocados zu sich nehmen. Pflanzliche Fette sind immer unverzichtbar, aber Keto wird einfacher, wenn man auch tierische Fette isst, vor allem Vollmilchprodukte und Omega-3-Fette aus Lachs und anderen Fischen.
- Auf Weizen, Hafer und sonstiges Getreide wird komplett verzichtet. Kein Brot, keine Nudeln.

Keto eignet sich nicht für alle. Ich kann verstehen, dass viele bei einer derart gehypten Modediät misstrauisch sind. Manche mögen auch nicht glauben, dass es besonders gesund sein kann, so viel Fett zu essen – und gewiss wird in der Forschung auch hinterfragt, ob eine sehr kohlenhydratarme Ernährung langfristig überhaupt sinnvoll ist.[13] Deswegen und aufgrund der Gewissenhaftigkeit, die das Einhalten einer Ketodiät erfordert, verordne ich Clean Keto nur Menschen, die eine mediterrane Ernährung ausprobiert haben, aber weiterhin mit Ängsten und Gewichtszunahme zu kämpfen haben. Wenn sie mit Clean Keto beginnen, wird während einer Probephase sorgfältig geprüft, ob sie mit den Essenseinschränkungen zurechtkommen und sich trotzdem richtig ernähren.

Wenn Ihre Angstsymptome nicht auf andere, weniger radikale Ernährungsmaßnahmen angesprochen haben, sollten Sie in Absprache mit einer Ernährungsberaterin einen Clean-Keto-Diätplan aufstellen. Dies könnte einen großen Einfluss auf Ihre Psyche haben.

Intermittierendes Fasten

Neben Keto ist ein weiterer aufsteigender Stern im Diätbereich das intermittierende Fasten, das in den letzten Jahren viele Anhänger gefunden hat, weil es die Gewichtsabnahme fördert und die Stoffwechselgesundheit verbessert. Die Grundidee des intermittierenden Fastens ist, nur in bestimmten Zeitfenstern zu essen. Es gibt viele Varianten des intermittierenden Fastens, aber alle schreiben vor, dass man nur innerhalb bestimmter Zeitintervalle isst, zwischen denen Fastenperioden mit sehr geringer oder gar keiner Nahrungsaufnahme liegen. Ein Tagesplan könnte zum Beispiel so aussehen, dass man acht Stunden am Tag isst und dann die folgenden 16 Stunden fastet. Ein anderer beliebter Ansatz ist die 5:2-Woche, bei der an fünf Wochentagen normal gegessen wird, während an den restlichen beiden Tagen nur minimale Kalorienmengen aufgenommen werden.

Auf wissenschaftlich felsenfesten Füßen steht das intermittierende Fasten noch nicht, aber vielversprechende Forschungsergebnisse deuten darauf hin, dass es ein wertvolles Instrument zur Gewichtsabnahme, zur Verbesserung des Stoffwechsels und der Leptinfunktion sein könnte – alles Faktoren mit nachweislich positiver Wirkung auf Angstzustände.[14] Auch die direkten Auswirkungen des intermittierenden Fastens auf Angststörungen sind bereits erforscht, vor allem dank einiger Studien zum islamischen Fastenmonat Ramadan, bei dem von morgens bis abends rituell gefastet wird. Auch wenn religiöses Fasten aus einem anderen Motiv heraus erfolgt als das Fasten aus gesundheitlichen Gründen, ist es doch vielversprechend, dass diese Studien einen positiven Effekt auf Depressionen und Angststörungen ergeben haben.[15] Es gibt auch Hinweise darauf, dass intermittierendes Fasten die Vielfalt im Darmmikrobiom fördert. Die Zusammensetzung des Darmmikrobioms schwankt zyklisch im Tagesverlauf, und bestimmte Essgewohnheiten, etwa das Essen kurz vor dem Schlafengehen, können diese Schwankungen stören und zu einer Verringerung der Mikrobenvielfalt führen. Intermittierendes Fasten normalisiert nachweislich die Muster im Mikrobiom und führt zu einer größeren Vielfalt, was wiederum zum Angstabbau beitragen kann.[16]

Weil sonst noch keine Forschungsergebnisse eine direkte Verbindung zwischen intermittierendem Fasten und Angstlinderung belegen, empfehle ich es nicht allen Patienten. Aber wenn jemand unter Ängsten und Stoffwechselstörungen leidet, kann es neben einer Ernährungsumstellung das Ass im Ärmel sein. Wenn Sie Lust haben, das intermittierende Fasten auszuprobieren, sollten Sie mit Unterstützung einer Fachperson einen Plan ausarbeiten. Es gibt einige ungefährliche Arten, intermittierend zu fasten, aber da eine Kalorienreduktion über längere Zeit gefährlich sein kann, vor allem bei Krankheiten wie Diabetes, ist es wichtig, sich professionell beraten zu lassen.

Gutes Essverhalten

Neben den sechs Säulen, welche die Auswahl der Nahrungsmittel und die Planung der Mahlzeiten regeln, gehört zur Anti-Angst-Ernährung letztlich auch, gute Essgewohnheiten zu etablieren, damit Ihre Mahlzeiten eine Zeit der Ruhe sind, frei von Alltagsstress. Kommen wir zunächst auf die Lehren der Blauen Zonen zurück und wenden uns der Frage zu, was die »Power 9«-Regeln, die sich nicht direkt auf die Ernährung beziehen, für das Essen bedeuten könnten.

- **Gemeinschaft:** Das Gefühl der Zugehörigkeit und die Bindung an die Familie und andere geliebte Menschen sind zentrale Punkte der »Power 9«. Für uns bedeutet das, dass wir eine fürsorgliche und behagliche Gemeinschaft haben sollten, in der wir essen können. Das sieht für jeden anders aus! Für einige ist es vielleicht das klassische Essen im Familienkreis. Für andere kann es eine größere Gruppe in einer Kirchengemeinde oder einem Verein sein, die sich zum Essensgenuss versammelt. Für wieder andere kann es bedeuten, sich mit einer Freundin per Videochat zu einer gemeinsamen Mahlzeit zusammenzuschalten. Das ist einer der positiven Dinge, die uns die moderne Technik während der COVID-19-Pandemie ermöglicht hat und die in unserer immer distanzierteren Welt von Nutzen bleiben.
- **Runterschalten:** Die Blaue-Zonen-Bewohner bauen Stress ab, indem sie zwischendurch von den Strapazen des Tages Abstand nehmen. Ich empfehle Ihnen, Ihre Mahlzeiten als Gelegenheit zur Erholung und Entspannung zu nutzen. Setzen Sie sich an den Tisch, anstatt im Gehen zu essen. Schalten Sie Handy und Laptop aus und essen Sie lieber nicht vor dem Fernseher.
- **Achtsam essen:** Eine Regel der »Power 9« ist, mit »Sinn« zu leben, und ich glaube, dass wir auch mit Sinn essen sollten. Machen Sie sich bewusst, dass Sie essen, um Ihren Körper und Ihr Gehirn mit Nährstoffen zu versorgen und Ihre Ängste zu besiegen. Seien Sie beim Essen achtsam. Kauen Sie mit Bedacht. Achten Sie auf den Geschmack. Machen Sie sich wegen dem, was Sie essen, kein schlechtes Gewissen. Genießen Sie jeden Bissen, vom ersten bis zum letzten.

Was außer den »Power 9« gilt es zu beachten? Lernen Sie zuletzt zwei Patientinnen kennen, die ihre Essgewohnheiten umstellen mussten, bevor ihnen die Wirkungen der Anti-Angst-Ernährung zugutekamen.

Gefährlicher Verzicht

Ich bin zwar überzeugt, dass man Konzepte wie *hara hachi bu* (iss, bis du zu acht Teilen satt bist) praktizieren sollte, um nicht zu viel zu essen, aber man muss sich auch bewusst machen, dass eine Angststörung dies ins Extrem treiben kann. Ein übermäßig restriktives Essverhalten kann dann zu Unterernährung führen und sich zu anderen ernsthaften psychischen Erkrankungen wie Essstörungen auswachsen.

Annie war im zweiten College-Jahr, als sie mit starken Ängsten in Bezug auf ihr Gewicht und Aussehen zu mir kam. Ihre Angststörung war so stark, dass Annie jegliche Begegnungen mit Menschen mied, weil sie sich für ihr Aussehen schämte. Als sie mir erzählte, dass sie schon immer Gewichtsprobleme gehabt hatte, verbarg ich bewusst meine Verwunderung – denn offensichtlich war sie nicht übergewichtig. Eher sah sie deutlich *unter*gewichtig aus. Ich vermutete, dass Annie an einer körperdysmorphen Störung litt und sich wegen dieser psychischen Erkrankung zwanghaft mit vermeintlichen körperlichen Makeln beschäftigte, die andere Menschen gar nicht sahen.[17]

Als wir über ihre Ernährung sprachen, versicherte sie mir, dass sie sehr gesund aß: frisches Gemüse, Hähnchenbrust und gelegentlich Lachs, kein rotes Fleisch und kein Zucker. Das klang nach einer gesunden Ernährung, aber auf Nachfrage wurde klar, dass sie nur kleine Portionen aß, oft fastete und viele vollwertige, unverarbeitete Nahrungsmitteln ablehnte. Zu Annies Körperdysmorphie gesellte sich ein Fall von Orthorexie – einer Erkrankung, bei man von der Nahrungsqualität besessen ist und es mit restriktivem Verzicht übertreibt.[18]

Annies Erstgespräch war alarmierend. In meiner Praxis kann ich nicht mit Menschen arbeiten, die an einer akuten Essstörung leiden – egal, ob es sich um eine sehr restriktive Magersucht oder um zwanghafte Esssucht handelt. Bei solchen Essstörungen muss die körperliche Gesundheit überwacht werden – zum Beispiel durch Labortests auf Wassermangel und Hypoglykämie –, aber auch die emotionale, denn Essstörungen führen mitunter zu Selbstverletzungen oder Selbstmord.[19] Menschen mit Essstörungen müssen oft in die Psychiatrie eingewiesen werden, und manche brauchen stationäre Behandlung in einer Fachklinik.

Nachdem ich in Ruhe mit Annie über die tieferen Gefühle gesprochen hatte, die sie mit Essen verband, stellte ich fest, dass ihr restriktives Essverhalten noch nicht so weit fortgeschritten war, dass es eine unmittelbare Bedrohung für ihre Gesundheit darstellte. Und obwohl sie sehr von Ängsten geplagt war, bestand keine Gefahr, dass sie sich etwas antun würde. Anstatt sie zwecks intensiverer Behandlung zu überweisen, beschloss ich, mit ihr einen individuellen ernährungspsychiatrischen Behandlungsplan zu entwickeln. Als Erstes holte ich zwei weitere Fachleute ins Team: den Ernährungscoach Alex und eine auf Essstörungen spezialisierte Psychotherapeutin, mit der sie die tieferen Probleme bewältigen sollte, die sich im Essverhalten äußerten.

Ich verschrieb ihr einen SSRI, damit sie ihre Ängste in den Griff bekam, und sie ging zweimal wöchentlich zur Therapie, um ihre Beziehung zum Essen zu verbessern. Alex arbeitete mir und Annie zu, indem er mit ihr einkaufen ging und sie ermutigte, neue Lebensmittel kennenzulernen und auszuprobieren, die sie ihrem Speiseplan zufügen konnte. Alex ließ Annie eine Einkaufsliste für die ganze Woche schreiben, und gemeinsam ermutigten wir sie dann, mehr zu essen als bisher. Wir halfen ihr, den Nährwert einer erweiterten Vollwertkost zu verstehen, und achteten nicht auf das, was die Waage anzeigte. Uns war aufgefallen, dass sie sich wegen ihrer Körperdysmorphie unter schlabbriger Kleidung versteckte. Als sie dazu bereit war, schlugen wir ihr daher vor, mit einer Freundin neue Kleidung shoppen zu gehen und sich frisieren und schminken zu lassen. Nach und nach gewann sie an Selbstvertrauen und fühlte sich emotional stärker, bis sie endlich eine breitere Auswahl an Nahrungsmitteln essen konnte, ein gesundes Gewicht erreichte und sich ihrer verschobenen Eigenwahrnehmung bewusst wurde.

Wie ich an Annie gesehen habe, ist Orthorexie schwer loszuwerden und oft mit Ängsten und geringem Selbstwertgefühl verbunden.[20] Deshalb bin ich auf der Hut, wenn ich die Ernährung von Patienten auf gesünderes Essen umstelle. So wichtig unverarbeitete, gesunde Nahrung auch ist, so wichtig ist es auch, sich realistische Ziele zu setzen und einzusehen, dass man es mit der gesunden Ernährung auch übertreiben kann. Selbst Patienten, die nicht an einer ausgewachsenen Orthorexie leiden, begehen den Fehler, dass sie das Perfekte zum Feind des Guten machen. Dann sind sie frustriert, wenn sie auf Reisen, beim Feiern oder auf der Arbeit von ihrem Ernährungsplan abweichen. Und der ständige Druck einer Schwemme von – oft falschen – Ratschlägen in den sozialen Medien macht es noch schlimmer. Sie müssen immer im Kopf behalten, dass Ihr Körper resilient ist und dass eine einzelne Mahlzeit nicht alle Ihre Maßnahmen zur Angstbewältigung zunichtemacht. Deshalb rate ich Ihnen, sich an übergeordnete Richtlinien wie die sechs Säulen zu halten, statt jede einzelne Kalorie zu zählen. Wenn Sie Ihre Essgewohnheiten so ändern, dass sie zu Ihrem Lebensstil passen und dauerhaft praktikabel sind, ist das viel besser, als wenn Sie krampfhaft irgendeinen Diätplan perfekt einhalten.

Ein neues Verhältnis zum Essen

Manchmal kommen Patienten mit einer schwierigen Beziehung zum Essen zu mir – sei es, dass sie in der Vergangenheit erfolglos mit Diäten abnehmen wollten, dass sie zu Essanfällen neigen oder dass sie wie Annie zu restriktiv essen. Dann ist es oft nur ein Teil des Heilprozesses, dass ich ihnen zu einer gesünderen Ernährungsweise verhelfe und ihnen einen individuellen ernährungspsychiatrischen Essensplan erstelle. Wir müssen auch daran arbeiten, wie sie über das Essen denken, denn erst dann können sie durch Ernährung seelische Ausgeglichenheit finden.

Kayu war eine Japanerin, die mit Anfang 30 in die USA eingewandert war. In Japan hatte sie die traditionelle japanische Küche mit viel Fisch und Gemüse genossen, die sich sehr gut mit den sechs Säulen verträgt. Sie erzählte mir, dass sie sich bei ihrer Arbeit als Friseurin meistens ruhig und konzentriert fühlte. Mit ihrem Umzug in die Vereinigten Staaten änderten sich ihre Gewohnheiten. Weil sie sich unbedingt in die amerikanische Kultur integrieren wollte, aß sie das, was die anderen aßen, und das war oft viel Frittiertes und Pizza. Sie aß zwar immer noch häufig japanisch, neigte aber immer mehr zu amerikanisierten japanischen Gerichten, die sie in Japan nie gegessen hatte: frittierte Hähnchenflügel und Tempura (Gemüse im frittierten Teigmantel), alles mit reichlich Reis als Beilage.

Als Kayu zu mir kam, war sie so aufgeregt, dass sie kaum ein Wort herausbekam. Sie erzählte mir, dass ihr bei der Arbeit die Hände zitterten – was niemand gerne hat, aber eine Friseurin erst recht nicht – und dass sie sich nach einer deutlichen Gewichtszunahme kaum wiedererkannte. Die Gewichtszunahme machte ihr so viel Stress und Angst, dass sie wiederum Trost im Essen suchte. Sie wusste, dass ihre neuen Essgewohnheiten ungesund waren, hatte aber das Gefühl, sie nicht ändern zu können, weil Essen das Einzige war, was sie noch beruhigte. Besonders beunruhigend war, dass sie anfing, sich selbst zu hassen.

Ich konnte sie gut verstehen und erklärte ihr, dass sie nicht allein sei. Viele, die in ein neues Land einwandern, machen eine Art Ernährungsassimilation durch: Sie ändern ihre Ernährung drastisch, um sich an die neue Kultur anzupassen. Eine kürzlich erschienene Übersichtsarbeit befasst sich mit der Ernährungsassimilation bei Menschen, die aus Ostasien in westliche Länder einwandern, und mit den gesundheitlichen Folgen, zu denen etwa ein erhöhtes Risiko für Diabetes und Herz-Kreislauf-Erkrankungen gehört.[21]

Mir wurde klar, dass Kayus größtes Problem nicht darin bestand, zu erkennen, was gut für sie war, denn sie wusste ja, welche Bedeutung ihre traditionelle japanische Ernährung für ihre Psyche hatte. Ihr Problem war, dass sie ihr Verhältnis zum Essen auf einer tieferen Ebene neu definieren musste.

Als ich anfangs mit ihr darüber sprach, wie sie ihr Verhältnis zum Essen ändern könnte, war sie nicht interessiert. Sie meinte, sie sei von der Body-Positivity-Bewegung genervt und bräuchte nur Hilfe beim Abnehmen und bei der Stimmungsaufhellung, damit sie ihr altes Leben wieder weiterführen könnte. Ich erklärte ihr, ich könne sie zwar beim Ausgestalten einer neuen Ernährungsweise und bei der Bewältigung ihrer Ängste unterstützen, das Wichtigste sei jedoch, dass sie sich die Fähigkeit zur Selbsthilfe aneigne. Wenn sie weiterhin aus emotionalem Antrieb esse, werde ihre Anti-Angst-Diät ohne Wirkung bleiben.

Was ich Kayu sagte, war von der Philosophie des intuitiven Essens inspiriert. Diäten bringen vielleicht kurzfristige Erfolge bei der Gewichtsabnahme und dem allgemeinen Gesundheitszustand, aber Studien zufolge sind Einschränkungen beim Essen langfristig nur begrenzt erfolgreich. Es gibt sogar Hinweise darauf, dass Diäten nicht nur das Risiko erhöhen, dass man fünf Jahre später noch mehr wiegt,[22] sondern dass sie auch dem Gehirn beibringen, Essen mit Belohnung und Aufmerksamkeit zu assoziieren.[23] Das intuitive Essen wurde 1995 von den Ernährungswissenschaftlerinnen Evelyn Tribole und Elyse Resch entwickelt, die eine Alternative zur ungesunden und ineffektiven Diätkultur finden wollten.

Der Kerngedanke des intuitiven Essens ist, dass man sich nicht auf bestimmte Arten oder Mengen von Nahrungsmitteln beschränkt, sondern sich vom Körper sagen lässt, was und wie viel man essen sollte. Wie wir es schon von der 80-Prozent-Regel der Blauen Zonen kennen, achtet man auf die Sattheitssignale des Körpers, anstatt sich aus Gewohnheit oder Anpassung an andere vollzustopfen, nur weil Essen verfügbar ist oder weil es sich gerade gut anfühlt. Über das intuitive Essen und seine zehn Prinzipien wurde bereits in anderen Büchern ausführlich geschrieben, deshalb werde ich hier nicht weiter ins Detail gehen. Aber ich kann Ihnen nur empfehlen, sich mit dieser durchdachten und praxistauglichen Herangehensweise an das Essen beschäftigen.

Für Menschen, die unter Ängsten leiden, kann das intuitive Essen schwierig sein. Wie bei Kayu können Ängste lähmend wirken und verhindern, dass man Dinge tut, von denen man eigentlich weiß, dass sie helfen würden. Aber für Angstbetroffene kann das Einüben eines intuitiven Essverhaltens auch besonders wirkungsvoll sein. Wie Sie bereits bei mehreren Fällen sehen konnten, können Ängste das Hunger- oder Sättigungsgefühl verzerren[24] und dazu führen, dass man zu viel oder zu wenig isst.[25] Wenn man dann noch wie Kayu den Druck verspürt, sich in eine neue Kultur und ein neues soziales Umfeld einzufügen, kann ein achtsamer und maßvoller Umgang mit dem Essen schwierig werden. Das bedeutet aber auch, dass es ein großes Potenzial für eine Veränderung gibt: Man kann die persönliche Einstellung zur Ernährung verbessern und ein neues Verhältnis zum Essen finden, das Ängste überwinden hilft – ganz gleich, für welche Ernährungsweise man sich entscheidet.

Um Kayu den Einstieg zu erleichtern, habe ich ihr eine einfache, von mir selbst entwickelte Diät vorgestellt: Doc Umas Diät für innere Ruhe. Die Idee dahinter ist, dass bewusste Ernährung keine Bestrafung sein darf. Bewusste Ernährung sollte eine Chance zur Selbstverbesserung sein und auf individuellen Bedürfnissen basieren. Die Forschung hat nachgewiesen, dass Scham, Selbstkritik und Minderwertigkeitsgefühle dazu führen, dass man sich gehen lässt und alles untergräbt, was man mit geänderten Essgewohnheiten erreichen möchte.

Was hilft

- **Selbstliebe und Selbstachtung** beginnen damit, dass man die eigenen Bedürfnisse kennt und respektiert. Das ist eine der Säulen der Angstbewältigung.
- **Selbstgefühl:** Indem Sie auf Ihre Körperintelligenz achten, lernen Sie, mit Ihrem Körper und Ihrem Gehirn in Einklang zu sein.
- **Selbstbeobachtung:** Angststörungen gehen bei allen Menschen mit unterschiedlichen Emotionen einher. Wenn Sie Ihre Art der Angst-

störung überwinden wollen, ist es wichtig, dass Sie auf Ihre eigenen Trigger hören.

- **Selbststeuerung:** Wenn Sie sich selbst steuern, fühlen Sie sich stark und bekommen Ihre Ängste in den Griff, indem Sie Ihre Selbstliebe, Ihr Selbstgefühl und Ihre Selbstbeobachtung auf die Verringerung Ihrer Ängste richten.
- **Selbstverbesserung:** Während Sie an sich arbeiten, sollten Sie sich erlauben, Besserungen bei der Heilung Ihrer Ängste zu verspüren.

Was schadet

- **Perfektionismus:** Versuchen Sie nicht, perfekt zu sein – schon gar nicht beim Essen und bei der Laune. Alle machen Fehler und haben schlechte Tage. Seien Sie gnädig mit sich selbst.
- **Kritik:** Wenn Sie sich selbst und andere weniger hart be- und verurteilen, können Sie Ängste leichter abbauen und loslassen.
- **Falsche Vorbilder:** Eine der positiven Aspekte der Ernährungspsychiatrie ist, dass Sie die ersten Schritte zum Abbau Ihrer Ängste selbst in die Hand nehmen können. Eine erfahrenen Fachperson kann Ihnen dabei helfen, aber lassen Sie sich bitte nicht von Zeitschriften oder sozialen Medien in die Irre führen.
- **Selbsthass:** Indem Sie Achtsamkeit üben und Ihren Selbsthass besänftigen, können Sie Ihre Angst-Trigger entschärfen.
- **Gefühle über alles stellen:** Ihre Ängste sind ein Teil von Ihnen, aber Sie sollten wissen, dass sie Sie nicht ausmachen. Wenn Sie die Ernährungs- und Verhaltenstipps in diesem Buch befolgen, können Sie die Last der Ängste für Ihr ganzes Ich verringern.

Auf unserem Weg hin zu einem neuen Verständnis für das Essen erklärte ich Kayu, dass sie ihre Gewichtszunahme oder ihre Ängste keineswegs lieben lernen müsse, aber dass sie sich erlauben sollte, auf das zu hören, was sie bereits wusste. Sie war nicht der Meinung, dass der Teller voller Chicken Wings oder frittiertem Tempura gut für sie war. Natürlich fand sie diese Gerichte lecker, aber leckeres Essen war nicht alles. Sie wollte ja eigentlich, dass sich ihr Gehirn und ihr Körper möglichst gut fühlen. Diese Priorität hatte sie aus den Augen verloren, weil sie verständlicherweise ihre Assimilation über alles andere gestellt hatte. Ich ermutigte sie, sich nicht der

Selbstkritik und dem Gefühl der Ausweglosigkeit hinzugeben und sich stattdessen wieder ihren japanischen Essgewohnheiten zuzuwenden.

Sie verstand, was ich sagte, und suchte sich mit Begeisterung Möglichkeiten, um wieder auf die richtige Bahn zu kommen. Unser Plan war einfach: Wir fanden heraus, welche japanischen Nahrungsmittel mit den sechs Säulen übereinstimmten und wie Kayu diese wieder in ihren Speiseplan integrieren konnte. Wir besprachen, wie ihr das Motto *hara hachi bu* und andere Prinzipien dabei helfen konnten, sich durch Essen kulturell zu erden. Sie gestand, dass sie in ihrer Jugend nie viel gekocht hatte, und ich gab zu, dass das auch auf mich zutraf: Ich hatte sehr kundige Köchinnen in der Verwandtschaft, lernte aber viele Gerichte meiner Kindheit später selber zu kochen, als ich schon studierte und allein lebte. Kayu fragte ganz bewusst ihre Verwandten nach Rezepten und Zubereitungstipps und meldete sich bei einem japanischen Kochkurs in ihrer Wohngegend an. Als sie dann mehr für sich selbst kochte, gab es gesündere Gerichte wie Sushi, gedünstetes Gemüse und frischen Salat statt Tempura und Fast Food.

Dank dieser Veränderungen – und ohne Medikamente, denn sie wollte auf keinen Fall welche einnehmen – konnte Kayu wieder mit ruhiger Hand die Haare ihrer Kunden schneiden. In sechs Monaten nahm sie neun Kilo ab und wurde die Version von sich selbst, die sie sein wollte.

Die beste Diät ist die, die hilft

Meine jahrelange ärztliche Tätigkeit hat mir immer wieder gezeigt, dass jeder Mensch anders isst. Jeder Mensch hat einen anderen kulturellen Hintergrund, einen anderen Geschmack und andere Prioritäten beim Essen. Jeder Mensch reagiert mit Körper und Darmmikrobiom anders auf bestimmte Nahrungsmittel. Es wäre dumm, alle Menschen über einen einzigen Ernährungskamm scheren zu wollen. Vermutlich ist das sogar einer der Hauptgründe, warum Diäten bei den meisten Menschen nicht funktionieren. Unsere Art zu essen ist unsere Art zu leben, das eine lässt sich nicht vom anderen trennen. Um bestmöglich zu leben, müssen wir deshalb unsere inneren Werte mit dem, was wir essen, in Einklang bringen.

Abgesehen von dem, *was* sie essen, folgen manche Menschen nur sehr ungern einem strengen Essensplan, der jede Mahlzeit eine Woche im Voraus festlegt. Andere lieben eine solche Struktur und wollen frühzeitig wissen, was sie essen werden. Manche zeigen bei der Auswahl der Nahrungsmittel mehr Selbstbeherrschung als andere. Manche kochen nach Gefühl: eine Prise dies und ein Spritzer das. Andere holen gerne die Waage hervor und wiegen alle Portionen aufs Gramm genau ab.

Ich hoffe, ich konnte Ihnen in diesem Kapitel vermitteln, dass unterschiedliche Essgewohnheiten völlig in Ordnung sind, solange Sie sich an die sechs Säulen der inneren Ruhe halten. Wenn Sie diese Prinzipien mit bewährtem Ernährungswissen kombinieren und durch intuitives Essen auf Ihren Körper hören, können Sie sich einen revolutionären, individuellen Plan erstellen und Ihre Ängste durch Essen in den Griff bekommen.

13. Kapitel: Kochtipps für eine angstlösende Ernährung

Zu guter Letzt führt uns unsere Suche nach innerer Ruhe an meinen Lieblingsort: die Küche. Die Küche war für mich schon immer ein Ort der Geborgenheit und des Friedens. Das war in meiner Kindheit so, als in meiner Mehrgenerationenfamilie gesunde und leckere Gerichte gemeinsam gekocht und verzehrt wurden. Und auch während meines Medizinstudiums war es so, als ich jede Kochsendung mit Julia Child voller Verehrung verschlang. Heute gehört es zu meinen größten Freuden als Ernährungspsychiaterin, wenn ich miterlebe, wie Patienten, die keinen Hang zum Kochen haben, die Küche genauso lieben lernen wie ich und sie als einen Ort kennenlernen, an dem sie nicht nur ihren Körper stärken, sondern auch seelische Ausgeglichenheit finden.

Wenn Sie die Vorstellung erschreckt, Mahlzeiten aus Grundzutaten zuzubereiten, anstatt Fertiggerichte aufzuwärmen, finden Sie im Folgenden einige Tipps zu Küchenausrüstung und Kochtechniken.

Welche Utensilien sollten in jeder Küche zur Hand sein?

Ich muss gestehen, dass ich alles an der Küche liebe, von den Speisen an sich bis hin zu jedem Küchengerät und Utensil, das ich benutze. Die Küche ist mein Spielplatz und meine Leinwand, und sie bringt mir Freude und ein Gefühl von Ruhe. Sie ist mein Glücksort.

Ich habe erst relativ spät im Leben mit dem Kochen angefangen. In der südasiatischen Mehrgenerationenfamilie, in der ich aufwuchs, kümmerten sich meine geliebte verstorbene Großmutter, meine Tanten und älteren Cousinen und meine Mutter immer um das Essen. Natürlich habe ich in der Küche mitgeholfen und gelernt, frische Erbsen zu schälen oder Steinchen und Schmutz vor dem Kochen aus den getrockneten Linsen zu picken. Aber da ich nie für die eigentliche Zubereitung zuständig war, lernte ich erst später, als ich zu kochen begann, durch Ausprobieren, was für mich am besten funktionierte. Nachdem ich einiges selbst herausgefunden hatte, ging ich auf die Kochschule, um mein Wissen zu verfeinern und mir das klassische Kochhandwerk anzueignen.

Ein Blick in ein Geschäft für Kochzubehör genügt, um zu wissen, dass es eine fast unendliche Auswahl an Küchenutensilien und -geräten gibt. Aber die wirklich notwendige Ausrüstung ist ziemlich bescheiden. Hier ist die Liste einer Grundausstattung, ergänzt durch einige spezielle Lieblingsgeräte.

- **Topf und Pfanne jeweils mit Deckel sowie ein tiefes Backblech:** Ein guter Topf mit vier bis sechs Litern Inhalt, eine Schwenkpfanne mit 25 Zentimetern Durchmesser und eine gusseiserne Pfanne sind die Arbeitspferde der Küche. Im Topf können Sie Linsen, Bohnen und Hülsenfrüchte garen, Suppen und Currys köcheln lassen und Ihr Lieblingsgemüse dünsten. In der Bratpfanne braten Sie Eier, Tofu-Omelett oder buntes, ballaststoffreiches Gemüse-Allerlei. Ein Backblech ist perfekt, um Lachs zu backen oder Gemüse zu rösten.
- **Kochmesser:** Suchen Sie sich ein Messer aus, mit dem Sie gut umgehen können. Den meisten Kochprofis wird beigebracht, für alle Aufgaben ein 20 bis 25 Zentimeter langes Kochmesser zu verwenden (ich bevor-

zuge 20 Zentimeter), aber das Schneiden kleiner Zutaten mit einem großen Messer erfordert Übung, und viele Hobbyköche benutzen lieber mehrere kleinere Gemüsemesser. In jedem Fall sollten Sie Ihre Messer immer scharf halten, denn stumpfe Messer rutschen leichter ab, was zu gefährlichen Schnittwunden führen kann. Nichts spricht dagegen, weniger teure Messer zu verwenden, solange sie scharf bleiben. Wenn Sie dann wissen, welcher Stil und welche Größe Ihnen bei Messern zusagt, können Sie sich eine hochwertigere Klinge anschaffen, die ein Leben lang hält.

- **Sparschäler:** Einen Sparschäler zur Hand zu haben, ist wichtig. Die Schalen heben Sie für Ihren Komposthaufen oder den Biomüll auf. Auch wenn ich zum Beispiel Karotten oder Mangos lieber schäle, lasse ich bei vielen Obst- und Gemüsesorten die Schale dran, wenn es das Rezept erlaubt, denn in der Schale sind Ballaststoffe und Polyphenole konzentriert.
- **Zestenreißer:** Zitrusfrüchte sind ein wunderbarer natürlicher Geschmacksverstärker und außerdem reich an Antioxidantien. Wenn Sie Salat, Suppe, Smoothie oder sogar Tee mit Zitronen-, Limetten- oder Orangenschale verfeinern, tun Sie auf preiswerte Art viel für Geschmack und Hirngesundheit. Bewahren Sie sich Zitrusscheiben auch für Ihre Wasserflasche auf. Wenn Sie eine Zitrone oder Limette entsaften, können Sie die Schale einfrieren und später abreiben.
- **Schneidebrett:** Ich liebe Schneidebretter aus gutem Holz, aber es gibt auch tolle nachhaltige Modelle aus recyceltem Material. Zwar habe ich nichts gegen ein billiges Messer für den Anfang, aber von billigen Plastikschneidebrettern rate ich ab. Geben Sie lieber etwas mehr Geld für ein Holzbrett oder ein Kunststoffbrett ohne Bisphenol A aus, denn aus einem billigen Plastikbrett kann ein solcher Giftstoff ins Essen übergehen. In der Kochschule wurden uns Regeln zur Lebensmittelsicherheit eingebläut. Wenn man Fleisch und Meeresfrüchte zubereitet, wäscht man das Brett anschließend immer mit Spülmittel und heißem Wasser und dreht es um, bevor man etwas anderes darauf schneidet, um eine Kreuzkontamination zu vermeiden.
- **Teigschneider:** Während meines Studiums am Culinary Institute of America lernte ich ein eher unbekanntes Utensil kennen, das dann zu einem meiner wichtigsten Küchenhelfer geworden ist. Ein Teigschneider

ist ein einfaches, steifes Metallblech mit einem Griff an einer Seite. Er wird traditionell in der Bäckerei zur Teigherstellung verwendet, ist aber auch sehr nützlich, um gehacktes Gemüse oder alles andere vom Schneidebrett zu schieben, damit es problemlos im Topf oder in der Salatschüssel landet.

- **Ein Satz kleinerer Edelstahl- oder Glasschüsseln für die Mise-en-place sowie größere Schüsseln zum Servieren:** »Mise-en-place« ist ein Fachbegriff aus der französischen Küche und bedeutet »alles bereitgestellt«. Es ist eines der wichtigsten Konzepte, das ich in der Kochschule gelernt habe. Bevor man das Gericht aus den Zutaten zusammenstellt, nimmt man sich die Zeit, jede Zutat zu waschen, zu hacken und in eine eigene kleine Schüssel zu geben. Sobald der Herd an ist, hat man alles griffbereit und kann sich um die richtige Zubereitung kümmern.
- **Nachhaltige Spülschwämme und gutes Spülmittel:** Ich kaufe nachhaltige Schwämme, die ich jeden Abend in Seife und heißem Wasser wasche und an der Luft trocknen lasse. Ich tausche sie regelmäßig aus.

Welche einfachen Kochtechniken sollten Sie kennen?

- Experimentieren Sie mit Gewürzen und Gewürzmischungen, um Ihr Essen sowohl schmackhaft als auch gesund zu machen. Dass gesundes Essen nicht lecker sein kann, ist ein misslicher Irrglaube. Gängige Gewürze können jede Speise aufpeppen und bringen auch noch angstlösende Wirkungen mit.
- Lernen Sie, Gemüse zu blanchieren und abzukühlen, um Geschmack und Nährstoffe zu erhalten. Wenn ich zum Beispiel Knospenkohl garen möchte, tauche ich ihn für drei bis vier Minuten in kochendes Salzwasser und dann in ein Eisbad. Dieses Verfahren stoppt den Garvorgang sofort, sodass das Gemüse Farbe und Nährstoffe behält und nicht matschig wird.
- Die Schale von Ingwer kratzen Sie am besten mit dem Löffel ab, denn ein Messer oder ein Sparschäler kommt mit der unregelmäßigen, knorrigen Form oft nicht zurecht. Geschälter Ingwer kann zur späteren Verwendung eingefroren werden. Die sauberen Schalen können zu einem leckeren Tee aufgegossen werden.
- Wenn Sie Bitterschokolade schneiden müssen, nehmen Sie ein Brotmesser mit Wellenschliff. Damit lässt sich Schokolade leichter hacken und das Messer rutscht weniger leicht ab.

14. Kapitel: Rezepte für innere Ruhe

Frühstück

Pudding aus Basilikumsaat

Vegetarisch, glutenfrei, milchfrei

In meiner Kindheit tranken wir gerne Falooda, einen zuckrigen Milchshake aus Eiscreme und Rosensirup, auf dem eine Schicht Basilikumsamen schwamm. Falooda ist viel zu süß, um gesund fürs Gehirn zu sein, hat mich aber dennoch zu diesem gesunden Pudding und zu meinem speziellen Bubble-Tea-Rezept (siehe Seite 263) inspiriert, was beides die Anti-Angst-Wirkung der Basilikumsaat nutzt. Wie Chia- und Leinsamen sind auch Basilikumsamen reich an Ballaststoffen, Proteinen und Mikronährstoffen, welche die Darmgesundheit fördern. Wenn man sie einweicht, entsteht ein Pudding, der wunderbar als sättigendes Frühstück taugt. Ich garniere ihn gerne mit Haselnüssen und Blaubeeren.

Portionen: 1 | Garzeit: 10 Minuten | Ziehzeit: 1–6 Stunden oder über Nacht

2 EL Basilikumsamen
180 ml Hanfmilch (oder Milch nach Wahl)
½ TL Manuka-Honig
½ TL Vanilleextrakt
¼ TL Kardamom, gemahlen
1 Handvoll Blaubeeren

Alle Zutaten außer den Blaubeeren im Messbecher oder in einer mittelgroßen Glasschüssel verquirlen, in eine Schale gießen und abgedeckt über Nacht im Kühlschrank fest werden lassen. Falls der Pudding am Morgen unten dicker und oben flüssiger ist, können Sie ihn gründlich umrühren, dann müsste die Konsistenz gleichmäßig werden. Da der Pudding an sich nicht süß ist, die Blaubeeren als Topping für natürliche Süße darübergeben.

Tipp der Köchin

- Der Pudding hält sich mit Frischhaltefolie bedeckt etwa fünf Tage im Kühlschrank. Sie können also Frühstücksportionen für die ganze Woche vorbereiten.
- Sie können den Pudding auch auf zwei kleinere Schälchen oder Tassen verteilen und als Snack zwischendurch essen.

Machen Sie sich Schokopudding, indem Sie die Milch erwärmen und 1 TL reines Kakaopulver einrühren. Lassen Sie die Mischung abkühlen, bevor Sie die Basilikumsamen und anderen Zutaten zugeben.

Kichererbsen-Omelett

Vegan, glutenfrei

Dank dieses eifreien Omeletts beginnen Sie den Tag mit der Kraft von Hülsenfrüchten, Gemüse und Gewürzen. Zusammen mit einem Salat oder einer Gemüsebeilage ist es auch ein sättigendes Mittag- oder Abendessen.

Portionen: 1 | Zubereitung: 10 Minuten | Garzeit: 10 Minuten

4 EL Kichererbsenmehl
¼ TL grobes Salz
¼ TL schwarzer Pfeffer
½ TL Kurkumapulver
½ TL Knoblauchpulver
½ TL Zwiebelpulver
¼ TL Cayennepfeffer
1 Prise Garam Masala
4 EL Hefeflocken
1 EL Avocadoöl
1 Frühlingszwiebel, gehackt
3 Champignons, in Scheiben
einige Blätter Babyspinat
1 EL frischer Koriander, gehackt

Mehl, Salz, Gewürze und Hefeflocken in einer Schüssel mischen. Mit 80 ml Wasser zu einem Teig verquirlen.

Öl in einer Pfanne mit Ø 25 cm erhitzen. Frühlingszwiebeln, Pilze und Spinat hinzufügen und etwa 5 Minuten anbraten, bis alles weich ist.

Teig in die Pfanne gießen und etwa 5 Minuten lang bei mittlerer Hitze garen. Mit einem Spatel die Mischung in der Pfanne wie Rührei vermengen.

Mit gehacktem Koriander garnieren.

Brain-Food-Knuspermüsli

Vegetarisch, glutenfrei

Fertiges Knuspermüsli enthält meist viel Zucker. Ein gesundes, köstliches Knuspermüsli lässt sich ganz leicht zu Hause herstellen: Mit Nüssen, Saaten und Gewürzen schmeckt es hervorragend zu Joghurt oder auch allein als Snack. Ich bereite gerne eine große Menge vor, die sich in einem luftdichten Glasgefäß etwa einen Monat hält.

Portionen: 20 | Zubereitung: 10 Minuten | Garzeit: 1 Stunde

2 EL Kokosöl
3 EL Honig (z. B. Manuka)
2 EL gemahlener Zimt
1 TL gemahlener Ingwer
1 TL gemahlene Muskatnuss
120 g gehackte Walnüsse
120 g gehackte Mandeln
120 g Haferflocken
2 EL Leinsamen
2 EL Hanfsamen
130 g Sonnenblumenkerne
160 g Kürbiskerne

Ofen auf 150 °C Ober-/Unterhitze vorheizen. Backblech mit Backpapier auslegen.

Öl in einem mittelgroßen Topf auf niedriger Hitze erhitzen. Honig und Gewürze hineingeben.

Nüsse, Mandeln, Haferflocken und Samen in einer großen Schüssel vermengen. Öl-Honig-Gewürz-Mischung dazugeben. Alles gründlich vermischen und auf dem Blech verteilen.

Müsli 1 Stunde lang rösten, bis es goldbraun ist. Alle 15 Minuten umrühren, damit es nicht anbrennt. Abkühlen lassen und servieren.

Quinoa-Porridge

Vegetarisch, glutenfrei

Dieses herzhafte, wohltuende Frühstück ist eine gesunde Variante des klassischen Haferbreis. Fertige Quinoa-Produkte sind zwar immer häufiger im Handel zu finden, aber wenn man mit reinem Quinoa arbeitet, ist man sicher vor den Zusätzen, die oft in Fertigmischungen enthalten sind. Quinoa ist reich an Proteinen, Ballaststoffen und allerlei Mikronährstoffen. Ich garniere es gerne mit Blaubeeren, 1 EL ungesüßten Kokosflocken oder 30 g Bitterschokoladeraspel.

Portionen: 2 | Zubereitung: 15 Minuten | Garzeit: 10 Minuten

35 g Quinoa
350 ml Hanfmilch (oder Milch Ihrer Wahl)
2 TL Apfelmus
1 TL Manuka-Honig (oder anderer Honig)
¼ TL gemahlener Zimt
1 Prise geriebene Muskatnuss

Quinoa im Sieb abspülen. Milch und Quinoa in einem kleinen Kochtopf aufkochen. Auf niedrige Hitze drehen und etwa 10 Minuten zugedeckt köcheln lassen, bis die Milch größtenteils eingezogen ist.

Topf vom Herd nehmen und Apfelmus, Honig und Zimt einrühren. Mit geriebener Muskatnuss bestreuen.

Tipp der Köchin

Noch mehr cremige Köstlichkeit und angstlösende Fettsäuren bekommen sie mit einem zusätzlichen Klacks Nussbutter.

Hauptgerichte

Birmanischer Kichererbsen-Tofu

Vegan, glutenfrei

Dieser Tofu aus Kichererbsen ist eine köstliche Alternative zum bekannten Sojatofu. Er sorgt für Abwechslung und liefert zudem Ballast- und Nährstoffe. Sobald er zubereitet ist, kann er, in kleine Stücke geschnitten, in jedem Rezept verwendet werden, das Tofu vorsieht.

Portionen: 5 | Zubereitung: 10 Minuten |
Garzeit: 15 Minuten plus 2 Stunden zum Stocken

90 g Kichererbsenmehl
½ TL grobes Salz
¼ TL Kurkumapulver
1 TL Knoblauchpulver
1 TL Zwiebelpulver
½ TL Paprikapulver
1 Prise schwarzer Pfeffer

Eine Auflaufform (20 × 20 cm) mit Backpapier auslegen.

350 ml Wasser in einem mittelgroßen Topf zum Kochen bringen.

In einer mittelgroßen Glasschüssel alle Zutaten mit 240 ml kaltem Wasser glatt rühren.

Hitze auf mittlere Stufe reduzieren, dann langsam die Kichererbsenmischung ins siedende Wasser gießen und vorsichtig einrühren.

Die Mischung etwa 4 Minuten bei niedriger bis mittlerer Hitze kochen lassen. Dann die eingedickte Mischung in die Auflaufform gießen und mit dem Spatel vorsichtig verteilen, sodass eine glatte Schicht entsteht. Möglicherweise bleibt etwas von der Mischung am Topfboden kleben, das ist normal. So viel abschaben wie möglich.

Auflaufform abdecken und in den Kühlschrank stellen. 2 Stunden lang abkühlen lassen, dann überschüssige Flüssigkeit abgießen. Den Kichererbsen-Tofu nach Belieben schneiden und verwenden.

Knuspriger Tofu Tikka Masala

Vegan, glutenfrei

Tofu lässt sich auf vielerlei Weise zubereiten, aber am liebsten mag ich es, wenn er schön knusprig aus der Heißluftfritteuse kommt. Dieses Rezept verwendet südasiatische Gewürze, kann aber auch durch Änderung der Gewürzmischung an viele andere Landesküchen angepasst werden. Nehmen Sie mehr Gewürze, wenn Sie es gerne pikant mögen. Und verwenden Sie dieses Gericht als Protein-Topping zu meinem Salat für innere Ruhe auf Seite 252 f.

Portionen: 4 | Zubereitung: 10 Minuten | Garzeit: 20 Minuten

2 EL Avocadoöl
1 TL rotes Chilipulver
½ TL Garam Masala
1 TL Kurkumapulver
¼ TL schwarzer Pfeffer
½ TL gemahlener Koriander
½ TL gemahlener Kreuzkümmel
½ TL Zwiebelpulver
½ TL Knoblauchpulver
1 TL grobes Salz
200 g fester Bio-Tofu oder Birmanischer Kichererbsen-Tofu (siehe Seite 239 f.)

Avocadoöl, Gewürze und Salz in einer großen Schüssel vermengen.

Tofu abtropfen lassen. In einen mittelgroßen Bräter legen und mit Backpapier zudecken. Darauf ein Backblech oder Brett legen und mit 2 großen Konservendosen beschweren. Tofu 30 Minuten auspressen. Dann aufdecken und ausgetretene Flüssigkeit abgießen.

Tofublock in 1,5–2 cm dicke Würfel schneiden. In den Korb der Heißluftfritteuse geben und mit der Öl-Gewürz-Mischung bestreichen.

Tofu in der Heißluftfritteuse bei 190 °C 10–12 Minuten oder so lange garen, bis er goldbraun und knusprig ist (ca. 8 Minuten, wenn er weicher bleiben soll). Alternativ 15–20 Minuten bei 190 °C Ober-/Unterhitze im Ofen backen, je nachdem, wie weich oder knusprig er sein soll.

Ziemlich gesunde Käsenudeln

Vegetarisch

Käsenudeln – amerikanisch Mac and Cheese – sind überall beliebt, aber die meisten Zubereitungsarten sind ziemlich ungesund. Meine Version dieses Klassikers ersetzt den Käse zu einem großen Teil durch ein Blumenkohlpüree mit allen guten Eigenschaften des Kohlgemüses. Indem Sie die Nudeln im Voraus kochen und vor der Verwendung vollständig abkühlen lassen, senken Sie den glykämischen Index. Wenn es vegan sein soll, können Sie mehr Hefeflocken nehmen und den Käse durch ein veganes Produkt ersetzen.

Portionen: 6 | Zubereitung: 20 Minuten | Garzeit: 15 Minuten

200 g Makkaroni
200 g TK-Blumenkohlröschen
350 ml Mandelmilch (oder Milch nach Wahl)
1 TL grobes Salz
¼ TL schwarzer Pfeffer
2 EL Hefeflocken
1 Knoblauchzehe, gehackt
1 TL frische Petersilie, gehackt
1 TL frischer Thymian, gehackt
30 g Parmesan, gerieben
1 EL Olivenöl
60 g Cheddar, gerieben

Mindestens 1 Stunde vor der Zubereitung des Gerichts in einem mittelgroßen Topf Salzwasser zum Sieden bringen und die Nudeln nach Packungsangaben kochen. Abgießen und im Kühlschrank abkühlen lassen. Die Nudeln können in einem luftdichten Behälter bis zu drei Tage im Kühlschrank aufbewahrt werden.

Käsenudeln

Ofen auf 190 °C Ober-/Unterhitze vorheizen.

Blumenkohl in eine mittelgroße Glasschüssel geben und in der Mikrowelle 2–3 Minuten oder so lange garen, bis er zart ist.

Blumenkohl mit der Milch in der Küchenmaschine oder im Mixer glatt pürieren (wenn es eher eine Paste ist, mehr Milch hinzufügen, bis die Konsistenz einer Soße erreicht ist).

Mischung in einen mittelgroßen Topf gießen und bei niedriger Hitze zum Köcheln bringen. Salz, Pfeffer, Hefeflocken, Knoblauch und Kräuter zugeben und sachte umrühren. 5 Minuten köcheln lassen.

Die abgekühlten Makkaroni in die warme Soße geben. Parmesan und Olivenöl vorsichtig unterrühren. Mischung in eine quadratische Auflaufform (22 × 22 cm) gießen. Mit Cheddar bestreuen.

Auflauf 10–15 Minuten oder so lange backen, bis die Oberfläche goldgelb ist und blubbert.

Tipp der Köchin

- Streuen Sie gemahlene Mandeln darüber, damit es noch knuspriger wird.
- Mehr Protein? Braten Sie Rinder- oder Putenhack aus Bio-Haltung mit Zwiebeln, Salz und Pfeffer an und geben Sie es dazu.

Falls Sie Petersilie oder Thymian in getrocknetem Zustand verwenden, halbieren Sie einfach die Menge, da getrocknete Kräuter konzentrierter sind.

Koreanisch-indisches Brathähnchen

Glutenfrei

Brathähnchen ist eine gesunde und einfach zuzubereitende Proteinquelle, die sich hervorragend mit Gemüsebeilagen kombinieren lässt. Bei diesem Rezept entstehen

Schärfe und Geschmack durch zweierlei Chilipulver, nämlich koreanisches Gochugaru und Kaschmir-Chili. Im Asia-Supermarkt oder online finden Sie diese Gewürze vielleicht sogar in Bioqualität. Wenn keines zur Hand ist, können Sie auch Cayennepfeffer oder rosenscharfes Paprikapulver verwenden.

Portionen: 2 | Zubereitung: 5 Minuten plus mindestens 30 Minuten zum Marinieren | Garzeit: 30 Minuten

½ TL Kaschmir-Chilipulver (»Kashmiri«)
½ TL Gochugaru (oder andere Chiliflocken)
1 TL Kurkumapulver
¼ TL schwarzer Pfeffer
½ TL gemahlener Koriander
½ TL gemahlener Kreuzkümmel
½ TL Knoblauchpulver
½ TL grobes Salz
1 EL Avocadoöl
2 Hähnchenbrustfilets (je 170 g)
1 EL frischer Koriander, gehackt

Gewürze, Salz und Öl in einer großen Schüssel mischen. Filets mit der Mischung vermengen und abgedeckt mindestens 30 Minuten oder über Nacht im Kühlschrank marinieren lassen.

Ofen auf 200 °C Ober-/Unterhitze vorheizen. Backblech mit Backpapier auslegen.

Filets aufs Blech legen und auf der mittleren Schiene etwa 30 Minuten oder so lange backen, bis die Innentemperatur an der dicksten Stelle ca. 75 °C beträgt. Mit Koriander garnieren.

Garnelen koreanisch inspiriert

Glutenfrei

Garnelen sind reich an Proteinen, Mikronährstoffen (insbesondere Vitamin B_{12}) und Omega-3-Fettsäuren, die dem Gehirn guttun. Wenn an Ihrem Wohnort erhältlich, sind frische Garnelen am besten. Tiefkühl-Garnelen finden Sie überall.

Portionen: 1 | Zubereitung: 10 Minuten | Garzeit: 3 Minuten

8 mittelgroße Garnelen, geschält und entdarmt, mit Schwanz
1 TL Gochugaru (oder andere Chiliflocken)
½ TL Kurkumapulver
¼ TL schwarzer Pfeffer
¼ TL Knoblauchpulver
½ TL grobes Salz
1 EL Avocadoöl

Garnelen mit Gewürzen und Salz vermengen.

Öl in einer gusseisernen Pfanne auf mittlere Hitze bringen. Die Garnelen hineingeben und unter Rühren etwa 3 Minuten braten, bis sie durchgegart und rosa sind.

Ofenlachs mit Masala-Paste

Glutenfrei

Fettfisch wie Lachs ist die beste Quelle für Omega-3-Fettsäuren und ein Kraftpaket aus Protein und Mikronährstoffen. Die einfache und vielseitige Zubereitungsart im Ofen nutzt eine Paste aus südasiatischer Masala-Würzmischung. Wenn Sie möchten, können Sie das Masala auch mit Hähnchenfilet oder Tofu zubereiten.

Portionen: 2 | Zubereitung: 10 Minuten |
Garzeit: 8–12 Minuten je nach Innentemperatur

2 Lachsfilets (je 120–170 g)
2 EL Avocadoöl
1 TL Kaschmir-Chilipulver
1 TL Kurkumapulver
¼ TL schwarzer Pfeffer
½ TL gemahlener Koriander
½ TL gemahlener Kreuzkümmel
½ TL Zwiebelpulver
½ TL Knoblauchpulver
½ TL grobes Salz
1 EL frischer Koriander, gehackt (optional)

Ofen auf 180 °C Ober-/Unterhitze vorheizen und ein Backblech mit Backpapier auslegen. Lachs mit der Haut nach unten auf das Backblech legen.

In einer kleinen Glasschüssel Öl, Gewürze und Salz zu einer dicken Paste verrühren. Lachs mit der Masala-Paste bestreichen.

Lachs 8–12 Minuten oder so lange backen, bis er durchgegart ist und eine Innentemperatur von 63 °C erreicht hat. Mit Koriander garnieren, falls gewünscht.

Sambar (Dhal)

Vegetarisch, glutenfrei

Dhal, der indische Eintopf aus Hülsenfrüchten ist eines meiner liebsten hirngesunden Wohlfühlgerichte. Sambar, die in Südindien beliebte Variante des Dhals, wird mit Tamarinde gewürzt, einer Tropenfrucht, deren Schoten süßsaures, breiiges Fruchtfleisch enthalten. Tamarindenkonzentrat ist in Lebensmittelgeschäften und online erhältlich. Schauen Sie aufs Etikett, um sicherzustellen, dass keine Konservierungsstoffe zugesetzt sind. Asant-Pulver, auch Asafoetida genannt, wird in der indischen Küche als Verdauungshilfe eingesetzt, um die durch Bohnen oder Linsen hervorgerufenen Blähungen zu verringern. Asant hat einen beißenden Geschmack, der jedoch sehr aromatisch wird, sobald es einem Gericht zugefügt wird.

Portionen: 8 | Zubereitung: 30 Minuten (plus Einweichen über Nacht) | Garzeit: 30 Minuten

400 g gelbe Schälerbsen
2 EL Ghee oder Avocadoöl
1 TL schwarze Senfkörner (optional)
1 TL Kreuzkümmel
2 Knoblauchzehen, geschält und längs halbiert
1 ganze getrocknete rote Chilischote (optional)
1 mittelgroße Zwiebel, fein gehackt
1 mittelgroße Tomate, fein gehackt
1 Aubergine, in dicke Stücke geschnitten
1 rote Paprikaschote, in dicke Stücke geschnitten
1 TL Kurkumapulver
¼ TL schwarzer Pfeffer
1 TL Tamarindenkonzentrat
1 EL grobes Salz
1 TL Asant-Pulver (optional)
1 TL frischer Koriander, gehackt

Schälerbsen abspülen und über Nacht in einer abgedeckten Glasschüssel im Kühlschrank einweichen. Das Wasser muss ca. 1 cm über den Erbsen stehen. Die Erbsen am nächsten Tag ausspülen und mit 1 l Wasser in einen großen Topf geben. Erbsen ca. 30 Minuten lang weich kochen. Die Textur sollte dann breiig sein. Alternativ können Sie die Erbsen im Schnellkochtopf kochen.

Öl in einem mittelgroßen Edelstahltopf auf mittlere Hitze bringen. Gegebenenfalls die Senfkörner hineingeben und braten, bis sie platzen. Kreuzkümmel, Knoblauch, gegebenenfalls die Chilischote und die Zwiebeln zufügen. 3–5 Minuten oder so lange kochen lassen, bis die Zwiebel glasig ist. Tomate, Aubergine, Paprika, Kurkuma und schwarzen Pfeffer zugeben und unterrühren. Etwa 5 Minuten braten, bis das Gemüse zart ist.

Schälerbsen zugeben, Hitze herunterschalten und Tamarindenpaste mit ½ l Wasser unterrühren. Etwa 20 Minuten lang köcheln lassen.

Mit Salz und gegebenenfalls Asant abschmecken. Mit Koriander garnieren und heiß servieren.

Festlicher Brokkoli-Braten

Vegan, glutenfrei

Brokkoli weist alle gesunden Eigenschaften eines Kohlgemüses auf: Kohlenhydrate mit niedrigem glykämischen Index, Ballaststoffe, Mikronährstoffe und Bioaktivstoffe. Dieses Rezept ist ein tolles Beispiel dafür, dass Gemüse als Hauptgericht und nicht nur als Beilage taugt.

Portionen: 4 | Zubereitung: 5 Minuten | Garzeit: 30 Minuten

1 großer Kopf Brokkoli
4 EL Avocadoöl
1 EL Gochugaru (oder andere Chiliflocken)
½ TL Kurkumapulver
¼ TL schwarzer Pfeffer
1 TL grobes Salz
1 Knoblauchzehe, fein gehackt
1 EL frischer Koriander, gehackt
2 EL Zitronensaft
1 EL Zitronenschale
1 EL Granatapfelkerne

Ofen auf 220 °C Ober-/Unterhitze vorheizen.

Wenn der Brokkoli einen langen Strunk hat, am Ansatz abschneiden. Den Kopf in eine mittelgroße Auflaufform legen.

Öl mit Gewürzen, Salz, Knoblauch und Koriander in einer kleinen Schüssel vermischen und die Mischung über den Brokkoli gießen.

Brokkoli 20–25 Minuten im Ofen backen.

Vor dem Servieren mit frischem Zitronensaft beträufeln und mit Zitronenschale und Granatapfelkernen bestreuen.

Tipp der Köchin

Heben Sie den Brokkolistrunk auf, um ihn klein geschnitten in einer Suppe oder Gemüsepfanne zu verwenden.

Kürbis-Spaghetti mit Walnusspesto

Vegan, glutenfrei

Spaghettikürbis ist ein hervorragender Ersatz für Weizennudeln, denn er sorgt für Nudelgenuss, ohne den Blutzucker in die Höhe zu treiben. Die Pesto-Rezeptur verzichtet auf die traditionellen italienischen Aromen zugunsten einer mediterrasiatischen Mischung, ergänzt durch die gesunden Fette der Walnuss. Der Reisessig unterstreicht den Umami-Geschmack, kann aber weggelassen werden.

Portionen: 4 | Zubereitung: 10 Minuten | Garzeit: 20 Minuten

1 großer Spaghettikürbis
2 EL Avocadoöl
2 TL grobes Salz
120 g Walnusskerne
4 EL Hefeflocken
1 TL Gochugaru (oder andere Chiliflocken)
½ TL Reisweinessig
1 ½ EL helle Misopaste
1 TL Knoblauchpulver

Ofen auf 200 °C Ober-/Unterhitze vorheizen. Backblech mit Backpapier auslegen.

Kürbis der Länge nach halbieren und die Kerne entfernen.

Kürbishälften mit Öl bestreichen, mit der Hälfte des Salzes würzen und mit der Schnittfläche nach unten aufs Blech legen.

Kürbis 20–25 Minuten braten, bis er mit der Gabel einzustechen ist. Abkühlen lassen und die »Spaghetti« mit einer Gabel aus dem Kürbis in eine große Schüssel schaufeln.

Pesto

Die restlichen Zutaten in der Küchenmaschine in 2–3 Minuten grob pürieren.

Pesto mit den Kürbis-Spaghetti vermengen.

Salate, Beilagen und Suppen

Coole Ofenkartoffeln

Vegetarisch, glutenfrei

Kartoffeln haben zwar als alltägliches Nahrungsmittel ein paar Kalorien zu viel, aber ich mag nun mal Ofenkartoffeln, entweder pur als Beilage oder mit Toppings als komplette Mahlzeit. Diese Zubereitungsart mit vollständigem Abkühlen senkt den glykämischen Index der Kartoffeln, was sie gesünder für den Stoffwechsel und den Darm macht.

Portionen: 4 | Zubereitung: 3 Minuten |
Garzeit: 45–60 Minuten zum Backen plus 12 Stunden zum Abkühlen

4 große Backkartoffeln
4 EL Avocadoöl
1 EL grobes Salz

Ofen auf 230 °C Ober-/Unterhitze vorheizen. Backblech mit Backpapier auslegen.

Kartoffeln gründlich waschen und mit einem sauberen Handtuch trocken tupfen.

Mit der Gabel mehrere Löcher in die Schale jeder Kartoffel stechen. Kartoffeln sanft mit Öl einreiben und mit Salz bestreuen.

Kartoffeln auf das Blech legen und 45–60 Minuten backen, bis sie leicht mit der Gabel einzustechen oder mit dem Messer zu schneiden sind.

Kartoffeln über Nacht abgedeckt im Kühlschrank aufbewahren.

Zum Servieren die Kartoffeln 2–3 Minuten in der Mikrowelle oder 4 Minuten bei 180–190 °C in der Heißluftfritteuse aufwärmen. Kartoffeln mit einem Topping Ihrer Wahl anrichten, z. B. mit Butter, Schnittlauch, Parmesan oder Shiitake-Speck (siehe Seite 257). Nach Belieben können Sie auch vegane Alternativen für Butter oder Käse verwenden. Bitte die Schale mitessen, wegen der Ballast- und Nährstoffe.

Cannellini-Cremesuppe

Vegan, glutenfrei

In dieser Suppe fügen sich die Anti-Angst-Kräfte von Bohnen und Blattgemüse zu einer köstlichen Stärkung nach Mittelmeer-Art.

Portionen: 6 | Zubereitung: 15 Minuten | Garzeit: 15 Minuten

1 EL Avocadoöl
1 Zwiebel, gehackt
1 ½ TL grobes Salz
½ TL weißer Pfeffer
1 TL Knoblauchpulver
½ TL frischer Thymian
2 Dosen Bio-Cannellini-Bohnen, abgetropft und gespült
500 ml salzarme Gemüsebrühe
500 ml Hanfmilch (oder Pflanzenmilch nach Wahl)
60 g junger Spinat
Saft von ½ Zitrone
1 EL frische glatte Petersilie, gehackt
1 EL geröstete Kürbiskerne

Öl in einem großen Topf auf mittlerer Hitze erhitzen.

Zwiebeln mit Salz, Gewürzen und Thymian etwa 5 Minuten braten, bis die Zwiebeln weich und goldgelb sind. Bohnen hinzugeben und weitere 5 Minuten dünsten.

Brühe und Milch hinzugeben und die Suppe zum Kochen bringen.

Suppe vom Herd nehmen und im Mixer oder mit dem Pürierstab glatt pürieren. Mehr Brühe zugeben, falls sie zu dick ist.

Spinat und Zitronensaft erst kurz vor dem Servieren hineingeben, sodass die Blätter in der Suppe zusammenfallen.

Suppe mit gehackter Petersilie und Kürbiskernen servieren.

Blumenkohl-Kokoscurry-Suppe

Vegan, glutenfrei

Diese herzhafte Suppe entfaltet die gute Wirkung des Blumenkohls und der Kombination aus Kurkuma und schwarzem Pfeffer, die besonders gesund fürs Gehirn ist.

Portionen: 8 | Zubereitung: 10 Minuten | Garzeit: 30 Minuten

500 g TK-Blumenkohlröschen
4 EL Avocadoöl
1 Zwiebel, gewürfelt
4 Knoblauchzehen, gehackt
½ TL grobes Salz
½ TL Kurkumapulver
1 TL Cayennepfeffer
½ TL Muskatnuss, gerieben
1 Prise schwarzer Pfeffer
1 TL Gochujang
1 l salzarme Gemüsebrühe
250 ml Kokosmilch
frischer Koriander, gehackt
Mandeln oder geröstete Kürbiskerne, gehackt (optional)

Ofen auf 220 °C Ober-/Unterhitze vorheizen.

Blumenkohlröschen auf ein Backblech legen und mit 1 EL Öl bestreichen. Etwa 20 Minuten backen, bis sie zart sind.

Das restliche Öl in einem großen Topf auf mittlerer Hitze erhitzen. Sobald das Öl schimmert, Zwiebel und Knoblauch hineingeben. Unter gelegentlichem Rühren 6–8 Minuten anbraten, bis die Zwiebel glasig ist.

Salz, Gewürze und Blumenkohl in den Topf geben. Brühe und Kokosmilch dazugießen. Suppe aufkochen, dann bei reduzierter Hitze etwa 15 Minuten köcheln lassen.

Suppe etwas abkühlen lassen und im Mixer oder mit dem Pürierstab glatt pürieren.

Suppe nach Belieben mit Koriander und Mandeln oder Kürbiskernen garnieren und servieren.

Knusprige Okra-Pommes

Vegan, glutenfrei

Hand aufs Herz: Wir alle lieben Pommes frites, obwohl sie ungesund sind und Angstzustände verschlimmern können. Mit diesen Okra-Pommes lässt sich Frittenlust auf viel gesündere Art und Weise stillen, denn Okraschoten sind eine gute Quelle für Ballast- und Mikronährstoffe.

Portionen: 4 | Zubereitung: 20 Minuten | Garzeit: 20 Minuten

450 g Okraschoten
2 EL Avocadoöl
1 EL Kichererbsenmehl
1 EL Pfeilwurzelmehl
1 ½ TL Zwiebelpulver
1 ½ TL Knoblauchpulver
1 TL Kreuzkümmel
1 TL gemahlener Koriander
1 TL Kaschmir-Chilipulver
½ TL Kurkumapulver
¼ TL schwarzer Pfeffer
2 EL frischer Koriander, gehackt (optional)

Die Heißluftfritteuse auf 200 °C stellen oder den Ofen auf 220 °C Ober-/Unterhitze vorheizen. Frittierkorb mit einem kleinen Stück Backpapier auslegen.

Okraschoten mit einem sauberen, feuchten Handtuch reinigen und trocken tupfen. Jede Schote der Länge nach halbieren. Schoten in eine große Schüssel legen und mit Öl beträufeln, dann in Kichererbsen- und Pfeilwurzelmehl schwenken. Gewürze in einer kleinen Schüssel vermengen und sie über die Okraschoten streuen.

Okraschoten in den Frittierkorb legen und 10 Minuten lang frittieren. Korb herausnehmen, die Okras vorsichtig wenden und weitere 5–8 Minuten frittieren, bis sie knusprig ist. Am knusprigsten werden sie, wenn sie in nur einer Schicht liegen können und in mehreren Schüben frittiert werden.

Zubereitung im Backofen: Okraschoten auf einem mit Backpapier bedeckten Backblech in einer Schicht ausbreiten und sie 10 Minuten oder länger backen, bis sie knusprig sind.

Nach Belieben mit gehacktem Koriander garnieren. Dazu kann man einen (veganen) Joghurt-Dip reichen.

Salat für innere Ruhe

Vegan, glutenfrei

Für den Kampf gegen Ängste ist Blattgemüse eines der wichtigsten Lebensmittel. Gegen einen grünen Salat aus einer Sorte ist nichts einzuwenden, aber wenn es geht, kombiniere ich gerne diverses Grünzeug zu einem großen Salat. Er kann als Beilage serviert werden oder um eine Proteinquelle ergänzt, als Hauptgericht.

Portionen: 2 | Zubereitung: 15 Minuten

1 Handvoll junger Rucola
1 Handvoll Löwenzahn, gehackt
1 Handvoll Romanasalat, gehackt
1 Handvoll junger Pak Choi, gehackt
2 Stängel Staudensellerie, in 1 cm lange Stücke geschnitten
4 rote, gelbe oder orange Paprikaschoten, in Scheiben geschnitten
½ Salatgurke, gewürfelt
8 Cherrytomaten, halbiert
2 EL Olivenöl extra vergine
2 EL Zitronenschale
Saft von ½ Zitrone
½ TL grobes Salz
1 Prise schwarzer Pfeffer

Alle Zutaten in einer großen Schüssel vermengen und sofort servieren. Wenn der Salat nicht sofort gegessen werden soll, fügen Sie Öl, Zitronenschale und -saft erst kurz vor dem Servieren hinzu. In einem verschlossenen Glas- oder Edelstahlbehälter hält sich der Salat bis zu vier Tage im Kühlschrank. Sie können ihn auch mit Ihrer selbst gemachten Lieblingsvinaigrette servieren.

Wenn der Salat eine ganze Mahlzeit ergeben soll, empfehle ich pro Portion folgende Protein-Toppings:

- ¼ mittelgroße Avocado, in Scheiben geschnitten
- 2 EL Mandelstifte oder gehackte Walnüsse
- ½ Handvoll Brokkoli-Sprossen
- 100 g scharf gewürzte Kichererbsen,
- 100 g scharf gewürzte Tofuwürfel aus der Heißluftfritteuse

Doc Umas knackiger Kaleidoskop-Salat

Vegan, glutenfrei

Eine Alternative zum herkömmlichen grünen Salat ist dieser herrlich farbenfrohe Salat aus lauter Hülsenfrüchten und Gemüsesorten, die reich an angstlösenden Nährstoffen sind. Wer möchte, kann ihn mit einer Proteinquelle krönen, etwa mit Hanf- oder Chiasamen oder mit Sardellen, Austern oder Sardinen aus der Dose.

Portionen: 4 | Zubereitung: 20 Minuten

Für den Salat

1 Dose dicke Bio-Bohnen (400 g), abgetropft und gespült
1 Dose Bio-Schwarzbohnen (400 g), abgetropft und gespült
300 g Bio-TK-Mais, aufgetaut und abgetropft
4 orange Mini-Paprikaschoten, gewürfelt
4 rote Mini-Paprikaschoten, gewürfelt
4 gelbe Mini-Paprikaschoten, gewürfelt
2 Stängel Staudensellerie, gewürfelt
4 persische Gurken (oder 1 Salatgurke), gewürfelt
1 kleine Serrano-Chilischote, fein gehackt (ohne Kerne, wenn es weniger scharf sein soll)
¼ mittelgroße rote Zwiebel, fein gewürfelt
8 EL frische glatte Petersilie, fein gehackt
8 EL frischer Koriander, fein gehackt
4 EL frische Minze, fein gehackt
1 EL Limettenschale

Für das Dressing

120 ml Olivenöl, extra vergine
2 TL Honig
Saft von 1 ½ Limetten
1 TL grobes Salz
½ TL schwarzer Pfeffer

Alle Salatzutaten in einer großen Schüssel vermengen. Die Dressingzutaten in ein Einmachglas geben und schütteln, bis sie emulgiert sind. Salat mit dem Dressing vermengen.

Aubergine mediterrasiatisch inspiriert

Vegan, glutenfrei

Auberginen kommen sowohl in der mediterranen als auch in der asiatischen Küche vor und sind daher wie geschaffen für eine mediterrasiatische Beilage. Japanische Auberginen sind länger, dünner und von hellerem Violett als die bekannteren italienischen. (Sind keine japanischen Auberginen erhältlich, dann funktioniert dieses Rezept auch mit einer großen italienischen Aubergine, längs in 2,5 cm dicke Scheiben geschnitten). Ein scharfes Gericht!

Portionen: 4 | Zubereitung: 30 Minuten | Garzeit: 20 Minuten

4 japanische Auberginen
2 EL Avocadoöl
2 TL Sesamöl
1 EL Gochujang
2 TL Coco Aminos (Würzsoße) oder salzarme Sojasoße)
1 TL Reisessig
½ TL Gochugaru (oder andere Chiliflocken)
¼ TL Kaschmir-Chilipulver
¼ TL gemahlener Kreuzkümmel
¼ TL gemahlener Koriander
2 Frühlingszwiebeln, fein gehackt
1 EL Sesamsamen
1 kleine Serrano-Chilischote, fein gehackt (ohne Kerne, wenn es weniger scharf sein soll)
1 EL frischer Koriander, gehackt

Ofen auf 200 °C Ober-/Unterhitze vorheizen. Backblech mit Backpapier auslegen.

Auberginen längs halbieren. Die Schnittfläche kreuzweise einschneiden und mit 1 EL Avocadoöl bestreichen.

1 EL Avocadoöl in einer gusseiserne Pfanne auf mittlerer Hitze erhitzen. Auberginen mit der Schnittfläche nach unten 3 Minuten scharf anbraten. Auberginen mit der Zange aufs Backblech legen, Schnittfläche nach oben.

Sesamöl mit Gochujang, Coco Aminos, Essig und Gewürzen zu einer Soße vermischen. Auberginen mit der Soße bestreichen und in etwa 15 Minuten goldbraun backen.

Vor dem Servieren mit Frühlingszwiebeln, Sesam, gehackten Serrano-Schoten und frischem Koriander bestreuen.

Cipollini-Zwiebeln und grüne Bohnen mit Miso

Vegan, glutenfrei

Zwiebeln sind eine großartige Quelle von präbiotischen Ballaststoffen, und grüne Bohnen sind reich an Mikronährstoffen. Bei grünen Bohnen mag ich die langen dünnen am liebsten, aber auch andere Sorten eignen sich. Das Rezept enthält kein Salz, weil Miso salzig ist.

Portionen: 4 | Zubereitung: 10 Minuten | Garzeit: 20–25 Minuten

130 g helle Misopaste
2 EL Avocadoöl
2 Knoblauchzehen, gehackt
¼ TL schwarzer Pfeffer
250 g Cipollini-Zwiebeln (kleine flache Zwiebeln)
250 g grüne Bohnen, geputzt und in 5-cm-Stücke geschnitten

Ofen auf 220 °C Ober-/Unterhitze vorheizen. Backblech mit Backpapier auslegen.

Misopaste, Öl, Knoblauch und Pfeffer in einer großen Schüssel mischen. Zwiebeln und Bohnen dazugeben und vermengen.

Gemüse so auf dem Backblech verteilen, dass es nicht aufeinanderliegt. Etwa 45 Minuten backen, bis die Zwiebeln karamellisiert und die Bohnen weich sind.

Da alle Öfen anders sind, sollten Sie das Gemüse regelmäßig prüfen, denn es kann ein paar Minuten früher oder später fertig sein. Tiefkühl-Bohnen werden schneller gar.

Sautierter Knospenkohl

Vegan, glutenfrei

Die lila Brokkolisorte namens Knospenkohl ist mein Lieblings-Superfood gegen Angstzustände. Dank der Anthocyane, die dem Brokkoli sein herrliches Violett verleihen, enthält er nützliche Mikronährstoffe und Bioaktivstoffe in noch höherer Dosis als der gewöhnliche grüne Brokkoli. Wenn Sie ihn im Supermarkt nicht finden, sollten Sie es auf dem Wochenmarkt versuchen oder ihn selbst anbauen.

Portionen: 4 | Zubereitung: 5 Minuten | Garzeit: 15 Minuten

1 Pfund Knospenkohl
2 EL Avocadoöl
2 Knoblauchzehen, in dünne Scheiben geschnitten
1 TL grobes Salz
½ TL weißer Pfeffer
½ TL getrocknete Petersilie
1 TL getrockneter Oregano
½ Zitrone (optional)
Olivenöl, extra vergine (optional)

Die Röschen vom Knospenkohl trennen und die Strünke in Scheiben schneiden.

Avocadoöl in einer gusseisernen Pfanne auf hoher Stufe erhitzen. Knoblauch, Salz, Pfeffer und Kräuter hineingeben. Dann den Knospenkohl hinzufügen und etwa 3 Minuten sautieren, dabei den Kohl ständig schwenken und rasch mit einem Spatel bewegen.

Vor dem Servieren nach Belieben 1 Spritzer Zitronensaft und 1 Schuss Olivenöl zugeben.

Shiitake-Speck

Vegan, glutenfrei

Diese pflanzliche Version von Speck ist eine herrliche Leckerei, mit der man Ofenkartoffeln oder Salate garnieren kann. Pilze enthalten wirksame Bioaktivstoffe, die zur inneren Ruhe beitragen. Salz ist nicht nötig, da die Soße Coco Aminos salzig genug ist.

Portionen: 4 | Zubereitung: 10 Minuten | Garzeit: 15 Minuten

1 TL Avocadoöl
200 g Shiitake-Pilze, ohne Stiele und in 0,5 cm dicke Scheiben geschnitten
1 EL Coco Aminos (oder salzarme Sojasoße)
¼ TL schwarzer Pfeffer
¼ TL Kurkumapulver
1 TL Räucherpaprikapulver

Ofen auf 200 °C Ober-/Unterhitze vorheizen.

Öl auf mittlerer Stufe in einer gusseisernen Pfanne erhitzen. Die restlichen Zutaten hinzugeben, und etwa 3 Minuten lang sautieren.

Pfanne in den Ofen stellen und etwa 10 Minuten backen, bis die Pilze trocken, braun und knusprig sind.

Pikanter Gurkensalat

Vegan, glutenfrei

Dieser knackig-frische Salat ist eine tolle Beilage zu fast jedem Gericht. Ich verwende am liebsten persische Gurken, die kleiner und schmaler sind als normale Salatgurken.

Portionen: 4 | Zubereitung: 15 Minuten

6 persische Gurken (oder 1 ½ Salatgurken)
1 TL Sesamöl
1 TL Avocadoöl
2 EL Reisessig
1 EL Tamari
1 EL Coco Aminos (oder salzarme Sojasoße)
½ TL Honig
¼ TL grobes Salz
3 Knoblauchzehen, gehackt
1 TL Gochugaru (oder andere Chiliflocken)
1 TL Sesam

Gurken mit Schale in Scheiben schneiden und in einen Behälter mit Deckel geben. Die restlichen Zutaten in einer kleinen Schüssel verquirlen, über die Gurken gießen und alles vermengen.

Abgedeckt im Kühlschrank aufbewahren und gekühlt servieren.

Desserts

Mousse au Chocolat für die Seele

Vegan, glutenfrei

Diese pflanzliche Schokoladenmousse ermöglicht eine schokoladige Schlemmerei ohne die ungesunden Inhaltsstoffe einer gekauften Mousse. Die Avocado liefert außerdem eine Portion gesunder Fette. Servieren Sie die Mousse entweder pur oder besprenkeln Sie sie mit rosa Himalaja-Salz oder roten Chiliflocken, einer Handvoll ungesalzener Pistazien oder auch einer Prise Zimt zur Stabilisierung des Blutzuckers.

Portionen: 1 | Zubereitung: 15 Minuten

1 reife Banane
¼ große reife Avocado
3 EL Bio-Kakaopulver
½ TL Manuka-Honig

Alle Zutaten im Mixer glatt pürieren.

Die Mixtur bis zum Servieren zugedeckt kühl stellen. Nach Belieben mit Beeren und Kakaonibs garnieren, um für noch mehr Antioxidantien zu sorgen.

Schoko-Nuss-Aufstrich

Vegan, glutenfrei

Ich liebe Nutella über alles, aber die Schokocreme enthält viel Zucker und ungesunde Fette. Diese Version hat das gleiche Geschmacksprofil, ist aber viel gesünder. Sie kann mit Apfelscheiben, Sellerie- oder Karottensticks gegessen werden oder einen Smoothie verfeinern. Von diesem wirklich dekadenten Aufstrich braucht man nur wenig, um satt zu werden.

Portionen: 12 | Zubereitung: 15 Minuten | Garzeit: 30 Minuten

350 g geschälte Haselnüsse
150 g Bitterschokolade
2 EL Kokosöl
1 EL Honig
1 EL Kakaopulver
1 EL Vanilleextrakt

Ofen auf 180 °C Ober-/Unterhitze vorheizen. Backblech mit Backpapier auslegen.

Haselnüsse auf dem Blech ausbreiten und etwa 10 Minuten backen, bis sie leicht gebräunt sind. Aus dem Ofen nehmen und 30 Minuten abkühlen lassen.

In der Zwischenzeit die Schokolade im Wasserbad schmelzen (siehe »Tipp der Köchin«). Geschmolzene Schokolade warm halten, bis die Haselnüsse abgekühlt sind.

Haselnüsse im Mixer pürieren, bis sie eine sandähnliche Konsistenz haben. Geschmolzene Schokolade, Kokosöl, Honig, Kakaopulver und Vanilleextrakt zugeben und alles glatt pürieren. Damit der Aufstrich nicht stückig wird, ist ein starker Mixer erforderlich – oder etwas zugegebene Hanfmilch.

Masse in ein sauberes Glasgefäß füllen. Gekühlt und gut verschlossen ist der Aufstrich bis zu drei Monate haltbar.

Tipp der Köchin

Um Schokolade im Wasserbad zu schmelzen, füllen Sie einen Kochtopf zu einem Drittel mit Wasser. Legen Sie die Schokolade in eine hitzefeste Glasschüssel und stellen sie diese so auf den Topf, dass der Boden der Schüssel das Wasser nicht berührt. Erhitzen Sie das Wasser auf mittlerer Stufe. Sobald die Schokolade zu schmelzen beginnt, nehmen Sie die Schüssel mithilfe eines Topfhandschuhs vom Topf und rühren die Schokolade sachte um, bis sie vollständig geschmolzen ist.

Dunkle Chili-Trüffel

Vegan, glutenfrei

Wenn Sie Lust auf Schokolade haben, aber Ihre Ängste nicht durch Zuckerzusätze verschlimmern möchten, sind diese Trüffel mit natürlicher Bananensüße eine gute Wahl. Sie sind mit Kaffee und Chili aromatisiert, können aber auch beispielsweise mit zerstoßenen Nüssen, ungesüßten Kokosraspel verfeinert werden.

Portionen: 8 | Zubereitung: 20 Minuten |
Garzeit: 30 Minuten plus Aushärten über Nacht

200 g extradunkle Bitterschokolade, geraspelt
½ TL entkoffeiniertes Espressopulver
2 reife Bananen
1 TL Chipotle-Chilipulver
½ TL grobes Meersalz (Maldon)

Eine Auflaufform (20 × 20 cm) mit einer Lage Frischhaltefolie und einer Lage Backpapier darüber auslegen. Die Form eine ½ Stunde ins Gefrierfach stellen.

Schokolade im Wasserbad schmelzen. Espressopulver einrühren.

Bananen im Mixer glatt pürieren und mit der geschmolzenen Schokolade sachte verrühren.

Die Mischung in die Auflaufform gießen und mit dem Spatel glatt streichen. Mit Chilipulver und Meersalz besprenkeln.

Die Auflaufform zum Aushärten über Nacht ins Gefrierfach stellen.

Trüffelmischung aus der Form nehmen, auf ein sauberes Schneidebrett legen und in quadratische 2,5-cm-Häppchen schneiden.

In einem verschlossenen Behälter im Gefrierfach bis zu einen Monat aufbewahren.

Getränke

Doc Umas beruhigender Kirsch-Smoothie

Vegan, glutenfrei

Mit seiner ausgewogenen Mischung aus Kohlenhydraten mit niedrigem glykämischem Index, gesunden Fetten, Ballaststoffen und Protein ist dieser Schoko-Kirsch-Protein-Smoothie ein hervorragendes Frühstück zum Mitnehmen, mit dem man den ganzen Vormittag gesättigt und konzentriert bleibt. Wer möchte, kann noch einen Esslöffel Chia-, Lein- oder Hanfsamen hinzufügen.

Portionen: 2 | Zubereitung: 5 Minuten

150 g entsteinte Kirschen (frisch oder TK)
1 Messlöffel Proteinpulver
2 TL reines Kakaopulver
½ TL Zimt
1 EL reines Nussmus
100 g Spinat
240 ml Hanfmilch (oder andere Milch)

Alle Zutaten im Mixer glatt pürieren.

Hausgemachte Hanfmilch

Vegan, glutenfrei

Hanfmilch ist meine Lieblings-Milchalternative. Sie kann als Getränk genossen werden und Kuhmilch in allen Rezepten ersetzen. Mit weniger Wasser wird es eine cremigere, dickere Milch. Auch aromatisierte und leicht gesüßte Milch lässt sich herstellen, indem man mit Datteln für Süße und Geschmack sorgt.

Portionen: 4–6 | Zubereitung: 5 Minuten

80 g geschälte Hanfsamen

1 Prise grobes Salz

Hanfsamen, Salz und 1 l Wasser im Mixer etwa 1 Minute pürieren oder bis die Milch cremig ist. Mit einem sauberen Käseleinen oder einem Nussmilchbeutel abseihen, um eine noch feinere Textur zu erhalten.

Milch in eine Glasflasche füllen und gut verschließen. Im Kühlschrank ist sie bis zu fünf Tage haltbar.

Vanillemilch:

Beim Mixen ½ TL Vanilleextrakt und 1 entsteinte, in heißem Wasser eingeweichte Dattel hinzufügen.

Schokomilch:

Beim Mixen 2 EL reines Kakaopulver und 1 entsteinte, in heißem Wasser eingeweichte Dattel hinzufügen.

Erdbeermilch:

Beim Mixen 80 g Erdbeeren (frisch oder TK) und 1 entsteinte, in heißem Wasser eingeweichte Dattel hinzufügen.

Bubble-Matcha

Vegan, glutenfrei

Herkömmlicher Bubble Tea ist köstlich, wird aber mit ungesunden Fruchtpulvern, Zuckerzusätzen und stärkehaltigen Tapiokaperlen hergestellt. Inspiriert von Falooda, dem Lieblingsgetränk meiner Kindheit, tausche ich die Tapiokaperlen gegen hirnfreundliche Basilikumsamen zusammen mit weiteren beruhigenden Zutaten aus.

Portionen: 1 | Garzeit: 40 Minuten

1 TL Matcha-Teepulver
½ TL Kardamompulver
½ TL Basilikumsamen
240 ml Mandel- oder Hanfmilch
1 TL Honig
½ TL Vanilleextrakt
1 Handvoll Eiswürfel

Matcha-Pulver und Kardamom mit 60 ml kochendem Wasser verquirlen und abkühlen lassen.

Basilikumsamen in 240 ml Wasser geben und 30 Minuten quellen lassen, dann abgießen und spülen.

Den abgekühlten Matcha-Tee mit Milch, Honig und Vanilleextrakt in ein hohes Glas geben und umrühren.

Basilikumsamen und Eiswürfel zugeben. Mit Strohhalm servieren.

Passionsblumentee

Vegan, glutenfrei

Die Passionsblume ist ein pflanzliches Heilmittel, das Angstzustände lindern kann. Dieses einfache Kräutertee-Rezept kann auch für viele andere Kräuter und Tees verwendet werden.

Portionen: 1 | Zubereitung: 10 Minuten

1 EL getrocknete Passionsblume
½ TL Honig (optional)

Passionsblume in eine mittelgroße Teetasse geben und mit 240 ml kochendem Wasser aufgießen. Etwa 10 Minuten ziehen lassen. Ein Tee-Ei oder Teesieb sind dabei hilfreich.

Passionsblume abseihen und den Tee nach Belieben mit Honig süßen.

Spielerisch Ängste lösen

Lavendelknete

Diese letzte, nicht essbare Zubereitung macht Sie mit meiner Lieblingsmethode zur Angstbewältigung bekannt. Ich habe gerne eine Kugel aus dieser selbst gemachten Knete in der Handtasche dabei, um sie zu kneten, wenn ich mich verängstigt oder gestresst fühle.

Anstelle von Lavendel kann man auch andere beruhigende ätherische Öle wie Jasmin, Zitronenmelisse, Basilikum oder Kamille verwenden, um nur einige zu nennen. Sogar die Zubereitung ist angstlösend – das Kneten des Teigs entspannt und macht Freude.

Zubereitung: 5 Minuten | Garzeit: 10 Minuten

280 g Mehl
180 g Salz
4 TL Weinstein
1 ½ EL Kokosöl
½ EL ätherisches Lavendelöl
Lebensmittelfarbe (Lila oder Wunschfarbe)

Mehl, Salz und Weinstein in einem mittelgroßen Topf vermengen. 480 ml lauwarmes Wasser und die restlichen Zutaten zufügen und etwa 2 Minuten auf mittlerer Stufe so lange rühren, bis der Teig eindickt und sich zu einer Kugel formt.

Wenn die Kugel fest ist, vom Herd nehmen. In einer sauberen Schüssel 2 Minuten abkühlen lassen. Den Teig auf der Arbeitsfläche etwa 5 Minuten kneten, bis er glatt ist.

In einem durchsichtigen, Bisphenol-A-freien Plastikbeutel bis zu zwei Monate aufbewahren.

Dank

Als ich mein erstes Buch *Ernährung für die Psyche* schrieb, ahnte ich noch nicht, dass es eine so große Resonanz finden würde. Ich empfinde es als großen Segen, dass das Buch meine Arbeit für psychische Gesundheit mehr in die Welt getragen hat als alles, was ich im engen Rahmen meiner ärztlichen Tätigkeit je erreichen konnte. Mein zweites Buch ist der Versuch, all diejenigen zu erreichen, die mit Angststörungen zu kämpfen haben – mit einer Erkrankung, die in allen Bevölkerungsschichten vorkommt. Deshalb möchte ich mich bei wirklich allen Patienten, Freunden, Familienmitgliedern und Kollegen bedanken, die mir ihre Ängste offenbart haben. Ihr habt mir so viel beigebracht und mir geholfen, die Ratschläge dieses Buches zu entwickeln. Von euch weiß ich, dass es Hoffnung gibt und dass die Lebensmittel, die wir essen, das sind, was uns am Ende Kraft gibt.

Ich danke meinem Onkologie- und OP-Team: Dr. Eric Winer, Dr. Tari King, Dr. Adrienne Gropper Waks, Dr. Jennifer McKenna und allen Mitarbeitern von Dana-Farber (Boston), die mir geholfen haben, den Status einer Krebs-Überlebenden zu erreichen, während ich dieses Buch schrieb.

Meinen Agentinnen: Celeste, Sarah, Mia, Emily und ihrem gesamten Team bei PFLM, die dieses Buch zum Leben erweckt und sich mit mir verbündet haben, um es zu einem Klassiker und Dauerbrenner zu machen.

Meiner Lektorin Tracy: Ich empfinde es als Segen, dass sie mich ausgewählt hat: eine unbekannte Ärztin und Autorin in der Nische der Ernährungspsychiatrie. Danke, dass du an mein erstes Buch geglaubt hast und mir immer wieder Mut gemacht hast.

Danke an das gesamte Team von Little Brown, Spark/Hachette: an Jess, Jules, Karina und das fantastische Team für Auslandsrechte. Ein großes Dankeschön an William: Was für ein Glück, dass ich ein weiteres Mal eng mit dir zusammenarbeiten durfte.

Meinen Mentoren in der Wissenschaft, Medizin, Psychiatrie und Ernährungswissenschaft in Harvard und anderswo: dafür, dass ihr mir zur Seite standet und mich bei jedem Schritt ermutigt habt. Viele finden das rätselhaft, aber ich hatte das Glück, euch alle während meiner gesamten Karriere an meiner Seite zu haben.

An die Massachusetts General Hospital Psychiatry Academy, insbesondere Dr. David Rubin, Jane Pimental, Shauna Futch und das gesamte Team: Vielen Dank für eure Unterstützung, mit der ich den weltweit ersten Hochschulkurs für Ernährungs- und Stoffwechselpsychiatrie in Harvard ins Leben rufen konnte.

Es war mir eine große Ehre, His Royal Highness, den ehemaligen Prince of Wales, zu treffen. Er sprach sich dafür aus, dass die Öffentlichkeit klare Anleitungen in Bezug auf gesunde Ernährung braucht, und das führte zur britischen Kampagne *Food for Mood*.

An Dr. Dixon, Amanda King und das gesamte Team des UK College of Medicine: Vielen Dank für die Zusammenarbeit, die *Food for Mood* groß gemacht hat.

Mein Team ist ein wahres Juwel. Es liebt diese Arbeit genauso sehr wie ich und tut viel dafür, sie in der Welt zu verbreiten: Olivia, Andrea, Roshini, Connor, Vina, Tanusha, Sayuj und Team, Angela Jill und Alexis.

Und schließlich hätte ich dieses Buch nicht ohne meine Freunde Srini und Rajiv und meine Freundin Denise schreiben können.

Ein großes Dankeschön geht an meine ganze Familie: an meinen verstorbenen Vater, meine Mutter, die immer noch ein absoluter Superstar in allem ist, und meine Geschwister Vahini, Hesh und Vishy. An meine geliebte Tante Nimi, die noch vor Erscheinen dieses Buches plötzlich verstorben ist: Danke für das Kochbuch, das du mir gekauft hast, und für alles, was du mir beigebracht hast; ich vermisse dich schrecklich. Dank an den Rest meiner lieben Familie: Kamil, Laura, Namitha, Nag, Sashen und Sayuri. An Oisín, Orin und Nyra, die mich daran erinnern, dass Essen immer Liebe ist, sogar wenn es gesund ist!

Stichwortverzeichnis

C

H

L

T

U

V

Die Autorin

Uma Naidoo, MD, ist Psychiaterin (Harvard Medical School), Profiköchin (Cambridge School of Culinary Arts) und Ernährungsberaterin (Cornell University). Zurzeit ist sie Leiterin der Abteilung »Nutritional and Lifestyle Psychiatry« am Massachusetts General Hospital, wo sie Ernährungsinterventionen für psychiatrisch und körperlich Erkrankte betreut. Sie leitet den Fachbereich Ernährungspsychiatrie an der Massachusetts General Hospital Academy und hat eine Privatpraxis in Newton, Massachusetts. Außerdem unterrichtet sie an der Cambridge School of Culinary Arts. Dr. Naidoo hält Vorträge auf Konferenzen in Harvard, für Goop, im New York City Jewish Community Center und an der Ivy Business School in Boston. Sie bloggt für *Harvard Health* und *Psychology Today* und hat gerade einen einzigartigen Videokochkurs für die Massachusetts General Hospital Academy fertiggestellt, der über das kulinarische Handwerk an die Ernährungspsychiatrie heranführt. Sie wurde von der American Psychiatric Association gebeten, den ersten Text auf dem Gebiet der Ernährungspsychiatrie zu verfassen. Neben dem Kochen zählt auch das Backen zu ihren Leidenschaften.

Quellenverzeichnis

Kapitel 1

1 American Psychiatric Association: »APA Public Opinion Polls«. Abgerufen am 15. Februar 2023. https://psychiatry.org/news-room/apa-public-opinion-polls.

2 American Psychiatric Association: »New Poll: COVID-19 Impacting Mental Well-Being: Americans Feeling Anxious, Especially for Loved Ones; Older Adults Are Less Anxious«. 25. März 2020. Abgerufen am 15. Februar 2023. https://www.psychiatry.org/news-room/news-releases/new-poll-covid-19-impacting-mental-well-being-amer.

3 American Psychiatric Association: »After Two Years of COVID-19, Americans' Anxiety Turns to Global Events, Says APA Annual Mental Health Poll«. 22. Mai 2022. Abgerufen am 15. Februar 2023. https://psychiatry.org/news-room/news-releases/americans-anxiety-global-events.

4 American Psychiatric Association: »As Midterms Approach, 79 % of Americans Believe Mental Health Is a Public Health Emergency That Needs More Attention from Lawmakers«. 6. Oktober 2022. Abgerufen am 15. Februar 2023. https://www.psychiatry.org/News-room/News-Releases/Midterms-poll-mental-health-priority.

5 Bandelow B.; Michaelis, S.: »Epidemiology of anxiety disorders in the 21st century«. *Dialogues in Clinical Neuroscience*. 2015; 17 (3): S. 327–335. https://doi.org/10.31887/dcns.2015.17.3/bbandelow.

6 Facts & Statistics. Anxiety & Depression Association of America: »Anxiety Disorders«. Abgerufen am 15. Februar 2023. https://adaa.org/understanding-anxiety/facts-statistics.

7 McLean, C.P.; Asnaani; A.; Litz, B.T.; Hofmann, S.G.: »Gender differences in anxiety disorders: Prevalence, course of illness, comorbidity and burden of illness«. *Journal of Psychiatric Research*. 2011; 45 (8): S. 1027–1035. https://doi.org/10.1016/j.jpsychires.2011.03.006.

8 Eken, H.N.; Dee, E.C.; Powers, A.R. III.; Jordan, A.: »Racial and ethnic differences in perception of provider cultural competence among patients with depression and anxiety symptoms: A retrospective, population-based, cross-sectional analysis«. *Lancet Psychiatry*. 2021; 8 (11): S. 957–968. https://doi.org/10.1016/s2215-0366(21)00285-6.

9 Health and Human Services: »HHS Leaders Urge States to Maximize Efforts to Support Children's Mental Health«. 25. Mai 2022. Abgerufen am 15. Februar 2023. https://www.hhs.gov/about/news/2022/05/25/hhs-leaders-urge-states-maximize-efforts-support-childrens-mental-health.html.

10 Baumgaertner, E.: »Health panel recommends anxiety screening for all adults under 65«. *New York Times*. 20. September 2022. Abgerufen am 15. Februar 2023. https://www.nytimes.com/2022/09/20/health/anxiety-screening-recommendation.html.

11 Karlsen, H.R.; Matejschek, F.; Saksvik-Lehouillier, I.; Langvik, E.: »Anxiety as a risk factor for cardiovascular disease independent of depression: A narrative review of current status and conflicting findings«. *Health Psychology Open*. 2021; 8 (1): 205510292098746. https://doi.org/10.1177/2055102920987462.

12 Chien, I.C.: Lin, C.H.: »Increased risk of diabetes in patients with anxiety disorders: A population-based study«. *Journal of Psychosomatic Research*. 2016; 86: S. 47–52. https://doi.org/10.1016/j.jpsychores.2016.05.003.

13 Siegmann, E.M.; Müller, H.H.O.; Luecke, C.; Philipsen, A.; Kornhuber, J.; Grömer, T.W.: »Association of depression and anxiety disorders with autoimmune thyroiditis«. *JAMA Psychiatry*. 2018; 75 (6): S. 577. https://doi.org/10.1001/jamapsychiatry.2018.0190.

14 Becker, E.; Orellana Rios, C.L.: Lahmann, C.; Rücker, G.; Bauer, J.; Boeker, M.: »Anxiety as a risk factor of Alzheimer's disease and vascular dementia«. *British Journal of Psychiatry*. 2018; 213 (5): S. 654–660. https://doi.org/10.1192/bjp.2018.173.

15 Murniati, N.; Al Aufa, B.; Kusuma, D.; Kamso, S.: »A scoping review on biopsychosocial predictors of mental health among older adults«. *International Journal of Environmental Research and Public Health*. 2022; 19(17): S. 10909. https://doi.org/10.3390/ijerph191710909.

16 Yaribeygi, H.; Panahi, Y.; Sahraei, H.; Johnston, T.P.; Sahebkar, A.: »The impact of stress on body function: A review«. *EXCLI Journal*. 2017; 16: S. 1057–1072. https://doi.org/10.17179/excli2017-480. PMID: 28900385; PMCID: PMC5579396.

17 Barrett, L.F.: »The theory of constructed emotion: »An active inference account of interoception and categorization«. *Social Cognitive and Affective Neuroscience*. 2017; 12 (1): S. 1–23. https://doi.org/10.1093/scan/nsw154.

18 McRae. K.; Hughes, B.; Chopra, S.; Gabrieli, J.D.E.; Gross, J.J.; Ochsner, K.N.: »The neural bases of distraction and reappraisal«. *Journal of Cognitive Neuroscience*. 2010; 22 (2): S. 248–262. https://doi.org/10.1162/jocn.2009.21243;

Ellard, K.K.; Barlow, D.H.; Whitfield-Gabrieli, S.; Gabrieli, J.D.E.; Deckersbach, T.: »Neural correlates of emotion acceptance vs worry or suppression in generalized anxiety disorder«. *Social Cognitive and Affective Neuroscience*. 2017; 12 (6): S. 1009–1021. https://doi.org/10.1093/scan/nsx025;

Taren, A.A.; Gianaros, P.J.; Greco, C.M. et al.: »Mindfulness meditation training alters stress-related amygdala resting state functional connectivity: A randomized controlled trial«. *Social Cognitive and Affective Neuroscience*. 2015; 10 (12): S. 1758–1768. https://doi.org/10.1093/scan/nsv066.

19 Barrett, L.F.: »You Aren't at the Mercy of Your Emotions«. Vortrag bei TED@IBM; aufgenommen im Dezember 2017 in San Francisco. TED-Video, 18:20. Abgerufen am 11. Juli 2022. https://www.ted.com/talks/lisa_feldman_barrett_you_aren_t_at_the_mercy_of_your_emotions_your_brain_creates_them?language=en.

20 Mobbs, D.; Adolphs, R.; Fanselow, M.S. et al.: »Viewpoints: Approaches to defining and investigating fear«. *Nature Neuroscience*. 2019; 22 (8): S. 1205–1216. https://doi.org/10.1038/s41593-019-0456-6.

21 Tiller, J.W.: »Depression and anxiety«. *Medical Journal of Australia*. 2013; 199 (S6): S. S28–S31. https://doi.org/10.5694/mja12.10628.

22 Collier, S.: »What Should You Do During a Psychiatric Medication Shortage?« *Harvard Health Blog*. 2. Juli 2020. Abgerufen am 15. Februar 2023. https://www.health.harvard.edu/blog/what-should-you-do-during-a-psychiatric-medication-shortage-2020070220526.

23 Kaczkurkin, A.N.; Foa, E.B.: »Cognitive-behavioral therapy for anxiety disorders: An update on the empirical evidence«. *Dialogues in Clinical Neuroscience.* 2015; 17 (3): S. 337–346. https://doi.org/10.31887/dcns.2015.17.3/akaczkurkin.

24 Weiner, S. A.; »Growing Psychiatrist Shortage and an Enormous Demand for Mental Health Services. Association of American Medical Colleges«. 9. August 2022. Abgerufen am 17. Februar 2023. https://www.aamc.org/news-insights/growing-psychiatrist-shortage-enormous-demand-mental-health-services.

25 https://www.aerztezeitung.de/Politik/Regierung-sieht-dynamische-Entwicklung-bei-Zahl-der-Psychotherapeuten-435607.html

26 Bulkes, N.Z.; Davis, K.; Kay, B.; Riemann, B.C.: »Comparing efficacy of telehealth to in-person mental health care in intensive-treatment-seeking adults«. *Journal of Psychiatric Research.* 2022; 145: S. 347–352. https://doi.org/10.1016/j.jpsychires.2021.11.003.

27 Orme-Johnson, D.W.; Barnes, V.A.: »Effects of the Transcendental Meditation technique on trait anxiety: A meta-analysis of randomized controlled trials«. *Journal of Alternative and Complementary Medicine.* 2014; 20 (5): S. 330–341. https://doi.org/10.1089/acm.2013.0204.

28 Novaes, M.M.; Palhano-Fontes, F.; Onias. H. et al.: »Effects of yoga respiratory practice (bhastrika pranayama) on anxiety, affect, and brain functional connectivity and activity: A randomized controlled trial«. *Frontiers in Psychiatry.* 2020; 11. https://doi.org/10.3389/fpsyt.2020.00467.

29 Kandola, A.; Stubbs, B.: »Exercise and anxiety. Advances in Experimental Medicine and Biology«. 2020; 1228: S. 345–352. https://link.springer.com/chapter/10.1007/978-981-15-1792-1_23.

30 Haghighatdoost, F.; Feizi, A.; Esmaillzadeh, A. et al.: »Drinking plain water is associated with decreased risk of depression and anxiety in adults: Results from a large cross-sectional study«. *World Journal of Psychiatry.* 2018; 8 (3): S. 88–96. https://doi.org/10.5498/wjp.v8.i3.88.

31 American Psychiatric Association: »One in Four Americans Plans a Mental Health New Year's Resolution for 2022«. 20. Dezember 2021. Abgerufen am 15. Februar 2023. https://www.psychiatry.org/news-room/news-releases/one-in-four-americans-plans-a-mental-health-new-ye.

32 Roy-Byrne, P.: »Treatment-refractory anxiety; definition, risk factors, and treatment challenges. Dialogues in Clinical Neuroscience«. 2015; 17 (2): S. 191–206.

33 World Obesity Day 2022: »Accelerating Action to Stop Obesity«. *World Health Organization.* 4. März 2022. Abgerufen am 15. Februar 2023. https://www.who.int/news/item/04-03-2022-world-obesity-day-2022-accelerating-action-to-stop-obesity.

34 https://www.bundestag.de/presse/hib/kurzmeldungen-928808. Abgerufen am 10.05.2024.

35 Centers for Disease Control and Prevention: »Adult Obesity Facts«. Abgerufen am 15. Februar 2023. https://www.cdc.gov/obesity/data/adult.html.

Kapitel 2

1 Lichtenstein, G.R.: »Letter from the editor«. *Gastroenterology and Hepatology.* September 2013; 9 (9): S. 552. PMID: 24729764; PMCID: PMC3983972.

2 Pariente, N.: »A Field Is Born«. *Nature Portfolio.* 17. Juni 2019. Abgerufen am 15. Februar 2023. https://www.nature.com/articles/d42859-019-00006-2.

3 Mackowiak, P.A.: »Recycling Metchnikoff: Probiotics, the intestinal microbiome and the quest for long life«. *Frontiers in Public Health.* 2013;1. https://doi.org/10.3389/fpubh.2013.00052.

4 Lederberg, J.; McCray, A.T.: »Ome SweetOmics – a genealogical treasury of words«. *Scientist.* 2001; 15 (7): S. 8.

5 Jefferson, T.: Brief an Maria Cosway, 12. Oktober 1786. *Founders Online.* Abgerufen am 15. Februar 2023. https://founders.archives.gov/documents/Jefferson/01-10-02-0309.

6 Yu, C.D., Xu, Q.J.; Chang, R.B.: »Vagal sensory neurons and gut-brain signaling«. *Current Opinion in Neurobiology.* 2020; 62: S. 133–140. https://doi.org/10.1016/j.conb.2020.03.006.

7 North, C.S.: »Relationship of functional gastrointestinal disorders and psychiatric disorders: Implications for treatment«. *World Journal of Gastroenterology.* 2007; 13 (14): S. 2020. https://doi.org/10.3748/wjg.v13.i14.2020.

8 Mohammad, S.; Chandio, B.; Soomro, A.A. et al.: »Depression and anxiety in patients with gastroesophageal reflux disorder with and without chest pain«. *Cureus.* Online veröffentlicht am 8. November 2019. https://doi.org/10.7759/cureus.6103.

9 Goodwin, R.D.: »Generalized anxiety disorder and peptic ulcer disease among adults in the United States«. *Psychosomatic Medicine.* 2002; 64 (6): S. 862–866. https://doi.org/10.1097/01.psy.0000038935.67401.f3.

10 Bull M.J.; Plummer. N.T.: Part 1: »The human gut microbiome in health and disease«. *Integrative Medicine (Encinitas, Kalif.).* 2014; 13 (6): S. 17–22.

11 Martino, C.; Dilmore, A.H.; Burcham, Z.M.; Metcalf, J.L.; Jeste, D.; Knight, R.: »Microbiota succession throughout life from the cradle to the grave«. *Nature Reviews Microbiology.* Online veröffentlicht am 29. Juli 2022. https://doi.org/10.1038/s41579-022-00768-z.

12 National Institutes of Health: »Human Microbiome Project«. Abgerufen am 15. Februar 2023. https://commonfund.nih.gov/hmp.

13 Vijay, A.; Valdes, A.M.: »Role of the gut microbiome in chronic diseases: A narrative review«. *European Journal of Clinical Nutrition.* 2021; 76 (4): S. 489–501. https://doi.org/10.1038/s41430-021-00991-6;

Durack, J.; Lynch, S.V.: »The gut microbiome: Relationships with disease and opportunities for therapy«. *Journal of Experimental Medicine.* 2018; 216 (1): S. 20–40. https://doi.org/10.1084/jem.20180448.

14 Ursell, L.K.; Metcalf, J.L.; Parfrey, L.W.; Knight, R.: »Defining the human microbiome«. *Nutrition Reviews.* 2012; 70: S. 38–44. https://doi.org/10.1111/j.1753-4887.2012.00493.x.

15 Smits, S.A.; Leach, J.; Sonnenburg, E.D. et al.: »Seasonal cycling in the gut microbiome of the Hadza hunter-gatherers of Tanzania«. *Science.* 2017; 357 (6353): S. 802–806. https://doi.org/10.1126/science.aan4834.

16 Galley, J.D.; Nelson, M.C.; Yu, Z. et al.: »Exposure to a social stressor disrupts the community structure of the colonic mucosa-a ssociated microbiota«. *BMC Microbiology.* 2014; 14 (1): S. 189. https://doi.org/10.1186/1471-2180-14-189.

17 Hypoglycemia Support Foundation: »Added Sugar Repository«. Abgerufen am 15. Februar 2023. https://hypoglycemia.org/added-sugar-repository/.

18 Kose, J.; Cheung, A.; Fezeu, L.K. et al.: »A comparison of sugar intake between individuals with high and low trait anxiety: Results from the NutriNet-Santé study«. *Nutrients.* 2021; 13 (5): S. 1526. https://doi.org/10.3390/nu13051526.

19 Di Rienzi, S.C.; Britton, R.A.: »Adaptation of the gut microbiota to modern dietary sugars and sweeteners«. *Advances in Nutrition.* 2019; 11 (3): S. 616–629. https://doi.org/10.1093/advances/nmz118.

20 Daneman, R.; Prat, A.: »The blood-brain barrier«. *Cold Spring Harbor Perspectives in Biology.* 5. Januar 2015; 7 (1): S. a020412. https://doi.org/10.1101/cshperspect.a020412.

21 Chen, Y.; Xu, J.; Chen, Y.: »Regulation of neurotransmitters by the gut microbiota and effects on cognition in neurological disorders«. *Nutrients.* 2021; 13 (6): S. 2099. https://doi.org/10.3390/nu13062099.

22 Terry, N.; Margolis, K.G.: »Serotonergic mechanisms regulating the GI tract: Experimental evidence and therapeutic relevance«. *Gastrointestinal Pharmacology.* Online veröffentlicht. 2016: S. 319–342. https://doi.org/10.1007/164_2016_103.

23 Kaur, H.; Bose, C.; Mande, S.S.: »Tryptophan metabolism by gut microbiome and gut-brain-axis: An in silico analysis«. *Frontiers in Neuroscience.* 2019; 13: S. 1365. https://doi.org/10.3389/fnins.2019.01365.

24 Moncrieff, J.; Cooper, R.E.; Stockmann, T. et al.: »The serotonin theory of depression: A systematic umbrella review of the evidence«. *Molecular Psychiatry.* 2022. https://doi.org/10.1038/s41380-022-01661-0.

25 Duranti, S.; Ruiz, L.; Lugli, G.A. et al.: »Bifidobacterium adolescentis as a key member of the human gut microbiota in the production of GABA«. *Scientific Reports.* 2020; 10 (1). https://doi.org/10.1038/s41598-020-70986-z.

26 Simpson, C.A.; Diaz-Arteche, C.; Eliby, D.; Schwartz, O.S.; Simmons, J.G.; Cowan, C.S.M.: »The gut microbiota in anxiety and depression – a systematic review«. *Clinical Psychology Review.* 2021; 83: S. 101943. https://doi.org/10.1016/j.cpr.2020.101943.

27 Clapp, M.; Aurora, N.; Herrera, L.; Bhatia, M.; Wilen, E.; Wakefield, S.: »Gut microbiota's effect on mental health: The gut-brain axis«. *Clinics and Practice.* 15. September 2017; 7 (4): S. 987. https://doi.org/10.4081/cp.2017.987.

28 Silva, Y.P.; Bernardi, A.; Frozza, R.L.: »The role of short-chain fatty acids from gut microbiota in gut-brain communication«. *Frontiers in Endocrinology.* 2020; 11. https://doi.org/10.3389/fendo.2020.00025;
Müller, B.; Rasmusson, A.J.; Just, D. et al.: »Fecal short-chain fatty acid ratios as related to gastrointestinal and depressive symptoms in young adults«. *Psychosomatic Medicine.* 2021; 83 (7): S. 693–699. https://doi.org/10.1097/PSY.0000000000000965.

29 Yang, B.; Wei, J.; Ju, P.; Chen, J.: »Effects of regulating intestinal microbiota on anxiety symptoms: A systematic review«. *General Psychiatry.* 2019; 32 (2): S. e100056. https://doi.org/10.1136/gpsych-2019-100056.

Kapitel 3

1 Wigren, M.; Nilsson, J.; Kaplan, M.J.: »Pathogenic immunity in systemic lupus erythematosus and atherosclerosis: Common mechanisms and possible targets for intervention«. *Journal of Internal Medicine.* 2015; 278 (5): S. 494–506. https://doi.org/10.1111/joim.12357.

2 Guo, M.; Wang, H.; Xu, S. et al.: »Alteration in gut microbiota is associated with dysregulation of cytokines and glucocorticoid therapy in systemic lupus erythematosus«. *Gut Microbes.* 2020; 11 (6): S. 1758–1773. https://doi.org/10.1080/19490976.2020.1768644.

3 Ilchmann-Diounou, H.; Menard, S.: »Psychological stress, intestinal barrier dysfunctions, and autoimmune disorders: An overview«. *Frontiers in Immunology.* 25. August 2020; 11: S. 1823. https://doi.org/10.3389/fimmu.2020.01823.

4 Seiler, A.; Fagundes, C.P.; Christian, L.M.: »The impact of everyday stressors on the immune system and health«. In: Choukèr, A. (Hrsg.) *Stress Challenges and Immunity in Space: From Mechanisms to Monitoring and Preventive Strategies.* Springer International Publishing; 2020: S. 71–92. https://link.springer.com/chapter/10.1007/978-3-030-16996-1_6.

5 Warrington, R.; Watson, W.; Kim, H.L.; Antonetti, F.R.: »An introduction to immunology and immunopathology«. *Allergy, Asthma, and Clinical Immunology*. 2011; 7, (Supplement 1): S1. https://aacijournal.biomedcentral.com/articles/10.1186/1710-1492-7-S1-S1.

6 Zhang, J.M.; An, J.: »Cytokines, inflammation, and pain«. *International Anesthesiology Clinics*. 2007; 45 (2): S. 27–37. https://doi.org/10.1097/aia.0b013e318034194e.

7 Abel, A.M.; Yang, C.; Thakar, M.S.; Malarkannan, S.: »Natural killer cells: Development, maturation, and clinical utilization«. *Frontiers in Immunology*. 2018; 9. https://doi.org/10.3389/fimmu.2018.01869.

8 Fowlkes, A.; Gaglani, M.; Groover, K. et al.: »Effectiveness of COVID-19 vaccines in preventing SARS-CoV-2 infection among frontline workers before and during B.1.617.2 (Delta) variant predominance – eight U.S. locations, Dezember 2020 bis August 2021«. *Morbidity and Mortality Weekly Report*. 2021; 70 (34): S. 1167–1169. https://doi.org/10.15585/mmwr.mm7034e4.

9 Milani, C.; Duranti, S.; Bottacini, F. et al.: »The first microbial colonizers of the human gut: Composition, activities, and health implications of the infant gut microbiota«. *Microbiology and Molecular Biology Reviews*. 2017; 81 (4). https://doi.org/10.1128/mmbr.00036-17.

10 Reyman, M.; van Houten, M.A.; van Baarle, D. et al.: »Impact of delivery mode–associated gut microbiota dynamics on health in the first year of life«. *Nature Communications*. 2019; 10 (1). https://doi.org/10.1038/s41467-019-13014-7.

11 van den Elsen, L.W.J.; Garssen, J.; Burcelin, R.; Verhasselt, V.: »Shaping the gut microbiota by breastfeeding: The gateway to allergy prevention?« *Frontiers in Pediatrics*. 27. Februar 2019; 7: S. 47. https://doi.org/10.3389/fped.2019.00047.

12 Zhang, H.; Zhang, Z.; Liao, Y.; Zhang, W.; Tang, D.: »The complex link and disease between the gut microbiome and the immune system in infants«. *Frontiers in Cellular and Infection Microbiology*. 2022; 12: S. 924119. https://doi.org/10.3389/fcimb.2022.924119.

13 Borbet, T.C.; Pawline, M.B.; Zhang, X. et al.: »Influence of the early-life gut microbiota on the immune responses to an inhaled allergen«. *Mucosal Immunology*. 2022; 15: S. 1000–1011. https://doi.org/10.1038/s41385-022-00544-5

14 de Goffau, M.C.; Fuentes, S.; van den Bogert, B. et al.: »Aberrant gut microbiota composition at the onset of type 1 diabetes in young children«. *Diabetologia*. 2014; 57 (8): S. 1569–1277. https://doi.org/10.1007/s00125-014-3274-0.

15 Mahana, D.; Trent, C.M.; Kurtz, Z.D. et al.: »Antibiotic perturbation of the murine gut microbiome enhances the adiposity, insulin resistance, and liver disease associated with high-fat diet«. *Genome Medicine*. 2016; 8 (1): S. 48. https://doi.org/10.1186/s13073-016-0297-9.

16 Carpay, N.C.; Kamphorst, K.; de Meij, T.G.J.; Daams, J.G.; Vlieger, A.M.; van Elburg, R.M.: »Microbial effects of prebiotics, probiotics and synbiotics after Caesarean section or exposure to antibiotics in the first week of life: A systematic review«. *PLOS One*. 2022; 17 (11): S. e0277405. https://doi.org/10.1371/journal.pone.0277405.

17 Wiertsema, S.P.; van Bergenhenegouwen, J.; Garssen, J.; Knippels, L.M.J.: »The interplay between the gut microbiome and the immune system in the context of infectious diseases throughout life and the role of nutrition in optimizing treatment strategies«. *Nutrients*. 2021; 13 (3): S. 886. https://doi.org/10.3390/nu13030886.

18 Okumura, R.; Takeda, K.: »Roles of intestinal epithelial cells in the maintenance of gut homeostasis«. *Experimental and Molecular Medicine*. 2017; 49 (5): S. e338. https://doi.org/10.1038/emm.2017.20.

19 Turner, J.R.: »Intestinal mucosal barrier function in health and disease. Nature Reviews«. *Immunology*. 2009; 9 (11): S. 799–809. https://doi.org/10.1038/nri2653.

20 Zheng, D.; Liwinski, T.; Elinav, E.: »Interaction between microbiota and immunity in health and disease«. *Cell Research.* 2020; 30 (6): S. 492–506. https://doi.org/10.1038/s41422-020-0332-7.

21 Desai, M.S.; Seekatz, A.M.; Koropatkin, N.M. et al.: »A dietary fiber–deprived gut microbiota degrades the colonic mucus barrier and enhances pathogen susceptibility«. *Cell.* 17. November 2016; 167 (5): S. 1339–1353. e21. https://doi.org/10.1016/j.cell.2016.10.043.

22 Bischoff, S.C.; Barbara, G.; Buurman, W. et al.: »Intestinal permeability – a new target for disease prevention and therapy«. *BMC Gastroenterology.* 2014; 14 (1). https://doi.org/10.1186/s12876-014-0189-7.

23 Wang, Y.H.; Li, J.Q.; Shi, J.F. et al.: »Depression and anxiety in relation to cancer incidence and mortality: A systematic review and meta-analysis of cohort studies«. *Molecular Psychiatry.* 2020; 25 (7): S. 1487–1499. https://doi.org/10.1038/s41380-019-0595-x.

24 Alghamdi, B.S.; Alatawi, Y.; Alshehri, F.S.; Tayeb, H.O.; Tarazi, F.I.: »Relationship between public mental health and immune status during the COVID-19 pandemic«: Cross-sectional data from Saudi Arabia. *Risk Management and Healthcare Policy.* 9. April 2021; 14: S. 1439–1447. https://doi.org/10.2147/RMHP.S302144.

25 Glaser, R.; Kiecolt-Glaser, J.K.: »Stress-induced immune dysfunction: Implications for health. Nature Reviews«. *Immunology.* 2005; 5(3): S. 243–251. https://doi.org/10.1038/nri1571.

26 Dhabhar, F.S.: »The short-term stress response – mother nature's mechanism for enhancing protection and performance under conditions of threat, challenge, and opportunity«. *Frontiers in Neuroendocrinology.* 2018; 49: S. 175–192. https://doi.org/10.1016/j.yfrne.2018.03.004.

27 Dhabhar, F.S.: »Enhancing versus suppressive effects of stress on immune function: Implications for immunoprotection and immunopathology«. *Neuroimmunomodulation.* 2009; 16 (5): S. 300–317. https://doi.org/10.1159/000216188.

28 Glaser, R.; Kiecolt-Glaser, J.K.: »Stress-induced immune dysfunction: Implications for health. Nature Reviews«. *Immunology.* 2005; 5 (3): S. 243–251. https://doi.org/10.1038/nri1571.

29 Segerstrom, S.C.; Miller, G.E.: »Psychological stress and the human immune system: A meta-analytic study of 30 years of inquiry«. *Psychological Bulletin.* Juli 2004; 130 (4): S. 601–630. https://doi.org/10.1037/0033-2909.130.4.601.

30 Bae, Y.S.; Shin, E.C.; Bae, Y.S.; Van Eden, W.: »Editorial: Stress and immunity«. *Frontiers in Immunology.* 14. Februar 2019; 10: S. 245. https://doi.org/10.3389/fimmu.2019.00245.

31 Hou, R.; Garner, M.; Holmes, C. et al.: »Peripheral inflammatory cytokines and immune balance in generalised anxiety disorder: Case-controlled study«. *Brain, Behavior, and Immunity.* 2017; 62: S. 212–218. https://doi.org/10.1016/j.bbi.2017.01.021.

32 Wingo, A.P.; Gibson, G.: »Blood gene expression profiles suggest altered immune function associated with symptoms of generalized anxiety disorder«. *Brain, Behavior, and Immunity.* 2015; 43: S. 184–191. https://doi.org/10.1016/j.bbi.2014.09.016.

33 Vieira, M.M.; Ferreira, T.B.; Pacheco, P.A. et al.: »Enhanced Th17 phenotype in individuals with generalized anxiety disorder«. *Journal of Neuroimmunology.* 2010; 229 (1– 2): S. 212–218. https://doi.org/10.1016/j.jneuroim.2010.07.018.

34 Jeppesen, R.; Benros, M.E.: »Autoimmune diseases and psychotic disorders«. *Frontiers in Psychiatry.* 2019; 10. https://doi.org/10.3389/fpsyt.2019.00131.

35 Song, H.; Fang, F.; Tomasson, G. et al.: »Association of stress-related disorders with subsequent autoimmune disease«. *JAMA.* 2018; 319 (23): S. 2388–2400. https://doi.org/10.1001/jama.2018.7028.

Kapitel 4

1 Manjunatha, N.; Ram, D.: »Panic disorder in general medical practice – a narrative review«. *Journal of Family Medicine and Primary Care.* 2022; 11 (3): S. 861–869. https://doi.org/10.4103/jfmpc.jfmpc_888_21.

2 Kiecolt-Glaser, J.K.: »Stress, food, and inflammation: Psychoneuroimmunology and nutrition at the cutting edge«. *Psychosomatic Medicine.* Mai 2010; 72 (4): S. 365–369. Epub 21. April 2010. https://doi.org/10.1097/PSY.0b013e3181dbf489.

3 World Health Organization: »Noncommunicable Diseases«. Abgerufen am 15. Februar 2023. https://www.who.int/health-topics/noncommunicable-diseases#tab=tab_1.

4 Pahwa, R.; Goyal, A.; Jialal, I.: »Chronic Inflammation«. *StatPearls.* Januar 2022. Aktualisiert am 19. Juni 2022. https://www.ncbi.nlm.nih.gov/books/NBK493173/.

5 Furman, D.; Campisi, J.; Verdin, E. et al.: »Chronic inflammation in the etiology of disease across the life span«. *Nature Medicine.* 2019; 25 (12): S. 1822–1832. https://doi.org/10.1038/s41591-019-0675-0.

6 Tanaka, T.; Narazaki, M.; Kishimoto, T.: »IL-6 in inflammation, immunity, and disease«. *Cold Spring Harbor Perspectives in Biology.* 2014; 6 (10): S. a016295. https://doi.org/10.1101/cshperspect.a016295. PMID: 25190079; PMCID: PMC4176007.

7 Chen, L.; Deng, H.; Cui, H. et al.: »Inflammatory responses and inflammation-associated diseases in organs«. *Oncotarget.* 14. Dezember 2017; 9 (6): S. 7204–7218. https://doi.org/10.18632/oncotarget.23208. PMID: 29467962; PMCID: PMC5805548.

8 Renna, M.E.; O'Toole, M.S.; Spaeth, P.E.; Lekander, M.; Mennin, D.S.: »The association between anxiety, traumatic stress, and obsessive-compulsive disorders and chronic inflammation: A systematic review and meta-analysis«. *Depression and Anxiety.* 2018; 35 (11): S. 1081–1094. https://doi.org/10.1002/da.22790.

9 Costello, H.; Gould, R.L.; Abrol, E.; Howard, R.: »Systematic review and meta-analysis of the association between peripheral inflammatory cytokines and generalised anxiety disorder«. *BMJ Open.* 2019; 9 (7): S. e027925. https://doi.org/10.1136/bmjopen-2018-027925.

10 Kennedy, E.; Niedzwiedz, C.L.: »The association of anxiety and stress-related disorders with C-reactive protein (CRP) within UK Biobank«. *Brain, Behavior, and Immunity Health.* 2021; 19: 100410. https://doi.org/10.1016/j.bbih.2021.100410.

11 Ye, Z.; Kappelmann, N.; Moser, S. et al.: »Role of inflammation in depression and anxiety: Tests for disorder specificity, linearity and potential causality of association in the UK Biobank«. *eClinicalMedicine.* 2021; 38: S. 100992. https://doi.org/10.1016/j.eclinm.2021.100992.

12 Osimo, E.F.; Pillinger, T.; Rodriguez, I.M.; Khandaker, G.M.; Pariante, C.M.; Howes, O.D.: »Inflammatory markers in depression: A meta-analysis of mean differences and variability in 5,166 patients and 5,083 controls«. *Brain, Behavior, and Immunity.* 2020; 87: 901–909. https://doi.org/10.1016/j.bbi.2020.02.010.

13 Mesquita, A.R.; Correia-Neves, M.; Roque, S. et al.: »IL-10 modulates depressive-like behavior«. *Journal of Psychiatric Research.* 2008; 43 (2): S. 89–97. https://doi.org/10.1016/j.jpsychires.2008.02.004.

14 Dantzer, R.; O'Connor, J.; Freund, G. et al.: »From inflammation to sickness and depression: When the immune system subjugates the brain«. *Nature Reviews. Neuroscience.* 2008; 9: S. 46–56. https://doi.org/10.1038/nrn2297.

15 Liu, Y.Z.; Wang, Y.X.; Jiang, C.L: »Inflammation: The common pathway of stress-related diseases«. *Frontiers in Human Neuroscience.* 2017; 11: S. 316. https://doi.org/10.3389/fnhum.2017.00316.

16 Rohleder, N.: »Stimulation of systemic low-grade inflammation by psychosocial stress«. *Psychosomatic Medicine*. 2014; 76 (3): S. 181–189. https://doi.org/10.1097/PSY.0000000000000049.

17 Kiecolt-Glaser, J.K.; McGuire, L.; Robles, T.F.; Glaser, R.: »Emotions, morbidity, and mortality: New perspectives from psychoneuroimmunology«. *Annual Review of Psychology*. 2002; 53: S. 83–107. https://doi.org/10.1146/annurev.psych.53.100901.135217.

18 Glaser, R.; Robles, T.F.; Sheridan, J.; Malarkey, W.B.; Kiecolt-Glaser, J.K.: »Mild depressive symptoms are associated with amplified and prolonged inflammatory responses after influenza virus vaccination in older adults«. *Archives of General Psychiatry*. 2003; 60 (10): S. 1009–1014. https://doi.org/10.1001/archpsyc.60.10.1009.

19 Felger, J.C.: »Imaging the role of inflammation in mood and anxiety-related disorders«. *Current Neuropharmacology*. 2018; 16 (5): S. 533–558. https://doi.org/10.2174/1570159X15666171123201142.

20 Michopoulos, V.; Powers, A.; Gillespie, C.F.; Ressler, K.J.; Jovanovic, T.: »Inflammation in fear- and anxiety-based disorders: »PTSD, GAD, and beyond«. *Neuropsychopharmacology*. 2017; 42 (1): S. 254–270. https://doi.org/10.1038/npp.2016.146.

21 Hou, R.; Ye, G.; Liu, Y. et al.: »Effects of SSRIs on peripheral inflammatory cytokines in patients with generalized anxiety disorder«. *Brain, Behavior, and Immunity*. 2019 81: S. 105–110. https://doi.org/10.1016/j.bbi.2019.06.001.

22 Hu, K.; Sjölander, A.; Lu, D. et al.: »Aspirin and other non-steroidal anti-inflammatory drugs and depression, anxiety, and stress-related disorders following a cancer diagnosis: A nationwide register-based cohort study«. *BMC Medicine*. 2020; 18 (1): S. 238. https://doi.org/10.1186/s12916-020-01709-4.

23 DiSabato, D.J.; Quan, N.; Godbout, J.P.: »Neuroinflammation: The devil is in the details«. *Journal of Neurochemistry*. Oktober 2016; 139 (Supplement 2): S. 136–153. https://doi.org/10.1111/jnc.13607.

24 Calcia, M.A.; Bonsall, D.R.; Bloomfield, P.S.; Selvaraj, S.; Barichello, T.; Howes, O.D.: »Stress and neuroinflammation: A systematic review of the effects of stress on microglia and the implications for mental illness«. *Psychopharmacology*. 2016; 233 (9): S. 1637–1650. https://doi.org/10.1007/s00213-016-4218-9.

25 León-Rodríguez, A.; Fernández-Arjona, M. del M.; Grondona, J.M.; Pedraza, C.; López-Ávalos, M.D. »Anxiety-like behavior and microglial activation in the amygdala after acute neuroinflammation induced by microbial neuraminidase«. *Scientific Reports*. 2022; 12 (1). https://doi.org/10.1038/s41598-022-15617-5.

26 Wang, H.; He, Y.; Sun, Z. et al.: »Microglia in depression: An overview of microglia in the pathogenesis and treatment of depression«. *Journal of Neuroinflammation*. 2022; 19 (1). https://doi.org/10.1186/s12974-022-02492-0.

27 Bachiller, S.; Jiménez-Ferrer, I.; Paulus, A. et al.: »Microglia in neurological diseases: A road map to brain-disease dependent-inflammatory response«. *Frontiers in Cellular Neuroscience*. 2018; 12: S. 488. https://pubmed.ncbi.nlm.nih.gov/30618635/

28 Fontana, L.; Ghezzi, L.; Cross, A.H.; Piccio, L.: »Effects of dietary restriction on neuroinflammation in neurodegenerative diseases«. *Journal of Experimental Medicine*. 2021; 218 (2): S. e20190086. https://doi.org/10.1084/jem.20190086.

29 Zhou, L.; Chen, L.; Li, X.; Li. T.; Dong, Z.; Wang, Y.T.: »Food allergy induces alteration in brain inflammatory status and cognitive impairments«. *Behavioural Brain Research*. 2019; 364: S. 374–382. https://doi.org/10.1016/j.bbr.2018.01.011.

30 Gupta, R.S.; Warren, C.M.; Smith, B.M. et al.: »Prevalence and severity of food allergies among US adults«. *JAMA Network Open.* 2019; 2 (1): S. e185630. https://doi.org/10.1001/jamanetworkopen.2018.5630.

31 Bunyavanich, S.; Berin, M.C.: »Food allergy and the microbiome: Current understandings and future directions«. *Journal of Allergy and Clinical Immunology.* 2019 Dec; 144 (6): S. 1468–1477. https://doi.org/10.1016/j.jaci.2019.10.019. PMID: 31812181; PMCID: PMC6905201.

32 Bolte, L.A.; Vich, Vila. A.; Imhann, F. et al.: »Long-term dietary patterns are associated with pro-inflammatory and anti-inflammatory features of the gut microbiome«. *Gut.* 2021; 70 (7): S. 1287–1298. https://doi.org/10.1136/gutjnl-2020-322670.

Kapitel 5

1 van Strien, T.; Gibson, E.L.; Baños, R.; Cebolla, A.; Winkens, L.H.H.: »Is comfort food actually comforting for emotional eaters? A (moderated) mediation analysis«. *Physiology and Behavior.* 2019; 211: S. 112671. https://doi.org/10.1016/j.physbeh.2019.112671.

2 Cinti, F.; Cinti, S.: »The endocrine adipose organ: A system playing a central role in COVID-19«. *Cells.* 2022; 11 (13): S. 2109. https://doi.org/10.3390/cells11132109.

3 Bouillon-Minois, J.B.; Trousselard, M.; Thivel, D. et al.: »Leptin as a biomarker of stress: A systematic review and meta-analysis«. *Nutrients.* 2021; 13 (10): S. 3350. https://doi.org/10.3390/nu13103350.

4 Tomiyama, A.J.; Schamarek, I.; Lustig, R.H. et al.: »Leptin concentrations in response to acute stress predict subsequent intake of comfort foods«. *Physiology and Behavior.* 2012; 107 (1): S. 34–39. https://doi.org/10.1016/j.physbeh.2012.04.021.

5 Gruzdeva, O.; Borodkina, D.; Uchasova, E.; Dyleva, Y.; Barbarash, O.: »Leptin resistance: Underlying mechanisms and diagnosis. Diabetes, Metabolic Syndrome and Obesity«: *Targets and Therapy.* 25. Januar 2019; 12: S. 191–198. https://doi.org/10.2147/DMSO.S182406.

6 Misch, M.; Puthanveetil, P.: »The head-to-toe hormone: Leptin as an extensive modulator of physiologic systems«. *International Journal of Molecular Sciences.* 2022; 23 (10): S. 5439. https://doi.org/10.3390/ijms23105439.

7 Côté, I.; Green, S.M.; Toklu, H.Z. et al.: »Differential physiological responses to central leptin overexpression in male and female rats«. *Journal of Neuroendocrinology.* Dezember 2017; 29 (12): 10.1111/jne.12552. https://doi.org/10.1111/jne.12552.

8 Behre, H.M.; Simoni, M.; Nieschlag, E.: »Strong association between serum levels of leptin and testosterone in men«. *Clinical Endocrinology.* 1997; 47 (2): S. 237–240. https://doi.org/10.1046/j.1365-2265.1997.2681067.x.

9 Van Harmelen, V.; Reynisdottir, S.; Eriksson, P. et al.: »Leptin secretion from subcutaneous and visceral adipose tissue in women«. *Diabetes.* 1998; 47 (6): S. 913–917. https://doi.org/10.2337/diabetes.47.6.913.

10 Dornbush, S.; Aeddula, N.R.: »Physiology, Leptin«. *StatPearls.* 2022. Abgerufen am 14. Oktober 2022. http://www.ncbi.nlm.nih.gov/books/NBK537038/.

11 Wang, W.; Liu, S.; Li, K. et al.: »Leptin: A potential anxiolytic by facilitation of fear extinction«. *CNS Neuroscience and Therapeutics.* 2015; 21 (5): S. 425–434. https://doi.org/10.1111/cns.12375;

Liu, J.; Garza, J.C.; Bronner, J.; Kim, C.S.; Zhang, W.; Lu, XY: »Acute administration of leptin produces anxiolytic-like effects: A comparison with fluoxetine«. *Psychopharmacology.* 2010; 207 (4): S. 535–545. https://doi.org/10.1007/s00213-009-1684-3.

12 Gold, P.W.: »Endocrine factors in key structural and intracellular changes in depression«. *Trends in Endocrinology and Metabolism.* 2021; 32 (4): S. 212–223. https://doi.org/10.1016/j.tem.2021.01.003;
Lawson, E.A.; Miller, K.K.; Blum, J.I. et al.: »Leptin levels are associated with decreased depressive symptoms in women across the weight spectrum, independent of body fat«. *Clinical Endocrinology.* 2012; 76 (4): S. 520–525. https://doi.org/10.1111/j.1365-2265.2011.04182.x.

13 https://www.accessdata.fda.gov/drugsatfda_docs/label/2017/209637lbl.pdf.

14 Astrup, A. et al.: »Effects of liraglutide in the treatment of obesity: a randomised, double-blind, placebo-controlled study«. *Lancet.* S. 1606–1616. https://pubmed.ncbi.nlm.nih.gov/19853906/.

15 Masdrakis, V.G.; Papageorgiou, C.; Markianos, M.: »Associations of plasma leptin to clinical manifestations in reproductive aged female patients with panic disorder«. *Psychiatry Research.* 2017; 255: S. 161–166. https://doi.org/10.1016/j.psychres.2017.05.025.

16 Salerno, P.S.V.; Bastos, C.R.; Peres, A. et al.: »Leptin polymorphism rs3828942: Risk for anxiety disorders?« *European Archives of Psychiatry and Clinical Neuroscience.* Online veröffentlicht am 16. August 2019. https://doi.org/10.1007/s00406-019-01051-8.

17 Atmaca, M.; Tezcan, E.; Kuloglu, M.; Ustundag, B.: »Serum leptin levels in obsessive-compulsive disorder«. *Psychiatry and Clinical Neurosciences.* 2005; 59 (2): S. 189–193. https://doi.org/10.1111/j.1440-1819.2005.01356.x.

18 Lei, Y.; Wang, D.; Bai, Y. et al.: »Leptin enhances social motivation and reverses chronic unpredictable stress-induced social anhedonia during adolescence«. *Molecular Psychiatry.* Online veröffentlicht am 22. September 2022. https://doi.org/10.1038/s41380-022-01778-2.

19 Renna, M.E.; Shrout, M.R.; Madison, A.A. et al.: »Fluctuations in depression and anxiety predict dysregulated leptin among obese breast cancer survivors«. *Journal of Cancer Survivorship.* 2021; 15 (6): S. 847–854. https://doi.org/10.1007/s11764-020-00977-6.

20 Byrne, M.E.; Tanofsky-Kraff, M.; Jaramillo, M. et al.: »Relationships of trait anxiety and loss of control eating with serum leptin concentrations among youth«. *Nutrients.* 2019; 11 (9): S. 2198. https://doi.org/10.3390/nu11092198.

21 Farr, O.M.; Ko, B.J.; Joung, K.E. et al.: »Posttraumatic stress disorder, alone or additively with early life adversity, is associated with obesity and cardiometabolic risk«. *Nutrition, Metabolism, and Cardiovascular Diseases.* 2015; 25 (5): S. 479–488. https://doi.org/10.1016/j.numecd.2015.01.007.

22 Changchien, T.C.; Tai, C.M.; Huang, C.K.; Chien, C.C.; Yen, Y.C.: »Psychiatric symptoms and leptin in obese patients who were bariatric surgery candidates«. *Neuropsychiatric Disease and Treatment.* 2015; 11: S. 2153–2158. https://doi.org/10.2147/NDT.S88075.

23 Wang. J.; Obici, S.; Morgan, K.; Barzilai, N.; Feng, Z.; Rossetti, L.: »Overfeeding rapidly induces leptin and insulin resistance«. *Diabetes.* 2001; 50 (12): S. 2786–2789 1. https://doi.org/10.2337/diabetes.50.12.2786.

24 Enriori, P.J.; Evans, A.E.; Sinnayah, P. et al.: »Diet-induced obesity causes severe but reversible leptin resistance in arcuate melanocortin neurons«. *Cell Metabolism.* 2007; 5 (3): S. 181–194. https://doi.org/10.1016/j.cmet.2007.02.004.

25 Mendoza-Herrera, K.; Florio, A.A.; Moore, M. et al.: »The leptin system and diet: A mini review of the current evidence«. *Frontiers in Endocrinology.* 2021; 12: S. 749050. https://doi.org/10.3389/fendo.2021.749050.

26 Shapiro, A.; Tümer, N.; Gao, Y.; Cheng, K.-Y.; Scarpace, P.J.: »Prevention and reversal of diet-induced leptin resistance with a sugar-f ree diet despite high fat content«. *British Journal of Nutrition.* 2011; 106 (3): S. 390–397. https://doi.org/10.1017/S000711451100033X.

27 Spruijt-Metz, D.; Belcher, B.; Anderson, D.; et al.: »A high-sugar/low-fiber meal compared with a low-sugar/high-fiber meal leads to higher leptin and physical activity levels in overweight Latina females«. *Journal of the American Dietetic Association.* Juni 2009; 109 (6): S. 1058–1063. https://doi.org/10.1016/j.jada.2009.03.013.

Kapitel 6

1 Grigsby, A.B.; Anderson, R.J.; Freedland, K.E.; Clouse, R.E.; Lustman, P.J.: »Prevalence of anxiety in adults with diabetes: A systematic review«. *Journal of Psychosomatic Research.* 2002; 53 (6): S. 1053–1060. https://doi.org/10.1016/s0022-3999(02)00417-8.

2 Li, C.; Barker, L.; Ford, E.S.; Zhang, X.; Strine, T.W.: »Mokdad AH. Diabetes and anxiety in US adults: Findings from the 2006 Behavioral Risk Factor Surveillance System«. *Diabetic Medicine.* 2008; 25 (7): S. 878–881. https://doi.org/10.1111/j.1464-5491.2008.02477.x.

3 Khuwaja, A.K.; Lalani, S.; Dhanani, R.; Azam, I.S.; Rafique, G.; White, F.: »Anxiety and depression among outpatients with type 2 diabetes: A multi-centre study of prevalence and associated factors«. *Diabetology and Metabolic Syndrome.* 2010; 2 (1): S. 72. https://doi.org/10.1186/1758-5996-2-72.

4 Grigsby, A.B.; Anderson, R.J.; Freedland, K.E.; Clouse, R.E.; Lustman, P.J.: »Prevalence of anxiety in adults with diabetes: A systematic review«. *Journal of Psychosomatic Research.* 2002; 53 (6): S. 1053–1060. https://doi.org/10.1016/s0022-3999(02)00417-8.

5 Esposito, K.; Giugliano, D.: »The metabolic syndrome and inflammation: Association or causation?« *Nutrition, Metabolism and Cardiovascular Diseases.* 2004; 14 (5): S. 228–232. https://doi.org/10.1016/s0939-4753(04)80048-6.

6 Araújo, J.; Cai, J.; Stevens, J.: »Prevalence of optimal metabolic health in American adults: National Health and Nutrition Examination Survey«. 2009–2016. *Metabolic Syndrome and Related Disorders.* 2019; 17 (1): S. 46–52. https://doi.org/10.1089/met.2018.0105.

7 Hirode, G.: »Wong RJ. Trends in the prevalence of metabolic syndrome in the United States«, 2011–2016. *JAMA.* 2020; 323 (24): S. 2526–2528. https://doi.org/10.1001/jama.2020.4501.

8 Centers for Disease Control and Prevention: »National Diabetes Statistics Report«. Abgerufen am 10. Januar 2023. https://www.cdc.gov/diabetes/data/statistics-report/index.html.

9 https://www.diabetesde.org/ueber_diabetes/was_ist_diabetes_/diabetes_in_zahlen. Abgerufen am 10.05.2024.

10 Humer, E.; Pieh, C.; Probst, T.: »Metabolomic biomarkers in anxiety disorders«. *International Journal of Molecular Sciences.* 2020; 21 (13): S. 4784. https://doi.org/10.3390/ijms21134784.

11 Peter, H.; Goebel, P.; Müller, S.; Hand, I.: »Clinically relevant cholesterol elevation in anxiety disorders: A comparison with normal controls«. *International Journal of Behavioral Medicine.* 1999; 6 (1): S. 30–39. https://doi.org/10.1207/s15327558ijbm0601_3.

12 Han, A.: »Association between lipid ratio and depression: A cross-sectional study«. *Scientific Reports.* 2022; 12: 6190. https://doi.org/10.1038/s41598-022-10350-5.

13 Cruz, J.N. da; Magro, D.D.D.; Lima, D.D. de; Cruz, J.G.P. da: »Simvastatin treatment reduces the cholesterol content of membrane/lipid rafts, implicating the N-methyl-D-aspartate receptor in anxiety: A literature review«. *Brazilian Journal of Pharmaceutical Sciences.* 2017; 53 (1). https://doi.org/10.1590/s2175-97902017000116102.

14 Koorneef, L.L.; Bogaards, M.; Reinders, M.J.T.; Meijer, O.C.; Mahfouz, A.: »How metabolic state may regulate fear: Presence of metabolic receptors in the fear circuitry«. *Frontiers*

in Neuroscience. 2018; 12: S. 594. https://www.frontiersin.org/journals/neuroscience/articles/10.3389/fnins.2018.00594/full.

15 Kahl, K.G.; Schweiger, U.; Correll, C. et al.: »Depression, anxiety disorders, and metabolic syndrome in a population at risk for type 2 diabetes mellitus«. *Brain and Behavior*. 2015; 5 (3): S. e00306. https://doi.org/10.1002/brb3.306.

16 Gariepy, G.; Nitka, D.; Schmitz, N.: »The association between obesity and anxiety disorders in the population: A systematic review and meta-analysis«. *International Journal of Obesity*. 2010; 34 (3): S. 407–419. https://doi.org/10.1038/ijo.2009.252.

17 Labenz, C.; Huber, Y.; Michel, M. et al.: »Nonalcoholic fatty liver disease increases the risk of anxiety and depression«. *Hepatology Communications*. 2020; 4 (9): S. 1293–1301. https://doi.org/10.1002/hep4.1541.

18 Bouayed, J.; Rammal, H.; Soulimani, R.: »Oxidative stress and anxiety: Relationship and cellular pathways«. *Oxidative Medicine and Cellular Longevity*. 2009; 2 (2): S. 63–67. https://doi.org/10.4161/oxim.2.2.7944. PMID: 20357926; PMCID: PMC2763246.

19 Ryan, K.K.: »Stress and Metabolic Disease«. Washington, DC: *National Academies Press*; 2014. Abgerufen am 31. Oktober 2022. https://www.ncbi.nlm.nih.gov/books/NBK242443/.

20 de Kluiver, H.; Jansen, R.; Milaneschi, Y. et al.: »Metabolomic profiles discriminating anxiety from depression«. *Acta Psychiatrica Scandinavica*. 2021; 144 (2): S. 178–193. https://doi.org/10.1111/acps.13310.

21 Needham, B.D.; Funabashi, M.; Adame, M.D. et al.: »A gut-derived metabolite alters brain activity and anxiety behaviour in mice«. *Nature*. 2022; 602 (7898):S. 647–653. https://doi.org/10.1038/s41586-022-04396-8.

22 Martin, A.M.; Sun, E.W.; Rogers, G.B.; Keating, D.J.: »The influence of the gut microbiome on host metabolism through the regulation of gut hormone release«. *Frontiers in Physiology*. 2019; 10:S. 428. https://doi.org/10.3389/fphys.2019.00428.

23 Vernocchi, P.; Del Chierico, F.; Putignani, L.: »Gut microbiota metabolism and interaction with food components«. *International Journal of Molecular Sciences*. 23. Mai 2020; 21(10): S. 3688. https://doi.org/10.3390/ijms21103688;

Fan, Y.; Pedersen; O.: »Gut microbiota in human metabolic health and disease«. *Nature Reviews. Microbiology*. 2021; 19 (1): S. 55–71. https://doi.org/10.1038/s41579-020-0433-9.

24 Fukao; A:, Takamatsu; J:, Arishima; T. et al.: »Graves' disease and mental disorders«. *Journal of Clinical and Translational Endocrinology*. 2020; 19. https://doi.org/10.1016/j.jcte.2019.100207.

25 Vásquez-Alvarez, S.; Bustamante-Villagomez, S.K.; Vazquez-Marroquin, G. et al.: »Metabolic age, an index based on basal metabolic rate, can predict individuals that are high risk of developing metabolic syndrome«. *High Blood Pressure and Cardiovascular Prevention*. 2021; 28 (3): S. 263–670. https://doi.org/10.1007/s40292-021-00441-1.

26 Troisi, A.; Moles, A.; Panepuccia, L.; Lo Russo, D; Palla, G.; Scucchi, S.: »Serum cholesterol levels and mood symptoms in the postpartum period«. *Psychiatry Research*. 2002; 109 (3): S. 213–219. https://doi.org/10.1016/s0165-1781(02)00020-3.

Kapitel 7

1 La Berge, A.F.: »How the ideology of low fat conquered America«. *Journal of the History of Medicine and Allied Sciences*. 2008; 63 (2): S. 139–177. https://doi.org/10.1093/jhmas/jrn001.

2 Oh, R.; Gilani, B.; Uppaluri, K.R.: »Low Carbohydrate Diet«. *StatPearls*. 11. Juli 2022. https://www.ncbi.nlm.nih.gov/books/NBK537084/.

3 Wheatley, S.D.; Deakin, T.A.; Arjomandkhah, N.C.; Hollinrake, P.B.; Reeves, T.E.: »Low carbohydrate dietary approaches for people with type 2 diabetes – a narrative review«. *Frontiers in Nutrition*. 2021; 8: S. 687658. https://doi.org/10.3389/fnut.2021.687658.

4 Wright, N.; Wilson, L.; Smith, M.; Duncan, B.; McHugh P.: »The BROAD study: A randomised controlled trial using a whole food plant-based diet in the community for obesity, ischaemic heart disease or diabetes«. *Nutrition and Diabetes*. 2017; 7 (3): S. e256. https://doi.org/10.1038/nutd.2017.3.

5 Chang, C.Y.; Ke, D.S.; Chen, J.Y.: »Essential fatty acids and human brain«. *Acta Neurologica Taiwanica*. 2009; 18 (4): S. 231–241. https://pubmed.ncbi.nlm.nih.gov/20329590/

6 Ventriglio, A.; Sancassiani, F.; Contu, M.P. et al.: »Mediterranean diet and its benefits on health and mental health: A literature review«. *Clinical Practice and Epidemiology in Mental Health*. 30. Juli 2020; 16 (Supplement 1): S. 156–164. https://doi.org/10.2174/1745017902016010156.

7 Machate, D.J.; Figueiredo, P.S.; Marcelino, G. et al.: »Fatty acid diets: Regulation of gut microbiota composition and obesity and its related metabolic dysbiosis«. *International Journal of Molecular Sciences*. 8. Juni 2020; 21 (11): S. 4093. https://doi.org/10.3390/ijms21114093.

8 Rocha, D.M.; Bressan, J.; Hermsdorff, H.H.: »The role of dietary fatty acid intake in inflammatory gene expression: A critical review«. *Sao Paulo Medical Journal*. 2017; 135 (2): S. 157–168. https://doi.org/10.1590/1516-3180.2016.008607072016.

9 Sheashea, M.; Xiao, J.; Farag, M.A.: »MUFA in metabolic syndrome and associated risk factors: Is MUFA the opposite side of the PUFA coin?« *Food and Function*. 2021; 12 (24): S. 12221–1221. 34. https://doi.org/10.1039/d1fo00979f.

10 Fatemi, F.; Siassi, F.; Qorbani, M.; Sotoudeh, G.: »Higher dietary fat quality is associated with lower anxiety score in women: A cross-sectional study«. *Annals of General Psychiatry*. 26. Februar 2020; 19: S. 14. https://doi.org/10.1186/s12991-020-00264-9. PMID: 32127909; PMCID: PMC7045483.

11 Wolfe, A.R.; Ogbonna, E.M.; Lim, S.; Li, Y.; Zhang, J.: »Dietary linoleic and oleic fatty acids in relation to severe depressed mood: 10 years follow-up of a national cohort«. *Progress in Neuro-Psychopharmacology and Biological Psychiatry*. 2009; 33 (6): S. 972–977. https://doi.org/10.1016/j.pnpbp.2009.05.002.

12 Innes, J.K.; Calder, P.C.: »Omega-6 fatty acids and inflammation«. *Prostaglandins, Leukotrienes and Essential Fatty Acids*. 2018; 132: S. 41–48. https://doi.org/10.1016/j.plefa.2018.03.004.

13 DiNicolantonio, J.J.; O'Keefe, J.H.: »The importance of marine omega-3s for brain development and the prevention and treatment of behavior, mood, and other brain disorders«. *Nutrients*. 4. August 2020; 12 (8): S. 2333. https://doi.org/10.3390/nu12082333.

14 Su, K.P.; Tseng, P.T.; Lin, P.Y. et al.: »Association of use of omega-3 polyunsaturated fatty acids with changes in severity of anxiety symptoms: A systematic review and meta-analysis«. *JAMA Network Open*. 7. September 2018; 1 (5): S. e182327. https://doi.org/10.1001/jamanetworkopen.2018.2327;

Yang, R.; Wang, L.; Jin, K. et al.: »Omega-3 polyunsaturated fatty acids supplementation alleviate anxiety rather than depressive symptoms among first-diagnosed, drug-naïve major depressive disorder patients: A randomized clinical trial. *Frontiers in Nutrition*. 12. Juli 2022; 9: S. 876152. https://pubmed.ncbi.nlm.nih.gov/35903448/;

Su, K.P.; Tseng, P.T.; Lin, P.Y. et al.: »Association of use of omega-3 polyunsaturated fatty acids with changes in severity of anxiety symptoms: A systematic review and meta-analysis«.

JAMA Network Open. 7. September 2018; 1 (5): S. e182327. https://doi.org/10.1001/jamanetworkopen.2018.2327;
Polokowski, A.R.; Shakil, H.; Carmichael, C.L.; Reigada, L.C.: »Omega-3 fatty acids and anxiety: A systematic review of the possible mechanisms at play«. *Nutritional Neuroscience*. 2018; 23 (7): S. 494–504. https://doi.org/10.1080/1028415x.2018.1525092.

15 National Center for Complementary and Integrative Health: »7 Things to Know about Omega-3 Fatty Acids«. https://www.nccih.nih.gov/health/tips/things-to-know-about-omega-fatty-acids.

16 Simopoulos, A.P.: »The importance of the ratio of omega-6/omega-3 essential fatty acids«. *Biomedicine and Pharmacotherapy*. 2002; 56(8): 365–379. https://doi.org/10.1016/s0753-3322(02)00253-6.

17 Yehuda, S.; Rabinovitz, S.; Mostofsky, D.I.: »Mixture of essential fatty acids lowers test anxiety«. *Nutritional Neuroscience*. 2005; 8 (4): S. 265–267. https://doi.org/10.1080/10284150500445795.

18 Nakajima, S.; Fukasawa, K.; Gotoh, M.; Murakami-Murofushi, K.; Kunugi, H.: »Saturated fatty acid is a principal cause of anxiety-like behavior in diet-induced obese rats in relation to serum lysophosphatidyl choline level«. *International Journal of Obesity*. 2020; 44 (3): S. 727–738. https://doi.org/10.1038/s41366-019-0468-z.

19 Melo, H.M.; Santos, L.E.; Ferreira, S.T.: »Diet-derived fatty acids, brain inflammation, and mental health«. *Frontiers in Neuroscience*. 26. März 2019; 13: S. 265. https://doi.org/10.3389/fnins.2019.00265.

20 Astrup, A.; Magkos, F; Bier, D.M. et al.: »Saturated fats and health: A reassessment and proposal for food-based recommendations«. *Journal of the American College of Cardiology*. 2020; 76 (7): S. 844–857. https://doi.org/10.1016/j.jacc.2020.05.077.

21 Dhaka, V.; Gulia, N.; Ahlawat, K.S.; Khatkar, B.S.: »Trans fats – sources, health risks and alternative approach – a review«. *Journal of Food Science and Technology*. Oktober 2011; 48 (5): S. 534–541. https://doi.org/10.1007/s13197-010-0225-8.

22 Mozaffarian, D.: »Trans fatty acids – effects on systemic inflammation and endothelial function«. *Atherosclerosis Supplements*. 2006; 7 (2): S. 29–32. https://doi.org/10.1016/j.atherosclerosissup.2006.04.007.

23 Pase, C.S.; Roversi, K.; Trevizol, F. et al.: »Influence of perinatal trans fat on behavioral responses and brain oxidative status of adolescent rats acutely exposed to stress«. *Neuroscience*. 2013; 247: S. 242–252. https://doi.org/10.1016/j.neuroscience.2013.05.053;
Meichtry, L.B.; Poetini, M.R.; Dahleh, M.M.M. et al.: »Addition of saturated and trans-fatty acids to the diet induces depressive and anxiety-like behaviors in drosophila melanogaster«. *Neuroscience*. 2020; 443: S. 164–175. https://pubmed.ncbi.nlm.nih.gov/32738432/.

24 Hashemi, S.; Amani, R.; Cheraghian, B.; Neamatpour, S.: »Stress and anxiety levels are associated with erythrocyte fatty acids content in young women«. *Iranian Journal of Psychiatry*. Januar 2020; 15 (1): S. 47–54. PMID: 32377214; PMCID: PMC7193237;
Ford, P.A.; Jaceldo-Siegl, K.; Lee, J.W.: »Tonstad S. Trans fatty acid intake is related to emotional affect in the Adventist Health Study-2«. *Nutrition Research*. Juni 2016; 36 (6): 509–517. https://www.sciencedirect.com/science/article/abs/pii/S0271531716000142?via%3Dihub.

25 https://www.tagesspiegel.de/wissen/vor-allem-in-fertiggerichten-und-susswaren-milliarden-menschen-laut-who-nicht-vor-gefahrlichen-transfetten-geschutzt-9224055.html. Abgerufen am 10.05.2024.

26 Aucoin, M.; LaChance, L.; Naidoo, U. et al.: »Diet and anxiety: A scoping review«. *Nutrients*. 10. Dezember 2021; 13 (12): S. 4418. https://doi.org/10.3390/nu13124418. PMID: 34959972; PMCID: PMC8706568.

27 Aucoin, M.; Bhardwaj, S.: »Generalized anxiety disorder and hypoglycemia symptoms improved with diet modification«. *Case Reports in Psychiatry*. 2016; 2016 (2): S.1–4. https://doi.org/10.1155/2016/7165425.

28 Gangwisch, J.E.; Hale, L.; Garcia, L. et al.: »High glycemic index diet as a risk factor for depression: Analyses from the Women's Health Initiative«. *American Journal of Clinical Nutrition*. August 2015; 102 (2): S. 454–463. https://doi.org/10.3945/ajcn.114.103846.

29 Kim, Y.; Chen, J.; Wirth, M.D.; Shivappa, N.; Hebert, J.R.: »Lower dietary inflammatory index scores are associated with lower glycemic index scores among college students«. *Nutrients*. 7. Februar 2018; 10 (2): S. 182. https://doi.org/10.3390/nu10020182.

30 Campbell, G.J.; Senior, A.M.; Bell-Anderson, K.S.: »Metabolic effects of high glycaemic index diets: A systematic review and meta-analysis of feeding studies in mice and rats«. *Nutrients*. 22. Juni 2017; 9 (7): S. 646. https://doi.org/10.3390/nu9070646.

31 Saghafian, F.; Sharif, N.; Saneei, P. et al.: »Consumption of dietary fiber in relation to psychological disorders in adults«. *Frontiers in Psychiatry*. 2021; 12: S. 587468. https://doi.org/10.3389/fpsyt.2021.587468.

32 Swann, O.G.; Kilpatrick, M.; Breslin, M.; Oddy, W.H.: »Dietary fiber and its associations with depression and inflammation«. *Nutrition Reviews*. 2020; 78 (5): S. 394–411. https://doi.org/10.1093/nutrit/nuz072.

33 Brown, L.; Rosner, B.; Willett, W.W.; Sacks, F.M.: »Cholesterol-lowering effects of dietary fiber: A meta-analysis«. *American Journal of Clinical Nutrition*. 1999; 69 (1): S. 30–42. https://doi.org/10.1093/ajcn/69.1.30.

34 Carlson, J.L.; Erickson, J.M.; Lloyd, B.B.; Slavin, J.L.: »Health effects and sources of prebiotic dietary fiber«. *Current Developments in Nutrition*. 2018; 2 (3): S. nzy005. https://doi.org/10.1093/cdn/nzy005. PMID: 30019028; PMCID: PMC6041804.

35 Myhrstad, M.C.W.; Tunsjø, H.; Charnock, C.; Telle-Hansen, V.H.: »Dietary fiber, gut microbiota, and metabolic regulation – current status in human randomized trials«. *Nutrients*. 23. März 2020; 12 (3): S. 859. https://doi.org/10.3390/nu12030859.

36 Harvard T.H. Chan School of Public Health: »Fiber«. *The Nutrition Source*. Abgerufen am 16. Februar 2023. https://www.hsph.harvard.edu/nutritionsource/carbohydrates/fiber/.

37 Kose, J.; Cheung, A.; Fezeu, L.K. et al.: »A comparison of sugar intake between individuals with high and low trait anxiety: Results from the NutriNet-Santé study«. *Nutrients*. 30. April 2021; 13 (5): S. 1526. https://doi.org/10.3390/nu13051526. PMID: 33946586; PMCID: PMC8147234.

38 Westover, A.N.; Marangell, L.B.: »A cross-national relationship between sugar consumption and major depression?« *Depression and Anxiety*. 2002; 16 (3): S. 118–120. https://doi.org/10.1002/da.10054.

39 Alam, Y.H.; Kim, R.; Jang, C.: »Metabolism and health impacts of dietary sugars«. *Journal of Lipid and Atherosclerosis*. 2022; 11 (1): S. 20–38. https://doi.org/10.12997/jla.2022.11.1.20.

40 Satokari, R.: »High intake of sugar and the balance between pro- and anti-inflammatory gut bacteria«. *Nutrients*. 8. Mai 2020; 12 (5): S. 1348. https://doi.org/10.3390/nu12051348.

41 Jacques, A.; Chaaya, N.; Beecher, K.; Ali, S.A.; Belmer, A.; Bartlett, S.: »The impact of sugar consumption on stress driven, emotional and addictive behaviors«. *Neuroscience and Biobehavioral Reviews*. 2019; 103: S. 178–199. https://doi.org/10.1016/j.neubiorev.2019.05.021.

42 World Health Organisation: »Aspartame hazard and risk assessment results released«. https://www.who.int/news/item/14-07-2023-aspartame-hazard-and-risk-assessment-results-released.

43 Okasha, E.F.: »Effect of long term-administration of aspartame on the ultrastructure of sciatic nerve«. *Journal of Microscopy and Ultrastructure*. 2016; 4 (4): S. 175–183. https://doi.org/10.1016/j.jmau.2016.02.001.
44 Choudhary, A.K.; Lee, Y.Y. »Neurophysiological symptoms and aspartame: What is the connection?« *Nutrition Neuroscience*. 2018; 21 (5): S. 306–316. https://doi.org/10.1080/1028415X.2017.1288340.
45 Norwitz, N.G.; Naidoo, U.: »Nutrition as metabolic treatment for anxiety«. *Frontiers in Psychiatry*. 2021; 12: S. 598119. https://doi.org/10.3389/fpsyt.2021.598119.
46 de Lorgeril, M.; Salen, P.: »Gluten and wheat intolerance today: Are modern wheat strains involved?« *International Journal of Food Sciences and Nutrition*. 2014; 65(5): 577–581. https://doi.org/10.3109/09637486.2014.886185.
47 Clappison, E.; »Hadjivassiliou M, Zis P. Psychiatric manifestations of coeliac disease, a systematic review and meta-analysis«. *Nutrients*. 2020; 12 (1): S. 142. https://doi.org/10.3390/nu12010142.
48 Casella, G.; Pozzi; R.; Cigognetti, M. et al.: »Mood disorders and non-celiac gluten sensitivity«. *Minerva Gastroenterology*. 2017; 63 (1): S. 32–37. https://doi.org/10.23736/S1121-421X.16.02325-4.
49 Khanna, P.; Aeri, B.T.: »Association of quantity and quality of protein intake with depression and anxiety symptoms among adolescent boys and girls (13–15 years) studying in public schools of Delhi«. *Journal of Nutritional Science and Vitaminology*. 2020; 66 (Suppement): S. S141–S148. https://doi.org/10.3177/jnsv.66.S141.
50 Leitzmann, C.: »Vegetarian nutrition: Past, present, future«. *American Journal of Clinical Nutrition*. 2014; 100 (Supplement 1): S. 496S–502S. https://doi.org/10.3945/ajcn.113.071365.
51 Forgrieve, J.: »The Growing Acceptance of Veganism«. *Forbes*. 2. November 2018. https://www.forbes.com/sites/janetforgrieve/2018/11/02/picturing-a-kindler-gentler-world-vegan-month/?sh=4e50bc252f2b.
52 Varian, E.: »It's called ›plant-based‹ look it up«. *New York Times*. 28. Dezember 2019. https://www.nytimes.com/2019/12/28/style/plant-based-diet.html.
53 Dobersek, U.; Teel, K.: Altmeyer, S.; Adkins, J.; Wy, G.; Peak, J.: »Meat and mental health: A meta-analysis of meat consumption, depression, and anxiety«. Vor Drucklegung online veröffentlicht am 6. Oktober 2021. *Critical Reviews in Food Science and Nutrition*. 2021; S. 1–18. https://doi.org/10.1080/10408398.2021.1974336.
54 Beezhold, B.; Radnitz, C.; Rinne, A.; DiMatteo, J.: »Vegans report less stress and anxiety than omnivores«. *Nutritional Neuroscience*. 2015; 18 (7): S. 289–296. https://doi.org/10.1179/1476830514Y.0000000164.
55 Bègue, L.; Shankland, R.: »Is vegetarianism related to anxiety and depression? A cross-sectional survey in a French sample«. *Journal of Health, Population and Nutrition*. 2022; 41 (18). https://doi.org/10.1186/s41043-022-00300-2.
56 Lee, M.F.; Eather, R.; Best, T.: »Plant-based dietary quality and depressive symptoms in Australian vegans and vegetarians: A cross-sectional study«. *BMJ Nutrition, Prevention and Health*. 2021; S. e000332. https://doi.org/10.1136/bmjnph-2021-000332.
57 Jenkins, T.A.; Nguyen, J.C.; Polglaze, K.E.; Bertrand, P.P.: »Influence of tryptophan and serotonin on mood and cognition with a possible role of the gut-brain axis«. *Nutrients*. 20. Januar 2016; 8 (1): S. 56. https://doi.org/10.3390/nu8010056.
58 Lindseth, G.; Helland, B.; Caspers, J.: »The effects of dietary tryptophan on affective disorders«. *Archives of Psychiatric Nursing*. 29. April 2015; 29 (2): S. 102–107. https://doi.org/10.1016/j.apnu.2014.11.008.

59 Wurtman, R.J.; Hefti, F.; Melamed, E.: »Precursor control of neurotransmitter synthesis«. *Pharmacological Reviews.* 1980; 32 (4): S. 315–335.

60 Hudson, C.; Hudson, S.; MacKenzie, J.: »Protein-source tryptophan as an efficacious treatment for social anxiety disorder: A pilot study«. *Canadian Journal of Physiology and Pharmacology.* 2007; 85 (9): S. 928–932. https://doi.org/10.1139/Y07-082.

61 Schopman, S.M.E.; Bosman, R.C.; Muntingh, A.D.T. et al.: »Effects of tryptophan depletion on anxiety, a systematic review«. *Translational Psychiatry.* 2021; 11 (118). https://doi.org/10.1038/s41398-021-01219-8.

62 Zanfirescu, A.; Ungurianu, A.; Tsatsakis, A.M. et al.: »A review of the alleged health hazards of monosodium glutamate«. *Comprehensive Reviews in Food Science and Food Safety.* 2019; 18 (4): S. 1111–1134. [korrigierte Fassung Juli 2020; 19(4): 2330] https://doi.org/10.1111/1541-4337.12448.

63 Nasir, M.; Trujillo, D.; Levine, J.; Dwyer, J.B.; Rupp, Z.W.; Bloch, M.H.: »Glutamate systems in DSM-5 anxiety disorders: Their role and a review of glutamate and GABA psychopharmacology«. *Frontiers in Psychiatry.* 2020; 11: S. 548505.

64 Onaolapo, O.J.; Aremu, O.S.; Onaolapo, A.Y.: »Monosodium glutamate-associated alterations in open field, anxiety-related and conditioned place preference behaviours in mice«. *Naunyn-Schmiedeberg's Archives of Pharmacology.* 2017; 390 (7): S. 677–689. https://doi.org/10.1007/s00210-017-1371-6.

65 Banerjee, A.; Mukherjee, S.; Maji, B.K.: »Worldwide flavor enhancer monosodium glutamate combined with high lipid diet provokes metabolic alterations and systemic anomalies: An overview«. *Toxicology Reports.* 2021; 8: S. 938–961. https://doi.org/10.1016/j.toxrep.2021.04.009.

Kapitel 8

1 Lopresti, A.L.: »The effects of psychological and environmental stress on micronutrient concentrations in the body: A review of the evidence«. *Advances in Nutrition.* 2020; 11 (1): S. 103–112. https://doi.org/10.1093/advances/nmz082..

2 Petroski, W.; Minich, D.M.: »Is there such a thing as ›anti-nutrients‹«? A narrative review of perceived problematic plant compounds«. *Nutrients.* 2020; 12(10): 2929. https://doi.org/10.3390/nu12102929.

3 Schlemmer, U.; Frølich, W.; Prieto, R.M.: »Grases F. Phytate in foods and significance for humans: Food sources, intake, processing, bioavailability, protective role and analysis«. *Molecular Nutrition and Food Research.* 2009; 53 (Supplement 2): S. S330– S375. https://doi.org/10.1002/mnfr.200900099.

4 Samtiya, M.; Aluko, R.E.; Dhewa, T.: »Plant food anti-nutritional factors and their reduction strategies: An overview«. *Food Production, Processing and Nutrition.* 2020; 2 (1). https://doi.org/10.1186/s43014-020-0020-5.

5 Dwyer, J.T.; Wiemer, K.L.; Dary, O. et al.: »Fortification and health: Challenges and opportunities«. *Advances in Nutrition.* 15. Januar 2015; 6 (1): S. 124–131. https://doi.org/10.3945/an.114.007443.

6 Young, L.M.; Pipingas, A.; White, D.J.; Gauci, S.; Scholey, A.: »A systematic review and meta-analysis of B vitamin supplementation on depressive symptoms, anxiety, and stress: Effects on healthy and ›at-risk‹ individuals«. *Nutrients.* 2019; 11 (9): S. 2232. https://doi.org/10.3390/nu11092232.

7 Blasko, I.; Hinterberger, M.; Kemmler, G. et al.: »Conversion from mild cognitive impairment to dementia: Influence of folic acid and vitamin B12 use in the VITA cohort«. *Journal of Nutrition, Health and Aging.* 2012; 16 (8): S. 687–694. https://doi.org/10.1007/s12603-012-0051-y.
Tangney, C.C.; Aggarwal, N.T.; Li, H. et al.: »Vitamin B12, cognition, and brain MRI measures: A cross-sectional examination«. *Neurology.* 2011; 77 (13): S. 1276–1282. https://doi.org/10.1212/WNL.0b013e3182315a33.

8 Mahdavifar, B.; Hosseinzadeh, M.; Salehi-Abargouei, A.; Mirzaei, M.; Vafa, M.: »Dietary intake of B vitamins and their association with depression, anxiety, and stress symptoms: A cross-sectional, population-based survey«. *Journal of Affective Disorders.* 2021; 288: S. 92–98. https://doi.org/10.1016/j.jad.2021.03.055.

9 Field, D.T.; Cracknell, R.O.; Eastwood, J.R. et al.: »High-dose vitamin B6 supplementation reduces anxiety and strengthens visual surround suppression«. *Human Psychopharmacology.* 2022; 37 (6): S. e2852. https://doi.org/10.1002/hup.2852.

10 Moore, K.; Hughes, C.F.; Hoey, L. et al.: »B-vitamins in relation to depression in older adults over 60 years of age: The Trinity Ulster Department of Agriculture (TUDA) Cohort Study«. *Journal of the American Medical Directors Association.* 2019; 20 (5): S. 551–557. e1. https://doi.org/10.1016/j.jamda.2018.11.031.

11 Young, L.M.; Pipingas, A.; White, D.J.; Gauci, S.; Scholey, A.: »A systematic review and meta-analysis of B vitamin supplementation on depressive symptoms, anxiety, and stress: Effects on healthy and ›at-risk‹ individuals«. *Nutrients.* 2019; 11 (9): S. 2232. https://doi.org/10.3390/nu11092232.

12 Harvard T.H. Chan School of Public Health: »B Vitamins. The Nutrition Source«. Abgerufen am 16. Februar 2023. https://www.hsph.harvard.edu/nutrition source/vitamins/vitamin-b/.

13 Hemilä, H.; Chalker, E.: »Vitamin C for preventing and treating the common cold«. *Cochrane Database of Systematic Reviews.* 2013; 2013 (1): CD000980. https://doi.org/10.1002/14651858.CD000980.pub4.

14 Harrison, F.E.; May, J.M.: »Vitamin C function in the brain: Vital role of the ascorbate transporter SVCT2«. *Free Radical Biology and Medicine.* 2009; 46 (6): S. 719–730. https://doi.org/10.1016/j.freeradbiomed.2008.12.018.

15 Plevin, D.; Galletly, C.: »The neuropsychiatric effects of vitamin C deficiency: A systematic review«. *BMC Psychiatry.* 2020; 20: S. 315. https://doi.org/10.1186/s12888-020-02730-w.

16 Sim, M.; Hong, S.; Jung, S. et al.: »Vitamin C supplementation promotes mental vitality in healthy young adults: Results from a cross-sectional analysis and a randomized, double-blind, placebo-controlled trial«. *European Journal of Nutrition.* 2022; 61 (1): S. 447–459. https://doi.org/10.1007/s00394-021-02656-3.

17 Moritz, B.; Schmitz, A.E.; Rodrigues, A.L.S.; Dafre, A.L.; Cunha, M.P.: »The role of vitamin C in stress-related disorders«. *Journal of Nutritional Biochemistry.* 2020; 85: S. 108459. https://doi.org/10.1016/j.jnutbio.2020.108459.

18 de Oliveira, I.J.; de Souza, V.V.; Motta, V.; Da-Silva, S.L.: »Effects of oral vitamin C supplementation on anxiety in students: A double-blind, randomized, placebo-controlled trial«. *Pakistan Journal of Biological Sciences.* 2015; 18 (1): S. 11–18. https://doi.org/10.3923/pjbs.2015.11.18.

19 Harvard T.H. Chan School of Public Health: »Vitamin C. The Nutrition Source«. Abgerufen am 16. Februar 2023. https://www.hsph.harvard.edu/nutrition source/vitamin-c/.

20 Ginde, A.A.; Liu, M.C.; Camargo, C.A. Jr.: »Demographic differences and trends of vitamin D insufficiency in the US population, 1988–2004«. *Archives of Internal Medicine.* 2009; 169 (6): S. 626–632. https://doi.org/10.1001/archinternmed.2008.604.

21 https://www.rki.de/DE/Content/Gesundheitsmonitoring/Gesundheitsberichterstattung/GBEDownloadsJ/FactSheets/JoHM_2016_02_ernaehrung4.pdf?__blob=publicationFile. Abgerufen am 10.05.2024.

22 Soni, M.; Kos, K.; Lang, I.A.; Jones, K.; Melzer, D.; Llewellyn, D.J.: »Vitamin D and cognitive function«. *Scandinavian Journal of Clinical and Laboratory Investigation. Supplementum.* 2012; 243: S. 79–82. https://pubmed.ncbi.nlm.nih.gov/22536767/.

23 Anjum, I.; Jaffery, S.S.; Fayyaz, M.; Samoo, Z.; Anjum, S.: »The role of vitamin D in brain health: A mini literature review«. *Cureus*. 10. Juli 2018; 10 (7): S. e2960. https://doi.org/10.7759/cureus.2960.

24 Cheng, Y.C.; Huang, Y.C.; Huang, W.L.: »The effect of vitamin D supplement on negative emotions: A systematic review and meta-analysis«. *Depression and Anxiety*. 2020; 37 (6): S. 549–564. https://doi.org/10.1002/da.23025.

25 Bičíková, M.; Dušková, M.; Vítku, J. et al.: »Vitamin D in anxiety and affective disorders«. *Physiological Research*. 2015; 64 (Supplement 2): S. S101–S103. https://doi.org/10.33549/physiolres.933082.

26 Zhu, C.; Zhang, Y.; Wang, T. et al.: »Vitamin D supplementation improves anxiety but not depression symptoms in patients with vitamin D deficiency«. *Brain and Behavior*. 2020; 10 (11): S. e01760. https://doi.org/10.1002/brb3.1760.

27 Eid, A.; Khoja, S.; AlGhamdi, S. et al.: »Vitamin D supplementation ameliorates severity of generalized anxiety disorder (GAD)«. *Metabolic Brain Disease*. 2019; 34 (6): S. 1781–1786. https://doi.org/10.1007/s11011-019-00486-1.

28 Armstrong, D.J.; Meenagh, G.K.; Bickle, I.; Lee, A.S.; Curran, E.S.; Finch, M.B.: »Vitamin D deficiency is associated with anxiety and depression in fibromyalgia«. *Clinical Rheumatology*. 2007; 26 (4): S. 551–554. https://doi.org/10.1007/s10067-006-0348-5.

29 Norwitz, N.G.; Naidoo, U.: »Nutrition as metabolic treatment for anxiety«. *Frontiers in Psychiatry*. 2021; 12: S. 598119. https://doi.org/10.3389/fpsyt.2021.598119.

30 La Fata, G.; Weber, P.; Mohajeri, M.H.: »Effects of vitamin E on cognitive performance during ageing and in Alzheimer's disease«. *Nutrients*. 2014; 6 (12): S. 5453–5472. https://doi.org/10.3390/nu6125453.

31 Terada, Y.; Ohashi, H.; Otani, Y.; Tokunaga, K.; Takenaka, A.: »Increased anxiety-like behaviour is an early symptom of vitamin E deficiency that is suppressed by adrenalectomy in rats«. *British Journal of Nutrition*. 2021; 125 (11): S. 1310–1319. https://doi.org/10.1017/S0007114520001889.

32 Lee, A.R.Y.B.; Tariq, A.; Lau, G.; Tok, N.W.K.; Tam, W.W.S.; Ho, C.S.H.: »Vitamin E, alpha-tocopherol, and its effects on depression and anxiety: A systematic review and meta-a nalysis«. *Nutrients*. 3. Februar 2022 ; 14 (3): S. 656. https://doi.org/10.3390/nu14030656.

33 Traber, M.G.: »Vitamin E inadequacy in humans: Causes and consequences«. *Advances in Nutrition*. 2014; 5(5): 503–514. https://doi.org/10.3945/an.114.006254.

34 Du, C.; Hsiao, P.Y.; Ludy, M.J:, Tucker, R.M.: »Relationships between dairy and calcium intake and mental health measures of higher education students in the United States: Outcomes from moderation analyses«. *Nutrients*. 2022; 14 (4): S. 775. https://doi.org/10.3390/nu14040775.

35 Alkhatatbeh, M.J.; Khwaileh, H.N.; Abdul-Razzak, K.K.: »High prevalence of low dairy calcium intake and association with insomnia, anxiety, depression and musculoskeletal pain in university students from Jordan«. *Public Health Nutrition*. 2021; 24 (7): S. 1778–1786. https://doi.org/10.1017/S1368980020002888.

36 Alkhatatbeh, M.J.; Abdul-Razzak, K.K.: »Khwaileh HN. Poor sleep quality among young adults: The role of anxiety, depression, musculoskeletal pain, and low dietary calcium intake«. *Perspectives in Psychiatric Care*. 2021; 57 (1): S. 117–128. https://doi.org/10.1111/ppc.12533.

37 Kim, J.; Wessling-Resnick, M.: »Iron and mechanisms of emotional behavior«. *Journal of Nutritional Biochemistry*. November 2014; 25 (11): S. 1101–1107. https://doi.org/10.1016/j.jnutbio.2014.07.003.

38 Chen, M.H.; Su, T.P.; Chen, Y.S. et al.: »Association between psychiatric disorders and iron deficiency anemia among children and adolescents: A nationwide population-based study«. *BMC Psychiatry*. 2013; 13: S. 161. https://doi.org/10.1186/1471-244X-13-161.

39 Shah, H.E.; Bhawnani, N.; Ethirajulu, A. et al.: »Iron deficiency–induced changes in the hippocampus, corpus striatum, and monoamines levels that lead to anxiety, depression, sleep disorders, and psychotic disorders«. *Cureus*. 20. September 2021; 13 (9): S. e18138. https://pubmed.ncbi.nlm.nih.gov/34692346/.

40 Kim, J.; Wessling-Resnick, M.: »Iron and mechanisms of emotional behavior«. *Journal of Nutritional Biochemistry*. November 2014; 25 (11): S. 1101–1107. https://doi.org/10.1016/j.jnutbio.2014.07.003.

41 Barbagallo, M.; Dominguez, L.J.: »Magnesium and type 2 diabetes«. *World Journal of Diabetes*. 25. August 2015; 6 (10): S. 1152–1157. https://doi.org/10.4239/wjd.v6.i10.1152.

42 Hu, L.; Bai, Y.; Hu, G.; Zhang, Y.; Han, X.; Li, J.: »Association of dietary magnesium intake with leukocyte telomere length in United States middle-aged and elderly adults«. *Frontiers in Nutrition*. 2022; 9: S. 840804. https://doi.org/10.3389/fnut.2022.840804.

43 Botturi, A.; Ciappolino, V.; Delvecchio, G.; Boscutti, A.; Viscardi, B.; Brambilla, P.: »The role and the effect of magnesium in mental disorders: A systematic review«. *Nutrients*. 3. Juni 2020 ; 12 (6): S. 1661. https://doi.org/10.3390/nu12061661.

44 Jacka, F.N.; Overland, S.; Stewart, R.; Tell, G.S.; Bjelland, I.; Mykletun, A.: »Association between magnesium intake and depression and anxiety in community-dwelling adults: The Hordaland Health Study«. *Australian and New Zealand Journal of Psychiatry*. 2009; 43 (1): S. 45–52. https://doi.org/10.1080/00048670802534408;

Eby, G.A.; Eby, K.L.: »Rapid recovery from major depression using magnesium treatment«. *Medical Hypotheses*. 2006; 67(2): 362–370. https://doi.org/10.1016/j.mehy.2006.01.047.

45 Pickering, G.; Mazur, A.; Trousselard, M. et al.: »Magnesium status and stress: The vicious circle concept revisited«. *Nutrients*. 28. November 2020; 12 (12): S. 3672. https://doi.org/10.3390/nu12123672.

46 Boyle, N.B.; Lawton, C.; Dye, L.: »The effects of magnesium supplementation on subjective anxiety and stress – a systematic review. *Nutrients*. 2017; 9 (5): S. 429. https://doi.org/10.3390/nu9050429.

47 Institute of Medicine (US) Standing Committee on the Scientific Evaluation of Dietary Reference Intakes: »Dietary Reference Intakes for Calcium, Phosphorus, Magnesium, Vitamin D, and Fluoride«. Washington, DC: *National Academies Press*; 1997. Abgerufen am 20. November 2022. http://www.ncbi.nlm.nih.gov/books/NBK109825/.

48 Balachandran, R.C.; Mukhopadhyay, S.; McBride, D. et al.: »Brain manganese and the balance between essential roles and neurotoxicity«. *Journal of Biological Chemistry*. 2020; 295 (19): S. 6312–6329. https://doi.org/10.1074/jbc.REV119.009453.

49 Takeda, A.: »Manganese action in brain function«. *Brain Research Reviews*. 2003; 41 (1): S. 79–87. https://doi.org/10.1016/s0165-0173(02)00234-5.

50 Ye, Q.; Kim, J.: »Effect of olfactory manganese exposure on anxiety-related behavior in a mouse model of iron overload hemochromatosis«. *Environmental Toxicology and Pharmacology*. 2015; 40 (1): S. 333–341. https://doi.org/10.1016/j.etap.2015.06.016; Bowler, R.M.; Mergler, D.; Sassine, M.P.; »Larribe F, Hudnell K. Neuropsychiatric effects of manganese on mood. Neurotoxicology«. 1999; 20 (2–3): S. 367–378.

51 Choi, S.; Hong, D.K.; Choi, B.Y.; Suh, S.W.: »Zinc in the brain: Friend or foe?«. *International Journal of Molecular Sciences*. 2020; 21 (23): S. 8941. https://doi.org/10.3390/ijms21238941.

52 Takeda, A.; Tamano, H.; Nishio, R.; Murakami, T.: »Behavioral abnormality induced by enhanced hypothalamo-pituitary-adrenocortical axis activity under dietary zinc deficiency and its usefulness as a model«. *International Journal of Molecular Sciences*. 2016; 17 (7): S. 1149. https://doi.org/10.3390/ijms17071149.

53 Cope, E.C.; Levenson, C.W.: »Role of zinc in the development and treatment of mood disorders. Current Opinion in Clinical Nutrition and Metabolic Care«. 2010; 13 (6): S. 685–689. https://doi.org/10.1097/MCO.0b013e32833df61a.

54 Russo, A.J.: »Decreased zinc and increased copper in individuals with anxiety«. *Nutrition and Metabolic Insights*. 2011; 4: S. 1–5. https://doi.org/10.4137/NMI.S6349.

55 Tahmasebi, K.; Amani, R.; Nazari, Z.; Ahmadi, K.; Moazzen, S.; Mostafavi, S.A.: »Association of mood disorders with serum zinc concentrations in adolescent female students«. *Biological Trace Element Research*. 2017; 178 (2): S. 180–188. https://doi.org/10.1007/s12011-016-0917-7.

56 Anbari-Nogyni, Z.; Bidaki, R.; Madadizadeh, F. et al.: »Relationship of zinc status with depression and anxiety among elderly population«. *Clinical Nutrition ESPEN*. 2020; 37: S. 233–239. https://pubmed.ncbi.nlm.nih.gov/32359749/.

57 Li, N.; Zhao, G.; Wu, W. et al.: »The efficacy and safety of vitamin C for iron supplementation in adult patients with iron deficiency anemia: A randomized clinical trial«. *JAMA Network Open*. 2020; 3 (11): S. e2023644. https://doi.org/10.1001/jamanetworkopen.2020.23644.

58 de Oliveira, M.R.;Silvestrin, R.B.; Mello, E.; Souza, T.; Moreira, J.C.: »Oxidative stress in the hippocampus, anxiety-like behavior and decreased locomotory and exploratory activity of adult rats: Effects of sub acute vitamin A supplementation at therapeutic doses«. *Neurotoxicology*. 2007; 28 (6): S. 1191–1199. https://doi.org/10.1016/j.neuro.2007.07.008.

59 Gancheva, S.M.; Zhelyazkova-Savova, M.D.: »Vitamin K2 improves anxiety and depression but not cognition in rats with metabolic syndrome: A role of blood glucose?« *Folia Medica*. 2016; 58 (4): S. 264–272. https://doi.org/10.1515/folmed-2016-0032.

60 Russo, A.J.: »Decreased zinc and increased copper in individuals with anxiety«. *Nutrition and Metabolic Insights*. 2011; 4: S. 1–5. https://doi.org/10.4137/NMI.S6349.

61 Portnoy, J.; Wang, J.; Wang, F. et al.: »Lower serum selenium concentration associated with anxiety in children«. *Journal of Pediatric Nursing*. 2022; 63: S. e121–e126. https://doi.org/10.1016/j.pedn.2021.09.026.

Kapitel 9

1 von Känel, R.; Kasper, S.; Bondolfi, G. et al.: »Therapeutic effects of Silexan on somatic symptoms and physical health in patients with anxiety disorders: A meta-analysis«. *Brain and Behavior*. 2021; 11 (4): S. e01997. https://doi.org/10.1002/brb3.1997.

2 Malcolm, B.J.; Tallian, K.: »Essential oil of lavender in anxiety disorders: Ready for prime time?« *Mental Health Clinician*. 26. März 2018; 7 (4): S. 147–155. https://doi.org/10.9740/mhc.2017.07.147.

3 Kasper, S.; Müller, W.E.; Volz, H.P.; Möller, H.J.; Koch, E.; Dienel, A.: »Silexan in anxiety disorders: Clinical data and pharmacological background«. *World Journal of Biological Psychiatry*. 2018; 19 (6): S. 412–420. https://www.tandfonline.com/doi/full/10.1080/15622975.2017.1331046.

4 Baldinger, P.; Höflich, A.S.; Mitterhauser, M. et al.: »Effects of Silexan on the serotonin-1A receptor and microstructure of the human brain: A randomized, placebo-controlled, double-blind, cross-over study with molecular and structural neuroimaging«. *International Journal of Neuropsychopharmacology*. 2014; 18 (4): S. pyu063. https://doi.org/10.1093/ijnp/pyu063.

5 Panche, A.N.; Diwan, A.D.; Chandra, S.R.: »Flavonoids: An overview«. *Journal of Nutritional Science*. 29. Dezember 2016; 5: S. e47. https://doi.org/10.1017/jns.2016.41. PMID: 28620474; PMCID: PMC5465813.

6 Gomez-Pinilla, F.; Nguyen, T.T.: »Natural mood foods: »The actions of polyphenols against psychiatric and cognitive disorders«. *Nutritional Neuroscience*. 15. Mai 2012; 15 (3): S. 127–133. https://doi.org/10.1179/1476830511Y.0000000035.

7 Wang, X.; Yu, J.; Zhang, X.: »Dietary polyphenols as prospective natural-compound depression treatment from the perspective of intestinal microbiota regulation«. *Molecules*. 2022; 27 (21): S. 7637. https://doi.org/10.3390/molecules27217637.

8 Lin, K.; Li, Y.; Toit, E.D.; Wendt, L.; Sun, J.: »Effects of polyphenol supplementations on improving depression, anxiety, and quality of life in patients with depression«. *Frontiers in Psychiatry*. 2021; 12: S. 765485. https://doi.org/10.3389/fpsyt.2021.765485.

9 Jia, S.; Hou, Y.; Wang, D.; Zhao, X.: »Flavonoids for depression and anxiety: A systematic review and meta-analysis. Critical Reviews in Food Science and Nutrition«. Online veröffentlicht am 9. April 2022: S. 1–11. https://doi.org/10.1080/10408398.2022.2057914.

10 Ocean, N.; Howley, P.; Ensor, J.: »Lettuce be happy: A longitudinal UK study on the relationship between fruit and vegetable consumption and well-being«. *Social Science and Medicine*. 2019; 222: S. 335–345. https://doi.org/10.1016/j.socscimed.2018.12.017.

11 Subash, S.; Essa, M.M.; Al-Adawi, S.; Memon, M.A.; Manivasagam, T.; Akbar, M.: »Neuroprotective effects of berry fruits on neurodegenerative diseases«. *Neural Regeneration Research*. 15. August 2014; 9 (16): S. 1557–1566. https://doi.org/10.4103/1673-5374.139483.

12 Porter, Y.: »Antioxidant properties of green broccoli and purple-sprouting broccoli under different cooking conditions«. *Bioscience Horizons*. 2012; 5 (0): S. hzs004–hzs004. https://doi.org/10.1093/biohorizons/hzs004.

13 Barba, F.J.; Nikmaram, N.; Roohinejad, S.; Khelfa, A.; Zhu, Z.; Koubaa, M.: »Bioavailability of glucosinolates and their breakdown products«: Impact of processing. *Frontiers in Nutrition*. 16. August 2016; 3: S. 24. https://doi.org/10.3389/fnut.2016.00024.

14 Manchali, S.; Chidambara Murthy, K.N.; Patil, B.S.: »Crucial facts about health benefits of popular cruciferous vegetables«. *Journal of Functional Foods*. 2012; 4 (1): S. 94–106. https://doi.org/10.1016/j.jff.2011.08.004.

15 Kuran, D.; Pogorzelska, A.; Wiktorska, K.: »Breast cancer prevention – is there a future for sulforaphane and its analogs?« *Nutrients*. 2020; 12 (6): S. 1559. https://doi.org/10.3390/nu12061559;

Bagheri, M.; Fazli, M.; Saeednia, S.; Gholami Kharanagh M.; Ahmadiankia, N.: »Sulforaphane modulates cell migration and expression of β-catenin and epithelial mesenchymal transition markers in breast cancer cells«. *Iranian Journal of Public Health*. Januar 2020; 49 (1): S. 77–85. https://pubmed.ncbi.nlm.nih.gov/32309226/.

16 Kita, M.; Uchida, S.; Yamada, K.; Ano, Y.: »Anxiolytic effects of theaflavins via dopaminergic activation in the frontal cortex«. *Bioscience, Biotechnology, and Biochemistry*. 2019; 83 (6): S. 1157–1162. https://doi.org/10.1080/09168451.2019.1584523.

17 Steptoe, A.; Gibson, E.L.; Vuononvirta, R. et al.: »The effects of tea on psychophysiological stress responsivity and post-stress recovery: A randomised double-blind trial«. *Psychopharmacology*. 2007; 190 (1): S. 81–89. https://doi.org/10.1007/s00213-006-0573-2.

18 Yoto, A.; Fukui, N.; Kaneda, C. et al.: »Black tea aroma inhibited increase of salivary chromogranin-A after arithmetic tasks«. *Journal of Physiological Anthropology*. 24. Januar 2018 24; 37 (1): S. 3. https://doi.org/10.1186/s40101-018-0163-0.

19 Dietz, C.; Dekker, M.: »Effect of green tea phytochemicals on mood and cognition«. *Current Pharmaceutical Design*. 2017; 23 (19): S. 2876–2905. https://doi.org/10.2174/1381612823666170105151800.

20 Hidese, S.; Ogawa, S.; Ota, M. et al.: »Effects of L-theanine administration on stress-related symptoms and cognitive functions in healthy adults: A randomized controlled trial«. *Nutrients*. 2019; 11 (10): S. 2362. https://doi.org/10.3390/nu11102362.

21 Klevebrant, L.; Frick, A.: »Effects of caffeine on anxiety and panic attacks in patients with panic disorder: A systematic review and meta-analysis«. *General Hospital Psychiatry*. 2022; 74: S. 22–31. https://doi.org/10.1016/j.genhosppsych.2021.11.005.

22 Harvard T.H. Chan School of Public Health: »Caffeine. The Nutrition Source«. https://www.hsph.harvard.edu/nutritionsource/caffeine/.

23 Wu, Y.; Lu, Y.; Xie, G.: »Bubble tea consumption and its association with mental health symptoms: An observational cross-sectional study on Chinese young adults«. *Journal of Affective Disorders*. 2022; 299: S. 620–627. https://doi.org/10.1016/j.jad.2021.12.061.

24 Achour, M.; Ben Salem, I.; Ferdousi, F. et al.: »Rosemary tea consumption alters peripheral anxiety and depression biomarkers: A pilot study in limited healthy volunteers«. *Journal of the American Nutrition Association*. 2022; 41 (3): S. 240–249. https://doi.org/10.1080/07315724.2021.1873871.

25 Bazrafshan, M.R.; Jokar, M.; Shokrpour, N.; Delam, H.: »The effect of lavender herbal tea on the anxiety and depression of the elderly: A randomized clinical trial«. *Complementary Therapies in Medicine*. 2020; 50: S. 102393. https://doi.org/10.1016/j.ctim.2020.102393.

26 Mao, J.J.; Xie, S.X.; Keefe, J.R.; Soeller, I.; Li, Q.S.: »Amsterdam JD. Long-term chamomile (Matricaria chamomilla L.) treatment for generalized anxiety disorder: A randomized clinical trial«. *Phytomedicine*. 2016; 23 (14): S. 1735–1742. https://doi.org/10.1016/j.phymed.2016.10.012.

27 Piek, H.; Venter, I.; Rautenbach, F.; Marnewick, J.L.: »Rooibos herbal tea: An optimal cup and its consumers«. *Health SA*. 2019; 24: S. 1090. https://doi.org/10.4102/hsag.v24i0.1090.

28 Fusar-Poli, L.; Gabbiadini, A.; Ciancio, A.; Vozza, L.; Signorelli, M.S.; Aguglia, E.: »The effect of cocoa-rich products on depression, anxiety, and mood: A systematic review and meta-analysis«. *Critical Reviews in Food Science and Nutrition*. 2022; 62 (28): S. 7905–7916. https://doi.org/10.1080/10408398.2021.1920570.

29 Martin, F.P.; Rezzi, S.; Peré-Trepat, E. et al.: »Metabolic effects of dark chocolate consumption on energy, gut microbiota, and stress-related metabolism in free-living subjects«. *Journal of Proteome Research*. 2009; 8 (12): S. 5568–5579. https://doi.org/10.1021/pr900607v.

30 Pase, M.P.; Scholey, A.B.; Pipingas, A. et al.: »Cocoa polyphenols enhance positive mood states but not cognitive performance: A randomized, placebo-controlled trial«. *Journal of Psychopharmacology*. 2013; 27 (5): S. 451–458. https://doi.org/10.1177/0269881112473791.

31 García-Blanco, T.; Dávalos, A.; Visioli, F.: »Tea, cocoa, coffee, and affective disorders: Vicious or virtuous cycle?« *Journal of Affective Disorders*. 2017; 224: S. 61–68. https://doi.org/10.1016/j.jad.2016.11.033.

32 Baum-Baicker, C.: »The psychological benefits of moderate alcohol consumption: A review of the literature. Drug and Alcohol Dependence«. 1985; 15 (4): S. 305–322. https://doi.org/10.1016/0376-8716(85)90008-0.

33 Matias, J.N.; Achete, G.; Campanari, G.S.D.S. et al.: »A systematic review of the antidepressant effects of curcumin: Beyond monoamines theory«. *Australian and New Zealand Journal of Psychiatry*. 2021; 55 (5): S. 451–462. https://doi.org/10.1177/0004867421998795.

34 Esmaily, H.; Sahebkar, A.; Iranshahi, M. et al.: »An investigation of the effects of curcumin on anxiety and depression in obese individuals: A randomized controlled trial«. *Chinese Journal of Integrative Medicine*. 2015; 21 (5): S. 332–338. https://doi.org/10.1007/s11655-015-2160-z.

35 Hewlings, S.J.; Kalman, D.S.: »Curcumin: A review of its effects on human health«. *Foods*. 2017; 6 (19): S. 92. https://doi.org/10.3390/foods6100092.

36 Maqbool, Z.; Arshad, M.S.; Ali, A. et al.: »Potential role of phytochemical extract from saffron in development of functional foods and protection of brain-related disorders«. *Oxidative Medicine and Cellular Longevity*. 2022; 2022: S. 6480590. https://doi.org/10.1155/2022/6480590.

37 Marx, W.; Lane, M.; Rocks, T. et al.: »Effect of saffron supplementation on symptoms of depression and anxiety: A systematic review and meta-analysis«. [Vor Drucklegung online veröffentlicht am 28. Mai 2019]. *Nutrition Reviews*. 2019; nuz023. https://doi.org/10.1093/nutrit/nuz023.

38 Ghasemzadeh Rahbardar, M.; Hosseinzadeh, H.: »Therapeutic effects of rosemary (Rosmarinus officinalis L.) and its active constituents on nervous system disorders«. *Iranian Journal of Basic Medical Sciences*. 2020; 23 (9): S. 1100–1112. https://doi.org/10.22038/ijbms.2020.45269.10541.

39 Jamshidi, N.; Cohen, M.M.: »The clinical efficacy and safety of tulsi in humans: A systematic review of the literature«. *Evidence-Based Complementary and Alternative Medicine*. 2017; 2017: S. 9217567. https://doi.org/10.1155/2017/9217567.

40 Mechan, A.O.; Fowler, A.; Seifert, N. et al.: »Monoamine reuptake inhibition and mood-enhancing potential of a specified oregano extract«. *British Journal of Nutrition*. 2011; 105 (8): S. 1150–1163. https://doi.org/10.1017/S0007114510004940.

41 Rashrash, M.; Schommer, J.C.; Brown, L.M.: »Prevalence and predictors of herbal medicine use among adults in the United States«. *Journal of Patient Experience*. 2017; 4(3):108–113. https://doi.org/10.1177/2374373517706612.

42 Bent, S.: »Herbal medicine in the United States: Review of efficacy, safety, and regulation: Grand rounds at University of California, San Francisco Medical Center«. *Journal of General Internal Medicine*. Juni 2008; 23 (6): S. 854–859. https://doi.org/10.1007/s11606-008-0632-y.

43 https://de.statista.com/statistik/daten/studie/291061/umfrage/umfrage-in-deutschland-zur-bevorzugung-homoeopathischer-medikamente/

44 Singh, N.; Bhalla, M.; de Jager, P.; Gilca, M.: »An overview on ashwagandha: A Rasayana (rejuvenator) of Ayurveda«. *African Journal of Traditional, Complementary, and Alternative Medicines*. 2011; 8 (Supplement 5): S. 208–213. https://doi.org/10.4314/ajtcam.v8i5S.9.

45 Akhgarjand, C.; Asoudeh, F.; Bagheri, A. et al.: »Does ashwagandha supplementation have a beneficial effect on the management of anxiety and stress? A systematic review and meta-a

nalysis of randomized controlled trials«. *Phytotherapy Research.* 2022; 36 (11): S. 4115–4124. https://doi.org/10.1002/ptr.7598.

46 Pratte, M.A.; Nanavati, K.B.; Young, V.; Morley, C.P.: »An alternative treatment for anxiety: A systematic review of human trial results reported for the Ayurvedic herb ashwagandha (Withania somnifera)«. *Journal of Alternative and Complementary Medicine.* 2014; 20 (12): S. 901–908. https://doi.org/10.1089/acm.2014.0177.

47 Lopresti, A.L.; Smith, S.J.; Malvi, H.; Kodgule, R.: »An investigation into the stress-relieving and pharmacological actions of an ashwagandha (Withania somnifera) extract: A randomized, double-blind, placebo-controlled study«. *Medicine.* 2019; 98 (37): S. e17186. https://doi.org/10.1097/MD.0000000000017186.

48 Noor-E-Tabassum; Das, R.; Lami, M.S. et al.: »Ginkgo biloba: A treasure of functional phytochemicals with multimedicinal applications«. *Evidence-Based Complementary and Alternative Medicine.* 2022;2022:8288818. https://doi.org/10.1155/2022/8288818.

49 Woelk, H.; Arnoldt, K.H.; Kieser, M.; Hoerr, R.: »Ginkgo biloba special extract EGb 761 in generalized anxiety disorder and adjustment disorder with anxious mood: A randomized, double-blind, placebo-controlled trial«. *Journal of Psychiatric Research.* 2007; 41 (6): S. 472–480. https://doi.org/10.1016/j.jpsychires.2006.05.004.

50 Lee, S.; Rhee, D.K.: »Effects of ginseng on stress-related depression, anxiety, and the hypothalamic-pituitary-adrenal axis«. *Journal of Ginseng Research.* Oktober 2017; 41 (4): S. 589–594. https://doi.org/10.1016/j.jgr.2017.01.010.

51 Sarris, J.; Byrne, G.J.; Bousman, C.A. et al.: »Kava for generalised anxiety disorder: A 16-week double-blind, randomised, placebo-controlled study«. *Australian and New Zealand Journal of Psychiatry.* 2020; 54 (3): S. 288–297. https://doi.org/10.1177/0004867419891246;
Sarris, J.; Stough, C.; Bousman, C.A. et al.: »Kava in the treatment of generalized anxiety disorder: A double-blind, randomized, placebo-controlled study«. *Journal of Clinical Psychopharmacology.* 2013; 33 (5): S .643–648. https://doi.org/10.1097/JCP.0b013e318291be67.

52 Ooi, S.L.; Henderson, P.; Pak, S.C.: »Kava for generalized anxiety disorder: A review of current evidence«. *Journal of Alternative and Complementary Medicine.* 2018; 24 (8): S. 770–780. https://doi.org/10.1089/acm.2018.0001.

53 Janda, K.; Wojtkowska, K.; Jakubczyk, K.; Antoniewicz, J.; Skonieczna-Żydecka, K.: »Passiflora incarnata in neuropsychiatric disorders – a systematic review«. *Nutrients.* 19. Dezember 2020;1 2 (12): S. 3894. https://doi.org/10.3390/nu12123894.

54 Panossian, A.; Wikman, G.: »Effects of adaptogens on the central nervous system and the molecular mechanisms associated with their stress-protective activity«. *Pharmaceuticals.* 19. Januar 2010; 3 (1): S. 188–224. https://doi.org/10.3390/ph3010188.

55 Bystritsky, A.; Kerwin, L.; Feusner, J.D.: »A pilot study of Rhodiola rosea (Rhodax) for generalized anxiety disorder (GAD)«. *Journal of Alternative and Complementary Medicine.* 2008; 14 (2): S. 175–180. https://doi.org/10.1089/acm.2007.7117.

56 Cropley, M.; »Banks AP, Boyle J. The effects of Rhodiola rosea L. extract on anxiety, stress, cognition and other mood symptoms«. *Phytotherapy Research.* 2015; 29 (12): S. 1934–1939. https://doi.org/10.1002/ptr.5486.

57 Sharpe, L.; Sinclair, J.; Kramer, A.; de Manincor, M.; Sarris, J.: »Cannabis, a cause for anxiety? A critical appraisal of the anxiogenic and anxiolytic properties«. *Journal of Translational Medicine.* 2020; 18 (1): S. 374. https://doi.org/10.1186/s12967-020-02518-2.

Kapitel 10

1 Jin, H.; Lu, Y.: »Evaluating consumer nutrition environment in food deserts and food swamps«. *International Journal of Environmental Research and Public Health*. 7. März 2021; 18 (5): S. 2675. https://doi.org/10.3390/ijerph18052675.

2 Bergmans, R.S.; Sadler, R.C.; Wolfson, J.A; Jones, A.D.; Kruger, D.: »Moderation of the association between individual food security and poor mental health by the local food environment among adult residents of Flint, Michigan«. *Health Equity*. 14. Juni 2019; 3 (1): S. 264–274. https://doi.org/10.1089/heq.2018.0103.

3 Vigar, V.; Myers, S.; Oliver, C.; Arellano, J.; Robinson, S.; Leifert, C.: »A systematic review of organic versus conventional food consumption: Is there a measurable benefit on human health?« *Nutrients*. 18. Dezember 2019; 12 (1): S. 7. https://doi.org/10.3390/nu12010007.

4 Glibowski, P.: »Organic food and health«. *Roczniki Państwowego Zakładu Higieny*. 2020; 71 (2): S. 131–136. https://doi.org/10.32394/rpzh.2020.0110.

5 Zeni, A.L.B.; Camargo, A.; Dalmagro, A.P.: »Lutein prevents corticosterone-induced depressive-like behavior in mice with the involvement of antioxidant and neuroprotective activities«. *Pharmacology, Biochemistry, and Behavior*. 2019; 179: S. 63–72. https://doi.org/10.1016/j.pbb.2019.02.004.

6 Sedlak, T.W.; Nucifora, L.G.; Koga, M. et al.: »Sulforaphane augments glutathione and influences brain metabolites in human subjects: A clinical pilot study«. *Molecular Neuropsychiatry*. 2018; 3 (4): S. 214–222. https://doi.org/10.1159/000487639.

7 Cheng, L.; Pan, G.F.; Sun, X.B.; Huang, Y.X.; Peng, Y.S.; Zhou, L.Y.: »Evaluation of anxiolytic-like effect of aqueous extract of asparagus stem in mice«. *Evidence-Based Complementary and Alternative Medicine*. 2013; 2013: S. 587260. https://doi.org/10.1155/2013/587260.

8 Bhaswant, M.; Shanmugam, D.K.; Miyazawa, T.; Abe, C.; Miyazawa, T.: »Microgreens – a comprehensive review of bioactive molecules and health benefits«. *Molecules*. 2023; 28 (2): S. 867. https://doi.org/10.3390/molecules28020867.

9 Deepika; Maurya, P.K.: »Health benefits of quercetin in age-related diseases«. *Molecules*. 2022; 27 (8): S. 2498. https://doi.org/10.3390/molecules27082498.

10 Wang, L.; Tao, L.; Hao, L. et al.: »A moderate-fat diet with one avocado per day increases plasma antioxidants and decreases the oxidation of small, dense LDL in adults with overweight and obesity: A randomized controlled trial«. *Journal of Nutrition*. 2020; 150 (2): S. 276–284. https://doi.org/10.1093/jn/nxz231.

11 Bouzari, A.; Holstege, D.; Barrett, D.M.: »Vitamin retention in eight fruits and vegetables: A comparison of refrigerated and frozen storage«. *Journal of Agricultural and Food Chemistry*. 2015; 63 (3): S. 957–962. https://doi.org/10.1021/jf5058793.

12 Jensen, I.J.; Eilertsen, K.E.; Otnæs, C.H.A.: »Mæhre HK, Elvevoll EO. An update on the content of fatty acids, dioxins, PCBs and heavy metals in farmed, escaped and wild Atlantic salmon (Salmo salar L.) in Norway«. *Foods*. 2020; 9 (12): S. 1901. https://doi.org/10.3390/foods9121901.

13 Dawson, P.; Al-Jeddawi, W.; Remington, N.: »Effect of freezing on the shelf life of salmon«. *International Journal of Food Science*. 12. August 2018; 2018: S. 1686121. https://doi.org/10.1155/2018/1686121.

14 Norberg, J.; Blenckner, T.; Cornell, S.E.; »Petchey OL, Hillebrand H. Failures to disagree are essential for environmental science to effectively influence policy development«. *Ecology Letters*. 25. Mai 2022; 25 (5): S. 1075–1093. https://doi.org/10.1111/ele.13984.

15 Jarmul, S.; Dangour, A.D.; Green, R.; Liew, Z.; Haines, A.; Scheelbeek, P.F.: »Climate change mitigation through dietary change: A systematic review of empirical and modelling studies on the environmental footprints and health effects of ›sustainable diets‹«. *Environmental Research Letters*. 2020; 15: 123014. https://doi.org/10.1088/1748-9326/abc2f7.

16 Provenza, F.D.; Kronberg, S.L.; Gregorini, P.: »Is grassfed meat and dairy better for human and environmental health? *Frontiers in Nutrition*. 2019; 6: S. 26. https://doi.org/10.3389/fnut.2019.00026.

17 Chazelas, E.; Pierre, F.; Druesne-Pecollo, N. et al.: »Nitrites and nitrates from food additives and natural sources and cancer risk: Results from the NutriNet-Santé cohort«. *International Journal of Epidemiology*. 2022; 51 (4): S. 1106–1119. https://doi.org/10.1093/ije/dyac046.

18 Messina, M.; Duncan, A.; Messina, V.; Lynch, H.; Kiel, J.; Erdman, J.W. Jr.: »The health effects of soy: A reference guide for health professionals«. *Frontiers in Nutrition*. 2022; 9: S. 970364. https://doi.org/10.3389/fnut.2022.970364.

19 Boutas, I.; Kontogeorgi, A.; Dimitrakakis, C.; Kalantaridou, S.N.: »Soy isoflavones and breast cancer risk: A meta-analysis«. *In Vivo*. März–April 2022; 36(2): 556–562. https://doi.org/10.21873/invivo.12737.

20 Ota, A.; Yamamoto, A.; Kimura, S. et al.: »Rational identification of a novel soy-derived anxiolytic-like undecapeptide acting via gut-brain axis after oral administration«. *Neurochemistry International*. 2017; 105: 51–57. https://doi.org/10.1016/j.neuint.2016.12.020.

21 Fernandez, M.L.; Murillo, A.G.: »Is there a correlation between dietary and blood cholesterol? Evidence from epidemiological data and clinical interventions«. *Nutrients*. 23. Mai 2022; 14(10): 2168. https://doi.org/10.3390/nu14102168.

22 Drouin-Chartier, J.P.; Chen, S.; Li, Y. et al.: »Egg consumption and risk of cardiovascular disease: Three large prospective US cohort studies, systematic review, and updated meta-analysis«. *BMJ*. 2020; 368: m513. https://doi.org/10.1136/bmj.m513.

23 Alothman, M.; Hogan, S.A.; Hennessy, D. et al.: »The ›grass-fed‹ milk story: Understanding the impact of pasture feeding on the composition and quality of bovine milk«. *Foods*. 17. August 2019; 8(8): 350. https://doi.org/10.3390/foods8080350.

24 Jaatinen, N.; Korpela, R.; Poussa, T. et al.: »Effects of daily intake of yoghurt enriched with bioactive components on chronic stress responses: A double-blinded randomized controlled trial«. *International Journal of Food Sciences and Nutrition*. 2014; 65 (4): S. 507–514. https://doi.org/10.3109/09637486.2014.880669;

Sousa, R.J.M.; Baptista, J.A.B.; Silva, C.C.G.: »Consumption of fermented dairy products is associated with lower anxiety levels in Azorean University students«. *Frontiers in Nutrition*. 2022; 9: S. 930949. https://doi.org/10.3389/fnut.2022.930949.

25 Hodges, C.; Archer, F.; Chowdhury, M. et al.: »Method of food preparation influences blood glucose response to a high-carbohydrate meal: A randomised cross-over trial«. *Foods*. 25. Dezember; 9 (1): S. 23. ttps://doi.org/10.3390/foods9010023.

26 Devaraj, R.D.; Reddy, C.K.; Xu, B.: »Health-promoting effects of konjac glucomannan and its practical applications: A critical review«. *International Journal of Biological Macromolecules*. 2019; 126: S. 273–281. https://doi.org/10.1016/j.ijbiomac.2018.12.203.

27 Sugiyama, M.; Tang, A.C.; Wakaki, Y.; Koyama, W.: »Glycemic index of single and mixed meal foods among common Japanese foods with white rice as a reference food«. *European Journal of Clinical Nutrition*. 2003; 57 (6): S. 743–752. https://doi.org/10.1038/sj.ejcn.1601606.

28 »10 of the Worst Foods for Blood Sugar – According to CGM Data«. *Levels Health*. 18. Juni 2022. Update am 2. November 2022. Abgerufen am 22. Februar 2023. https://www.levelshealth.com/blog/10-of-the-worst-foods-for-blood-sugar-according-to-cgm-data.

29 Flores, M.; Saravia, C.; Vergara, C.E.; Avila, F.; Valdés, H.; Ortiz-Viedma, J.: »Avocado oil: Characteristics, properties, and applications«. *Molecules*. 2019; 24 (11): S. 2172. https://doi.org/10.3390/molecules24112172.

30 Leeuwendaal, N.K.; Stanton, C.; O'Toole, P.W.: »Beresford TP. Fermented foods, health and the gut microbiome«. *Nutrients*. 2022; 14 (7): S. 1527. https://doi.org/10.3390/nu1407 1527.

31 Haghighatdoost, F.; Feizi, A.; Esmaillzadeh, A. et al.: »Drinking plain water is associated with decreased risk of depression and anxiety in adults: Results from a large cross-sectional study«. *World Journal of Psychiatry*. 2018; 8 (3): S. 88–96. https://doi.org/10.5498/wjp.v8.i3.88.

32 Kaur, S.; Christian, H.; Cooper, M.N.; Francis, J.; Allen, K.; Trapp, G.: »Consumption of energy drinks is associated with depression, anxiety, and stress in young adult males: Evidence from a longitudinal cohort study«. *Depression and Anxiety*. 2020; 37 (11): S. 1089–1098. https://doi.org/10.1002/da.23090.

33 Klevebrant, L.; Frick, A.: »Effects of caffeine on anxiety and panic attacks in patients with panic disorder: A systematic review and meta-analysis«. *General Hospital Psychiatry*. 2022; 74: S. 22–31. https://doi.org/10.1016/j.genhosppsych.2021.11.005.

34 Torvik, F.A.; Rosenström, T.H.; Gustavson, K. et al.: »Explaining the association between anxiety disorders and alcohol use disorder: A twin study«. *Depression and Anxiety*. 2019; 36 (6): S. 522–532. https://doi.org/10.1002/da.22886.

35 Schleider, J.L.; Ye, F.; Wang, F.; Hipwell, A.E.; Chung, T.; Sartor, C.: »Longitudinal reciprocal associations between anxiety, depression, and alcohol use in adolescent girls«. *Alcoholism, Clinical and Experimental Research*. 2019; 43(1): 98–107. https://doi.org/10.1111/acer.13913.

36 Gibson-Smith, D.; Bot, M.; Brouwer, I.A.; Visser, M.; Giltay, E.J.: »Penninx BWJH. Association of food groups with depression and anxiety disorders«. *European Journal of Nutrition*. 2020; 59 (2): S. 767–778. https://doi.org/10.1007/s00394-019-01943-4.

37 Johnston, M.; McBride, M.; Dahiya, D.; Owusu-Apenten, R.; Nigam, P.S.: »Antibacterial activity of manuka honey and its components: An overview«. *AIMS Microbiology*. 2018; 4 (4): S. 655–664. https://doi.org/10.3934/microbiol.2018.4.655.

38 Callahan, A.: »Do I need to avoid dark chocolate now?« New York Times. 9. Februar 2023. Abgerufen am 23. Februar 2023. https://www.nytimes.com/2023/02/09/well/eat/dark-chocolate-metal-lead.html.

Kapitel 11

1 Buettner, D.; Skemp, S.: »Blue Zones: Lessons from the world's longest lived«. *American Journal of Lifestyle Medicine*. 7. Juli 2016; 10 (5): S. 318–321. https://doi.org/10.1177/1559827616637066.

2 Marston, H.R.; Niles-Yokum, K.; Silva, P.A.: »A commentary on Blue Zones®: A critical review of age-friendly environments in the 21st century and beyond«. *International Journal of Environmental Research and Public Health*. 2021; 18 (2): S. 837. https://doi.org/10.3390/ijerph18020837.

3 Heath, C.; Lopez, N.V.; Seeton, V.: »Sutliffe JT. Blue Zones–based worksite nutrition intervention: Positive impact on employee wellbeing«. *Frontiers in Nutrition*. 11. Februar 2022; 9: S. 795387. https://doi.org/10.3389/fnut.2022.795387.

4 Buettner, D.; Skemp, S.: »Blue Zones: Lessons from the world's longest lived«. *American Journal of Lifestyle Medicine*. 7. Juli 2016; 10 (5): S. 318–321. https://doi.org/10.1177/1559827616637066.

Kapitel 12

1 Altomare, R.; Cacciabaudo, F.; Damiano, G. et al.: »The Mediterranean diet: A history of health«. *Iranian Journal of Public Health*. 1. Mai 2013; 42 (5): S. 449–457.

2 Ventriglio, A.; Sancassiani, F.; Contu, M.P. et al.: »Mediterranean diet and its benefits on health and mental health: A literature review«. *Clinical Practice and Epidemiology in Mental Health*. 30. Juli 2020; 16 (Supplement 1): S. 156–164. https://doi.org/10.2174/1745017902016010156.

3 Merra, G.; Noce, A.; Marrone, G. et al.: »Influence of Mediterranean diet on human gut microbiota«. *Nutrients*. 2020; 13 (1): S. 7. https://doi.org/10.3390/nu13010007.

4 Ebd.

5 Yin, W.; Löf, M.; Chen, R.; Hultman, C.M.; Fang, F.; Sandin, S.: »Mediterranean diet and depression: A population-based cohort study«. *International Journal of Behavioral Nutrition and Physical Activity*. 2021; 18 (1): S. 153. https://doi.org/10.1186/s12966-021-01227-3.

6 Pallauf, K.; Giller, K.; Huebbe, P.; Rimbach, G.: »Nutrition and healthy ageing: Calorie restriction or polyphenol-rich ›MediterrAsian‹ diet«? *Oxidative Medicine and Cellular Longevity*. 2013; 2013: S. 707421. https://doi.org/10.1155/2013/707421.

7 Włodarczyk, A.; Cubała, W.J.; Wielewicka, A.: »Ketogenic diet: A dietary modification as an anxiolytic approach?« *Nutrients*. 14. Dezember 2020; 12 (12): S. 3822. https://doi.org/10.3390/nu12123822. PMID: 33327540; PMCID: PMC7765029.

8 Sullivan, P.G.; Rippy, N.A.; Dorenbos, K.; Concepcion, R.C. Agarwal, A.K.; Rho, J.M.: »The ketogenic diet increases mitochondrial uncoupling protein levels and activity«. *Annals of Neurology*. 2004; 55 (4): S. 576–580. https://doi.org/10.1002/ana.20062.

9 Tillery, E.E.; Ellis, K.D.; Threatt, T.B.; Reyes, H.A.; Plummer, C.S.; Barney, L.R.: »The use of the ketogenic diet in the treatment of psychiatric disorders«. *Mental Health Clinician*. 2021; 11 (3): S. 211–219. https://doi.org/10.9740/mhc.2021.05.211.

10 Tidman, M.: »Effects of a ketogenic diet on symptoms, biomarkers, depression, and anxiety in Parkinson's disease: A case study«. *Cureus*. 2022; 14 (3): S. e23684. https://doi.org/10.7759/cureus.23684.

11 Paoli, A.; Mancin, L.; Bianco, A.; Thomas, E.; Mota, J.F.; Piccini, F.: »Ketogenic diet and microbiota: Friends or enemies?« *Genes*. 2019; 10 (7): S. 534. https://doi.org/10.3390/genes10070534.

12 Masood, W.; Annamaraju, P.; Uppaluri, K.R.: »Ketogenic Diet. *StatPearls*. 11. Juni 2022. https://www.ncbi.nlm.nih.gov/books/NBK499830/.

13 Schutz, Y.; Montani, J.; Dulloo, A.G.: »Low-carbohydrate ketogenic diets in body weight control: A recurrent plaguing issue of fad diets?« *Obesity Reviews*. 2021; 22 (Supplement 2): S. e13195. https://doi.org/10.1111/obr.13195.

14 Vasim, I.; Majeed, C.N.; DeBoer, M.D.: »Intermittent fasting and metabolic health«. *Nutrients*. 2022; 14 (3): S. 631. https://doi.org/10.3390/nu14030631. PMID: 35276989; PMCID: PMC8839325.

15 Berthelot, E.; Etchecopar-Etchart, D.; Thellier, D.; Lancon, C.; Boyer, L.; Fond, G.: »Fasting interventions for stress, anxiety and depressive symptoms: A systematic review and meta-analysis«. *Nutrients*. 5. November 2021; 13 (11): S. 3947. https://doi.org/10.3390/nu13113947.

16 Gudden, J.; Arias, Vasquez, A.; Bloemendaal, M.: »The effects of intermittent fasting on brain and cognitive function«. *Nutrients*. 10. September 2021; 13 (9): S. 3166. https://doi.org/10.3390/nu13093166.

17 Bjornsson, A.S.; Didie, E.R.; Phillips, K.A.: »Body dysmorphic disorder«. *Dialogues in Clinical Neuroscience*. 2010; 12 (2): S. 221–232. https://doi.org/10.31887/DCNS.2010.12.2/abjornsson.

18 Scarff, J.R.: »Orthorexia nervosa: An obsession with healthy eating«. *Federal Practitioner*. Juni 2017; 34 (6): S. 36–39. PMID: 30766283; PMCID: PMC6370446.

19 Smith, A.R.; Zuromski, K.L.; Dodd, D.R.: »Eating disorders and suicidality: What we know, what we don't know, and suggestions for future research«. *Current Opinion in Psychology*. 2018; 22: S. 63–67. https://doi.org/10.1016/j.copsyc.2017.08.023.

20 Yılmaz, M.N.; Dundar, C.: »The relationship between orthorexia nervosa, anxiety, and self-esteem: A cross-sectional study in Turkish faculty members«. *BMC Psychology*. 2022; 10 (1): S. 82. https://doi.org/10.1186/s40359-022-00796-7.

21 Lee, S.D.; Kellow, N.J.; Choi, T.S.T.; Huggins, C.E.: »Assessment of dietary acculturation in East Asian populations: A scoping review«. *Advances in Nutrition*. 2020; 12(3): S. 865–886. https://doi.org/10.1093/advances/nmaa127.

22 Neumark-Sztainer, D.; Wall, M.; Guo, J.; Story, M.; Haines, J.; Eisenberg, M.: »Obesity, disordered eating, and eating disorders in a longitudinal study of adolescents: How do dieters fare 5 years later?« *Journal of the American Dietetic Association*. 2006; 106 (4): S. 559–568. https://doi.org/10.1016/j.jada.2006.01.003.

23 Stice, E.; Burger, K.; Yokum, S.: »Caloric deprivation increases responsivity of attention and reward brain regions to intake, anticipated intake, and images of palatable foods«. *Neuroimage*. 2013; 67: S. 322–330. https://doi.org/10.1016/j.neuroimage.2012.11.028.

24 Mestre, Z.L.; Melhorn, S.J.; Askren, M.K. et al.: »Effects of anxiety on caloric intake and satiety-related brain activation in women and men«. *Psychosomatic Medicine*. 2016; 78 (4): S. 454–464. https://doi.org/10.1097/PSY.0000000000000299.

25 Hussenoeder, F.S.; Conrad, I.; Engel, C. et al.: »Analyzing the link between anxiety and eating behavior as a potential pathway to eating-related health outcomes«. *Scientific Reports*. 2021; 11:14717. https://doi.org/10.1038/s41598-021-94279-1;

Lloyd, E.C.; Haase, A.M.; Verplanken, B.: »Anxiety and the development and maintenance of anorexia nervosa: Protocol for a systematic review«. *Systematic Reviews*. 2018; 7: S. 14. https://doi.org/10.1186/s13643-018-0685-x.

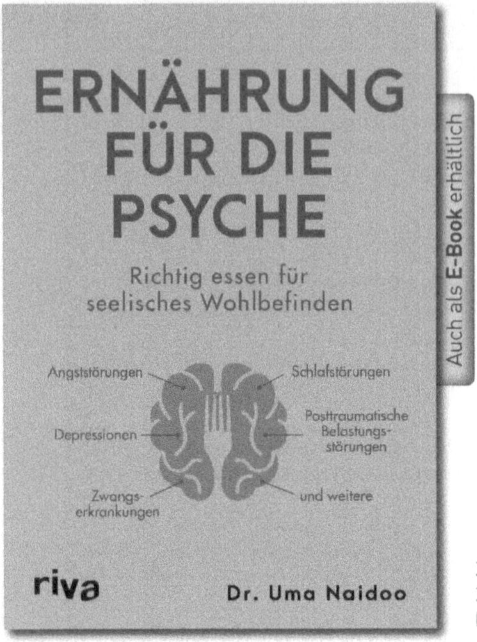

384 Seiten
20,00 € (D) | 20,60 € (A)
ISBN 978-3-7423-1801-5

Dr. Uma Naidoo

Ernährung für die Psyche

Richtig essen für seelisches Wohlbefinden

Wie schön wäre es, wenn man Depressionen, Angst-, Zwangs- oder Schlafstörungen, Suchterkrankungen und posttraumatische Belastungsstörungen einfach wegessen könnte! Wissenschaftliche Studien haben belegt, dass die richtige Ernährung tatsächlich die Behandlung dieser Erkrankungen unterstützen kann. Die Psychiaterin und Ernährungsexpertin Dr. Uma Naidoo erklärt in diesem Ratgeber, welche Lebensmittel und Nährstoffe förderlich und welche schädlich sind: So helfen Blaubeeren dabei, ein Trauma zu verarbeiten, Salami kann Depressionen verstärken, und eine erhöhte Vitamin-D-Zufuhr kann die Behandlung von Angststörungen unterstützen. Konkrete Ernährungsempfehlungen und leckere Rezepte, die speziell auf verschiedene Krankheitsbilder zugeschnitten sind, helfen dabei, das psychische Wohlbefinden wiederherzustellen, zu erhalten und der Seele etwas Gutes zu tun. Mit der richtigen Ernährung die Psyche stärken

riva